U0267038

中医调养膏方丛书

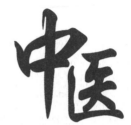

丛书主编　巴元明

中医

小儿病证

调养膏方

主　编　向希雄

副主编　张雪荣　李　卉　王文广

湖北科学技术出版社
长江出版传媒

图书在版编目（CIP）数据

中医小儿病证调养膏方 / 向希雄主编. -- 武汉 ：
湖北科学技术出版社，2021.8
（中医调养膏方丛书 / 巴元明主编）
ISBN 978-7-5706-0948-2

Ⅰ．①中… Ⅱ．①向… Ⅲ．①中医儿科学－膏剂－方
书 Ⅳ．①R289.54

中国版本图书馆 CIP 数据核字 (2020) 第 233648 号

策　　划：赵襄玲 兰季平 王小芳
责任编辑：张波军　　　　　　　　　　　　　　封面设计：曾雅明
出版发行：湖北科学技术出版社　　　　　　　　电话：027-87679468
地　　址：武汉市雄楚大街 268 号　　　　　　　邮编：430070
　　　　　（湖北出版文化城 B 座 13-14 层）
网　　址：http ://www.hbstp.com.cn
印　　刷：武汉邮科印务有限公司　　　　　　　　　　　邮编：430205
700×1000　　　　　1/16　　　　　　　　20.5 印张　　　240 千字
2021 年 8 月第 1 版　　　　　　　　　　2021 年 8 月第 1 次印刷
定价：58.00 元

"中医调养膏方丛书"编委会

主　编　巴元明

编　委　（以姓氏笔画为序）

丁　霈　于晓林　万　君　王　平　王　芳　王　玲　王　爽
王　敏　王元元　王文广　王亦宸　王安锋　王志宏　王林群
王闻婧　王甜甜　王琦苑　王紫琳　尹绪文　邓阿黎　甘爱萍
左新河　龙剑文　卢园园　叶　松　田　曼　乐　芹　皮先明
朱　晶　朱光建　任　朦　华　川　华　丽　向庆伟　向希雄
刘　洋　刘　煜　刘　静　刘汉玉　刘进进　刘夏清　刘晓鹰
刘嘉敏　关　冰　祁正亮　许方雷　杜俊峰　李　卉　李　扬
李　鸣　李　恒　李玉婷　李成银　李伟男　李贤炜　李金彩
李恒飞　李晓东　李路扬　杨　波　杨　琳　杨　琼　杨海涛
肖红慧　肖金凤　吴　双　吴　伟　吴辉坤　何堂清　余昇昇
余新健　邹银水　张　恒　张　萌　张　群　张　馨　张仁谦
张远梅　张金金　张思沅　张雪荣　陈　延　陈　瑶　陈伟栋
陈宏慈　陈继东　陈雪莲　林雪娇　罗俊华　罗接红　牧亚峰
岳维真　金　实　金　晶　周　易　周　毅　周忠明　周珊珊
郑明明　房璁璁　赵　勇　赵井苓　赵易平　赵诗超　胡　勇
胡刚明　胡锦庆　柳　阳　柳　强　柳　慧　柳弘汉　段云雁
姜惠中　秦丹梅　夏　晶　夏方妹　夏新红　钱　蓉　倪慧敏
徐　琦　徐　静　徐忆芳　徐克菲　徐敏芳　徐婧文　郭　逸
郭　琳　唐卓婷　黄　超　黄　鹤　黄正德　黄金铃　黄晓琳
梅应兵　曹秋实　龚　甜　龚红卫　章　炯　梁禄灵　彭　真
彭　朗　彭文静　喻秀兰　程　伟　程淑玲　鲁艳芳　鲁晓斌
谢　敏　谢立寒　蔡精灵　裴　迅　漆文杰　谭子虎　潘　力
潘丹烨　薛　雪　霍文丽　鞠梦莹

世界卫生组织（WHO）在《迎接 21 世纪的挑战》报告中指出："21 世纪的医学，不应继续以疾病为主要研究对象，而应以人类健康作为医学研究的主要方向。"当今医学发展的趋势已由"以治病为目的的对高科技的无限追求"，转向"预防疾病与损伤，维持和提高健康水平"。对于我们每个人来说，健康是根本，是实现自我价值和社会价值的基石，拥有健康就拥有希望、拥有未来、拥有幸福，失去健康就失去了一切。随着医学目的和医学模式的转变，以及人们的健康意识进一步增强，"治未病"的理念与实践被提到前所未有的高度。

"治未病"是中医学重要的预防思想，体现了中医学先进和超前的医学理念，在几千年来的中医药防治疾病实践中，始终焕发着活力和光辉。中医学理论奠基之作《黄帝内经》中有这样一段著名的论述："圣人不治已病治未病，不治已乱治未乱，此之谓也。"这里的"治"，并不单纯指治疗，还含有管理、治理、研究等内容。"治未病"的理念，重在指导人们做到防患于未然，平时就要防病，有了小病就要注意阻止其酿成大患，在病变来临之际要防止其进一步恶化，这样才能掌握健康的主动权，即所谓"消未起之祸，治未病之疾，医之于无事之前，不追于既逝之后"。

在中医学漫长的发展进程中，"治未病"实践一直贯穿始终，总结了大量的养生保健和预防疾病的方法及手段，具有鲜明的特色和显著的优势。历代医家均强调以养生为要务，认为养生保健是实现"治未病"的根本手段，"与其救疗于有疾之后，不若摄养于无疾之先"，形成了独具特色的中华养生文化。对此，英国学者李约瑟说："在世界文化当中，唯独中国人的养生学是其他民族所没有的。"在药物养生方面，从古至今亦积累了丰富的经验。我国最早的药物专著《神农本草经》中载有大量延缓衰老的药物。以后葛洪的《肘后备急方》、孙思邈的《备急千金要方》等，都载有许多益寿延年的方剂。

　　鉴于此，为确保本丛书质量，我们组织了编委会，分为 10 个分册出版，各分册主编都是该领域的权威和专家，编写人员也都是经验丰富的临床工作者。

　　我衷心地希望此丛书对广大读者能有所帮助，是为序。

　　膏方又称膏剂或膏滋，含滋补、涵养之意，系指药材用水煎煮，取煎煮液浓缩，加炼蜜或糖（转化糖）制成的半流体制剂，是传统丸、散、膏、丹、酒、露、汤、锭八种剂型之一，兼具补虚纠偏却病之效。膏方依据传统中医的理法，辨证用药，治病与养生结合，充分反映了鲜明的中医特色。

　　随着生活水平的提高，人们对健康的需求也是不断增长，儿童作为祖国的未来，其健康尤为受到社会关注。儿童因其"稚阴稚阳"的生理特点，容易发病，且传变迅速，对于如何改善这种状态，中医药有很多方式方法，但因为剂型限制，很多儿童无法接受汤药的口感，而市面所售成药又失去了中医中药"辨证论治"的特点，疗效不甚理想。小儿膏方是针对儿童生理特点，结合体质辨识，遣方用药，调整小儿脏腑阴阳气血、祛除痰瘀食积所拟定的调理处方，其良好的口感及较小的剂量，对于儿童尤为合适。膏方通过益肺、健脾、补肾等方法调理脏腑，祛除外邪，对于反复呼吸道感染、哮喘、过敏性鼻炎、厌食、慢性腹泻、腹痛、营养不良、心肌炎、肾炎、肾病、遗尿、贫血、自汗、盗汗、过敏性紫癜、佝偻病、心肌炎后遗症等慢性或反复发作性疾病以及其他病证后体质虚弱的患儿有较好的疗效，可以起到未病先防、既病防变、减少发作频次等作用。

　　儿童有其独特的生理特点，膏方的调治是依据儿童的生理特点、体质特点及疾病情况，由专业的儿科中医师来进行辨证施治，不是所谓"补药"的堆砌。小儿膏方与成人有所不同，以清补调理为主，同时加入祛邪之品，起到扶正祛邪、调养的目的，且根据小儿服药困难的特点，经过浓缩，药量较少，加入蜂蜜、饴糖等矫味，口感较好，适合儿童服用。

本书从儿童膏方使用渊源，儿童生理特点、体质特点及儿童各系统疾病的具体膏方调治对儿童的膏方使用进行了全面论述。本书所收集儿童膏方来源于中医古籍、全国名医大师经验及湖北省中医院多名儿科知名专家多年的临床经验方剂和湖北省中医院应用多年的院内制剂，均是临床应用多年、临床疗效显著的组方，供儿科中医师、中医爱好者参考。由于时间仓促，水平有限，不当之处，望多加批评指正！

编者

2021 年 8 月

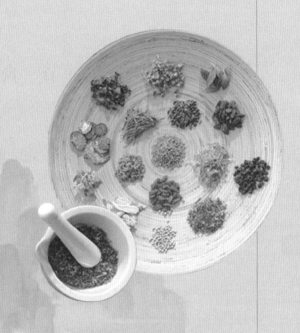

第一章

儿童膏方概述

第一节　膏方概述

　　膏方又称膏剂或膏滋，含滋补、涵养之意，系指药材用水煎煮，取煎煮液浓缩，加炼蜜或糖（转化糖）制成的半流体制剂，是传统丸、散、膏、丹、酒、露、汤、锭八种剂型之一。"膏"者，《说文解字》有"肥也"的释义，而《释文》又言"用以润物曰膏"。前者道其肥厚脂溢之性状，后者论其荣润滋养之作用。秦伯末先生称"膏方备盖煎熬药汁成脂液而所以营养五脏六腑之枯燥虚弱者也，故俗亦称膏滋药"，又说"膏方非单纯补剂，乃包含救偏却病之义"，此为对膏方含义的恰当诠释，其分为内服和外用两种。膏方依据传统中医的理法，辨证用药，疗效与养生结合，充分反映了鲜明的中医特色。

一、膏方的起源和发展

　　春秋战国时期：膏方有相当长的发展历史，《五十二病方》中就具有膏剂三十余方，制作时加用膏糊剂而称为"膏之"。其中记载"治病毋时，二、三月十五日到十七日取鸟卵，……而乾，不可以涂身，少取药，足以涂施者，以美醯之于瓦鬶中，渍之可和，稍如恒。煮胶，即置其于火上，令药已成而发之"。这种胶状剂与传统的胶剂阿胶、鹿角胶不同，类似于现代煎膏剂的一种，即将药材加水煎煮，去渣浓缩后加入糖、蜂蜜等制成的稠厚状半流体剂型。这说明在春秋时候就有了膏的相关制作和使用，而到了战国时期，《养生方》和《杂疗方》中记载了用煮烂大枣捣烂成泥状制成的枣膏。

　　汉、唐时期：汉唐的"煎"同现在的膏方相似。虽汉唐有"膏"的称谓，不过还是以治疗为主，分成内服和外用两类；而"煎"则多用于内服，不仅用于治疗，还常常作为调补之剂。《黄帝内经》中记载有两个膏。《灵枢·痈疽》中的豕膏，用以治疗猛疽化脓和米疽，为猪脂入膏的应用扩展了思路。在《灵枢·经筋》中记载了马膏的应用："颊筋有寒，则急引颊移口，有热则筋弛纵缓不胜收，故僻。治之以马膏……"公论膏方内服的最早记录，当推《金匮要略·腹满寒病宿食病脉证并治》中所记载的大乌头煎，其煮水得膏的这种制膏工艺与现代膏方的制作工艺比较相似。目前能查到首次黑膏药制备的记载，见于《肘后备急方》，其中所载的膏剂多以苦酒（即醋）与猪油为溶剂，除了外用，也不乏内服膏剂。南北朝时，陈延之所著《小品方》中所载地黄煎，是以单味生地黄煎制而成，有补虚除热的作用，是最早的滋补膏方。唐宋时膏方已开始向补益方向转变，最负盛名者当属《洪氏集验方》中的琼玉膏："万神俱足，五脏盈溢，髓实血满，发白变黑，返老还童，行如奔马……神识高迈，夜无梦想。"唐代孙思邈的《备急千金要方》中有个别"煎"方与现代膏滋方非常相似，制剂上多采用水煎去渣，取汁，浓缩的工序。如《备急千金要方·卷第十八·大肠腑方》之苏子煎，按"上五味，捣苏子，以地黄汁，姜汁浇之，以绢绞取汁，更捣，以汁浇，又绞令味尽，去滓，熬杏仁令黄黑，治如脂，又向汁浇之，绢绞往来六七度，令味尽，去滓纳蜜合和，置铜器中，于汤上煎之，令如饴，一服方寸匕，日三夜一"，可见制法讲究，起养阴润肺、降气化痰的效用，主要治疗阴虚之咳喘。在美容上，《千金翼方·卷第十二·养性》中有"生地黄五十斤，捣之，以水二升搅取汁，澄去渣，微火上煎减半。即纳好白蜜五升，枣脂一升，搅令相得乃止，每服鸡子大一枚，日三服，令人肥自美色"的论述。王焘的《外台秘要》卷三十一载"古今诸家煎方六首"，皆是调补身体，滋养却病的膏方，包括《广济》的阿魏煎、鹿角胶煎、蒜煎方、地黄煎，《小品方》的单地黄煎，《外台·近效方》的地黄煎。

宋、金、元时期：宋、金、元时期，膏、煎在称谓上无明确分别，

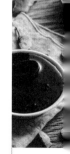

但有膏逐渐取代煎的趋势。如北宋《太平圣惠方》卷二十六治虚劳羸瘦无力的地黄煎，卷二十七治虚劳渴、四体虚乏、羸瘦的栝蒌煎。而其后的《圣济总录》所载栝蒌根膏，以"膏"命名，含生栝楼根和黄牛脂共同制成，有养胃生津之效。南宋《洪氏集验方》中用以治虚劳干咳的琼玉膏，有生地黄、人参、茯苓和白蜜合方，至今仍广为沿用。此外，尚有许叔微的宁志膏和国老膏、《东垣试效方》的清空膏、《丹溪心法》的藕汁膏等，皆是却病养身之品。

明清时期：明清时期为膏方发展的成熟阶段。在膏方的名称上，多以"某某膏"的方式命名，且多以功用、意象等角度出发。如明代王肯堂《证治准绳》中"通声膏"以效为名，取窍开声通之意，以治气阴耗伤之咳嗽气促，胸中满闷，语声不出之证。此时"膏"已成为滋润补益类方剂的专用名；至于"煎"，则指水煎剂。如明代《景岳全书》所载两仪膏，气血双用，两仪相生，主治气血两亏，嗜欲劳伤，胃败脾弱，下元不固诸证。明代在内服膏方的运用上更注重养生，如《寿世保元》中载有"益荣卫，生血悦颜色，延年益寿"功效的枸杞膏；《摄生众妙方》中载有"轻身益气，令人不饥，延年不老"功效的天门冬膏及"至百岁身轻气壮，积年不废，可以羽化"的金髓煎。清朝时期，膏方已趋成熟，自宫廷至民间，出现了许多滋补养生、却老全形的著名膏方。如《慈禧光绪医方选议》中具有"平补脾元，调理胃气"功效的资生健脾膏，具有"先后天皆补，气血双理"功效的扶元益阴膏；《医宗金鉴》中具有"大补精髓益气养神"功效的龟鹿二仙胶等。膏方应用更加受到重视，并且更加灵活，如叶天士的《叶氏医案存真》卷一记载其取培实孔窍法治精血五液衰夺，阳亢化风之证，方用熟地黄、枸杞子、藕汁、河车胶、紫石英、甘菊炭、茯苓、人乳粉，熬膏下用蜜。可见此时已经随证选方，定制膏药了。再如吴尚先的《理瀹骈文》提出："膏方取法，不外于汤丸，凡汤丸之有效者皆可熬膏。"虽言外用，却着实为选方入膏提供了新思路。到了晚清，名医张聿青所著《膏方》中所载的膏方用药往往达二三十余味，有的甚至更多，他认为膏方配置必须是建立在辨证的基础上，万不可妄投补益之品。该时期所记载的膏方同前几个阶段相比，在数量上要远远超出。如明代方贤著的《奇效良方》汇集了宋明医方，其中收载的膏方甚多，如补精膏、黄精膏等。洪基所著的《摄生总要》，内含多种膏方，纂辑了诸如"龟鹿二仙膏"等著名膏方，并被广泛使用。在制作上，明清时期已基本固定：用水多次煎熬，浓缩药液，最后加蜂蜜等成膏。在明代缪希雍《先醒斋医学广笔记》谓"膏者，熬成稠膏也"，而明代倪朱漠所著《本草汇言》中亦有膏滋的详细制备方法。

近现代时期：进入近现代，膏方的运用研制飞速发展。首先，结合现代科学技术研究膏方，使得膏方的科学应用提供了依据；其次，现代加工工具的运用使得膏方的制作更加便捷，节约了时间，降低了成本，使其推广成为可能；再次，膏方被应用于西医疾病，特别在慢性病的治疗上，膏方起了重要作用，诸如治疗高血压的降压膏，治疗支气管扩张的支扩膏等；最后，也是最重要的就是，在秉承先辈经验基础上，膏方数量有所增多，许多专著得到相继面世。历史悠久的中药店，如北京同仁堂、杭州胡庆余堂、上海雷允上、上海童涵春堂等均有自制膏滋药，如首乌延寿膏、八仙长寿膏、葆春膏、参鹿补膏等，制合方法，皆有其独特之长，在临床上被广泛应用，在国内外都享有一定的声誉。许多著名中医专家，均有配制和应用膏滋防治疾病的经验，如秦伯末在运用膏方上卓有成效，蒲辅周老中医，在调理慢性病时，喜用膏丸缓图，临床经验甚多，近代名家丁甘仁亦擅长以膏论治，颇具影响。1929年，秦伯未的《膏方大全》出版，并1938年，《谦斋膏方案》出版；1962年，《全国中药成药处方集》出版，载膏方58首，为当时载膏方最多的书，1989年，《全国中成药产品集》出版，所收膏方增至152首。

随着人们生活水平的提高，越来越重视养生保健，膏方的应用范围也不断扩大。过去主要是我国南方应用膏方，现在北方应用膏

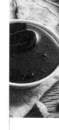

方也多了起来，许多医院成立了未病预防治疗中心，体现了膏方的应用优势。随着时代的发展，疾病谱发生改变，由不良生活习惯和不良环境等因素导致的疾病在增多。传统膏方内涵难以守旧，山楂、虎杖、蒲黄、黄芩、黄连、大黄等药物进入膏方中已经十分普遍，故膏方的含义已经演变成对人体生理机能的调整，临床应当在"调"治上下功夫，如此才能有所作为。

二、膏方的特点

膏方是养生保健中常用的中药剂型。其理论基础是平衡阴阳，治病求本，五脏病、重脾肾，精、气、神三位一体。膏方通常用以滋补强身、保养脏腑、祛除病邪、消除病痛，适宜于年老体弱、久病体虚、慢性病及亚健康状态者。膏方与汤剂相比，主要优点是服用方便，服用量小，减少了汤剂每天煎煮的麻烦，且口感较好，又具有扶正祛邪的功效；辨证论治、量体施方是其不可或缺的内涵，这也是膏方长盛不衰的缘故。

膏滋可用于纠正亚健康、补虚扶弱、延年益寿、防病治病。膏方的确定，需要以中医整体观为指导，根据个体身体健康状态，通过辨证论治，全面综合考虑后制定。由于膏方的使用与一般治疗药不同，其组成药物的数量较多，剂量较大，多为 20 ~ 30 味药材，服用时间较长，一般一料膏方药物用量为平时处方的 10 ~ 20 倍。

三、膏方的作用与适应证

由于膏滋方以补虚纠偏、平衡阴阳、调和气血、协调脏腑功能为主要目的，所以多用于虚证、慢性病缓解期或稳定期、亚健康、更年期综合征、年幼或老年脏气功能不足等。

1. 补虚扶正

凡五脏亏虚、气血不足、阴阳虚损、体质虚弱者均可服用。如年幼儿童脾胃虚弱或反复外感，外科手术之后，妇女产后以及大病、

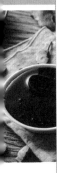

重病、慢性消耗性疾病处于恢复阶段出现各种虚弱症候，均为适应证。可通过膏方调补、滋养，有效改善虚弱症候，恢复健康，增强体质，提高生活质量。一般的汤剂虽然也可以起到滋补、调理的作用，但是由于汤剂容易变质，不能长期保存，加上口感不好，服用者很难长期坚持，而膏方中多以血肉有情之品的胶质收膏，滋补的功效显著增强，非草木类药剂所能及。

2. 抗衰延年益寿

中年早衰或年老体弱者均为膏方适应证。老年人脏气衰退，精力不足；中年人脏器功能日渐下降，加上工作、家庭与社会等压力较大，容易未老先衰。若在冬令进补膏滋药，可以抗衰延年。如有头发早白、头晕眼花、齿摇耳鸣、腰膝酸软、神疲乏力、心悸失眠、记忆衰退等衰老现象，均可通过膏方来强肾补体，抗衰延年。

3. 调理亚健康

膏方的滋补目的着重在于调节人体的阴阳平衡，以此纠正亚健康状态，使人体恢复到最佳状态。可使上班族因节奏过快、压力过大导致的亚健康状态得到较好恢复，防患于未然。

4. 防病治病

针对患者不同病症开列的膏方能防病治病，如对慢性支气管炎、肺气肿、肺心病、冠心病、贫血、消瘦、糖尿病和中风后遗症等疾病，在缓解期与稳定期服用，对提高机体免疫能力、改善心脑血管供血，减少急性发作有一定的作用，有的可与治疗用药错时服用，治病与防病并举。也有认为对处于康复期的癌症患者，在冬令服食扶正膏滋药，不仅能提高免疫功能，还能在体内贮存丰富的营养物质，有助于防复发、抗转移。

5. 美容养颜益智

可以通过补肾调肝、益精补血来调节冲任，对中年及更年期妇女有一定的美容养颜作用。脑为髓海，通过补肾填精，可以起到一定的益智健脑作用。

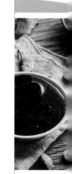

四、膏方配制工艺

1. 配料

根据成方膏滋和临方膏滋的处方配料。处方主要分君药和臣药，君药是补益药，具体有补气药、补血药、补阴药、补阳药。臣药为辅助和治疗药物，根据病情的需要选择，以祛除病邪，减轻或消除症状，达到充分发挥膏方的补益目的。

2. 浸泡

一般饮片浸泡时间约一夜，使饮片浸透，便于有效成分充分提出。一些特殊药材须包煎（如车前子、蚕沙、旋覆花等），否则难以滤过。

3. 浸胶

将胶类（阿胶、龟板胶、鳖甲胶、鹿角胶等）置入适量黄酒中一昼夜，可适当加热，直至其完全融化，待用。

4. 粉碎

对于处方中的贵重药材，为保证疗效，减少损耗，不能与其他饮片一起粉碎，可用小型粉碎机粉碎备用。如能将物料进行超微粉碎，生物利用度会更高，临床疗效更好。

5. 煎煮

煎药容器最好选用陶器、瓷制品，其次是不锈钢或铝锅，不能用生铁锅、铜锅，目前生产量大的膏方选用不锈钢容器的较多。把药材放入煎药容器中，第一次煮沸后再煎 2h，滤出药液，再加冷水煎煮，第二次煎煮 1h，滤出药液，如有需要可煎煮 3 次，然后合并所有药液，静置过夜，过滤，去除沉淀物。

6. 浓缩、收膏

将滤液置锅内，用大火煮沸，浓缩至清膏，加入炼蜜，待浓缩至药液起"鱼眼泡"。

7. 存放

膏方制作的工艺很重要，同时收藏也是重要的一环。膏方的贮

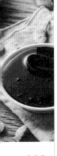

存容器以瓷罐为宜，放置于阴凉干燥的环境中。随着现代制剂及包装技术的进步，从使用、存放、稳定等方面考虑，膏方的包装形式也变得多样化，出现了一次性的单剂量包装。

五、膏方制备要点

1. 膏方药味较多，从几味到几十味不等，原料的选择尤为关键，应严格按照处方要求选材，要保证药材的质量。

2. 在煎煮之前，先将药材浸泡一定时间，以利于煎煮。浸泡时间的长短确定，一般根据季节变化选择，冬季气温低，浸泡时间可稍长，但浸泡时间也不宜过久，避免造成药物破坏或霉变。

3. 煎煮药材注意事项。

（1）煎煮容器：历代医家对煎煮器均很重视，李时珍说："煎药并忌用铜铁器，宜银器、瓦罐。"应用最为广泛的煎药器具是性质较稳定、价格相对便宜的陶器、砂锅，但易损坏。不锈钢材料的容器正在被广泛使用，它具有稳定、易清洗等优点。

（2）加水量、煎煮次数：煎药的加水量和煎煮次数对膏方的质量至关重要，应根据中药材性质，尤其是质地，选择适宜的加水量、煎煮次数。

（3）浓缩药汁：将过滤后药汁合并，先用武火加热至沸腾，然后用文火保持沸腾，为避免防焦糊底，需要不断搅拌，浓缩至符合要求的清膏。

（4）辅料用量：糖或蜂蜜起矫味和稳定滋膏的作用，用量根据具体处方而定，一般用 1 ~ 2 倍清膏的量，或按原料的 1/5 计算用量。

六、膏方服用事项

1. 服用时间

膏滋药一般在冬至前 1 周至立春前服用。由于膏方多为滋腻补益药，因此通常适宜空腹服用，以利于药物吸收。若是用于胃肠道

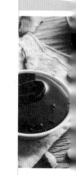

疾病或空腹服用易引起腹部不适或食欲下降者，则应把服药时间放在饭后 1h 左右。治疗心、肺等疾病的药一般放在饭后 0.5h 服用；而养心安神的药则宜睡前服用。

2. 服用方法

服用方法有冲服、调服和噙化 3 种。冲服：为较常用的方法，即取适量药膏放在杯中，用白开水冲入搅匀使之溶化后服下。调服：若病情需要或膏方胶质稠黏难化，可以把膏方加黄酒或水，用碗、杯隔水炖热，调匀后服下。噙化：又称"含化"，即将药膏含在口中溶化，慢慢下咽，以发挥药效，如治疗慢性咽喉炎的膏方可以用这种方法。

3. 服用剂量

初服每天早晨空腹 1 匙，约 30g，1 周后可增至早晚各 1 匙。病重、体弱的人可多服些有滋补作用、药性平和的药；病轻、老人、妇女、儿童可少服些；药性毒、烈的药应从小剂量开始，按指导增加。

4. 服用禁忌及不良反应

服膏滋药期间应忌食生冷、油腻、辛辣等不易消化及有较强刺激性的食物。在服膏滋药时不宜饮浓茶。特别注意要避免食用不易消化的食物，以免有碍脾胃消化功能，影响膏滋的吸收。服含有人参的膏滋药要忌食萝卜，服含首乌膏滋药要忌猪、羊血及铁剂。

服用膏滋药期间发生发热、咳嗽多痰时，应暂停服用，待治愈后再继续服用。症状轻微者，在治疗同时，可酌情减量服用膏滋药。

服用膏滋药期间若发生胃肠炎或呕吐、腹泻、厌食，应暂停服用。急性疾病和有发热者、慢性疾病发作期和活动期、脘腹疼痛、腹泻、胆囊炎、胆石症发作者、慢性肝炎活动期均不适宜服用膏滋方，以免使邪气稽留，使原发病情加重。

出现不良反应如口干、面颧潮红、上腹饱胀、食欲下降、大便干结，可能是补阳药过多，耗损阴液；出现大便溏泻、腹部胀满、食欲下降，可能补阴药过多，滋腻碍胃；出现皮疹，可能是阿胶等血肉有情之

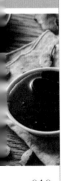

品所含蛋白质成分过敏，也有见秋用服膏到春夏之际厌食、困倦的远期反应，必要时及时就医。

第二节　儿童生理病理特点

　　小儿从出生到成人，一直处在不断地生长发育过程中，年龄越小，生长发育越快。无论是形体、结构还是功能，小儿都与成人不同。同样是感冒，成人大多是鼻塞、流涕、咳嗽，而儿童却以发热最为常见，还可能伴有吐泻、惊厥等症状；哮喘、癫痫等疾病对于成人来说可能只是一种可以控制症状而不能治愈的疾病，但在儿童是完全有治愈的希望的。所以，我们绝对不能把儿童看成成人的缩影来对待。小儿年龄较小，脏腑娇弱，容易生病，病情变化比较快，但因其具有旺盛蓬勃的生机，恢复也比较快，疾病的治愈率也非常高，掌握这些特点，对于儿童保健和疾病预防，有非常重要的意义。

一、脏腑娇弱，形气未充；发病容易、传变迅速

　　与成人相比，儿童好比初生的幼苗，五脏六腑娇弱柔嫩，不耐攻伐，形体与脏腑功能都尚未成熟，各种生理功能尚不完备。脏腑柔弱，对病邪侵袭、药物攻伐的抵抗力较弱耐受能力较低。比如气候变化时，容易感受风寒或风热之邪的多是小儿，其易出现鼻塞、流涕、咳嗽等外感症状；饮食不知自节，常出现暴饮暴食，损伤肠胃或是进食不清洁的食物出现呕吐、腹泻的症状；在药物使用方面，小儿用量小，禁忌多，比如发生在前些年的药物性耳聋，就与氨基糖苷类药物使用有关。小儿脏腑形态功能均尚未充盛，人体的各种生命现象还不能完全表达，如婴幼儿的大小便不能自主控制，语言

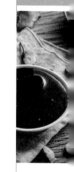

能力、行动能力都是逐渐发育的，生殖能力是在青春期才逐步具备。清代医家吴鞠通将小儿生理特点概括为"稚阳未充，稚阴未长"。小儿脏腑形态与功能均"幼稚、不完备"，处于相对不足的状态，随着年龄的增长，生长发育，不断"充盛"，逐步趋于完善与成熟，到青春期结束达到成人水平。

《素问·上古天真论》从肾气的充盛过程较为详细描述了人的生长发育过程："女子七岁，肾气盛，齿更发长；二七而天癸至，任脉通，太冲脉盛，月事以时下，故有子；……丈夫八岁，肾气实，发长齿更；二八，肾气盛，天癸至，精气溢泻，阴阳和，故能有子。"儿童脏腑功能不完备，处于生长发育的阶段，在肾中精气的滋润及温养的推动下，随着小儿年龄的增长不断充盛，至女子"二七"（14岁左右），男子"二八"（16岁左右）才能逐渐完善成熟起来。肾中元阴元阳秉受父母先天，有赖于后来脾胃运化水谷精微的不断充养。如果先天禀赋不足或是后天充养不足，儿童就会出现发育落后，体质欠佳，反复外感或内伤，膏滋的补养不失为一种很好的方式。

小儿脏腑娇嫩，虽然指小儿五脏六腑的功能与形态与成人相比，均处于不足的状态，但其中尤以肺、脾、肾三脏更为突出。儿童脏腑在出生后处于不断的生长发育过程，脏腑功能须维持正常的生理活动，还要满足儿童的旺盛生长，不断发育的需要，所以小儿对于肺气宣肃、脾气运化、肾气生发的功能要求更高。因此，相对于小儿旺盛的生长发育，小儿有着肺脏娇嫩、脾气虚弱、肾气不足的特点，加之小儿寒暖不知自调，乳食不知自节，若家长护理喂养不当，则可内伤饮食，外感六淫邪气，加之胎产禀赋等因素，所以小儿容易得病，年龄越小，发病率越高，而且病情变化比较快。

肺主气，开窍于鼻，职司呼吸，外合皮毛，小儿肺脏娇嫩，卫外不固，表现为小儿呼吸稍促，出生婴儿可达 40 ～ 60 次 /min，气息不匀。肺脏卫外功能不固，易从皮毛感受外邪，"形寒饮冷则伤肺""温邪上受，首先犯肺"，小儿感受外邪，最易出现感冒，咳嗽，

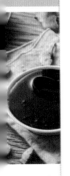

肺炎喘嗽等肺系病症，肺系疾病为儿科最为常见的一类疾病。

脾胃为后天之本，运化一身水谷精微，为气血生化之源，维持日常生机，充养五脏六腑，还要满足机体生长发育需要。小儿脾胃功能相对薄弱的状态与小儿快速生长发育的需求常常不能相适应，喂养不当、乳食不节均可以出现呕吐、腹泻、腹痛、积滞、厌食等脾系疾病，其发病率仅次于肺系疾病居于儿科疾病发病率的第二位。

肾气为先天之本，藏精、主水，婴幼儿二便不能自主控制，头发、牙齿逐渐萌出，青春期女孩"月事以时下"，男孩"精气溢泻"，均是肾气逐渐充盛的表现。小儿肾气未充，可以出现遗尿、五迟、五软、水肿、佝偻病等肾系疾病。

不仅如此，小儿心、肝二脏同样功能尚未健全，心主神，主血脉，小儿心气未充、心神怯弱，易受惊吓，思维及行动约束能力较差；肝主疏泄、主风，小儿肝气未充实、经脉刚柔未济，表现为好动，感受热邪易发惊惕、抽搐等症。

小儿脏腑娇弱，抗病能力较弱，也容易感受各种时邪疫毒。肺不足，卫外失司，邪气从鼻而入，易患水痘、麻疹、风疹、幼儿急疹等传染病；邪从口入，脾胃受邪，易患痢疾、霍乱、乙型肝炎等传染病。传染病一旦发生，又易在儿童中传播流行，造成集中发病。

由于小儿脏腑功能相对不足，不仅容易患病，而且病情变化也比较快，在寒热虚实转化方面，较成人尤为突出，表现为"易虚易实，易寒易热"。

虚实指小儿正气强弱与邪气盛衰的状态而言，正如《素问·通评虚实论》所载："邪气盛则实，精气夺则虚。"由于其生理特点，一旦患病，邪气易实，正气易虚，如肺炎喘嗽，小儿感受外邪，肺气郁闭，失于宣发肃降，可见发热、咳嗽、气急、鼻煽等实证，若小儿先天不足，或是医者失治误治，可以出现大汗淋漓、手足逆冷、唇周青紫等心阳虚衰之证；又如小儿泄泻，病初可见发热、腹胀、泻下急迫、舌红苔腻之实证，若泻下不止，可以出现气阴耗伤或是

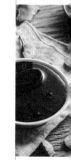

阴竭阳脱之变证；小儿最为常见之感冒，病初多为发热、咳嗽、鼻塞等实证，部分患儿亦可出现大汗淋漓、四肢厥冷、心阳虚脱之证。小儿"稚阴未长"，感受热邪，易见阴伤阳亢，出现热证，"稚阳未充"，易见阳气虚衰，出现寒证。如小儿感受寒邪，易入里化热，成为外寒内热甚至邪热入里的实热证，失治误治也可以出现阳气虚衰的虚寒证。

小儿患病，最为迅速，病情变化，最为急骤。吴鞠通在《解儿难》中所载："小儿肤薄神怯，经络脏腑嫩小，不奈三气发泄。邪之来也，势如奔马，其传变也，急如掣电。"所以，诊查小儿疾病，必须明确小儿生理病理特点，及时诊断，方能明断病机，提高疗效。

二、生机蓬勃，发育迅速；脏腑清灵，易趋康复

小儿机体，无论在形体结构还是在功能上，都在不断地发育、完善。如小儿的头围、胸围、身长、牙齿、头发均随着年龄的增加而增长，小儿的思维、语言、行动能力随年龄的增长而增强。小儿年龄越小，这种蓬勃的生机就越明显，如1岁内的婴儿，较新生儿期身长可增加1.5倍，体重可增长3倍，这是以后的任何一个年龄阶段都不可能达到的生长速度。

我国现存最早的儿科学专著《颅囟经》提出"凡孩子3岁以下，呼为纯阳"。将小儿的体质特点概括为"纯阳"，指小儿秉受父母元阴元阳，生机旺盛，如旭日之初生，蒸蒸日上，草木之方萌，欣欣向荣。

由于小儿生机蓬勃。活力充沛，其对各种治疗反应比较灵敏，而且小儿宿疾较少，病因相对单纯，病情过程中情志因素影响较小，所以，与成人相比，小儿虽然容易患病，而且病情变化比较快，但只要诊断及时、用药正确、合理，护理得当，小儿恢复较成人快，疾病治愈的可能也较成人大。例如，小儿感冒、肺炎喘嗽、泄泻，发病率高但恢复也较快；水肿、癫痫、哮喘等疾病，相对病势比较

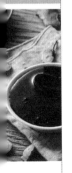

缠绵，但预后较成人明显要好。《景岳全书·小儿则》载："小儿之病，……其脏气清灵，随拨随应，但能确得其本而撮取之，则一药可愈，非若男妇损伤，积痼痴顽者之比。"

小儿由于其生理特点，容易患病，而且病情变化比较快，但随着年龄的增长，其脏腑功能不断完善，疾病恢复也比较快，预后相对也比较好，在儿童疾病诊治过程中，不必用力过猛，更多的时候是顺势而为，调动机体自身的抗病康复能力，达到机体的阴阳平和状态，争取最佳的治疗效果。

第三节　儿童体质特点

现代中医体质学的研究始于 20 世纪 70 年代，迄今已有近 50 年。在这近 50 年的发展历程中，对大量古代、现代文献的研究为"中医体质学"打下了坚实的理论基础，中医体质学的内容也得到了充实。研究至今，中医体质学的理论框架已初步形成，对于儿童中医体质的研究也取得了很大的进展。

一、中医体质的概念

中医对体质的定义已经基本形成了统一的观点，但对心理状态是否应归于体质之中仍存在着争议。王琦将心理状态归属于体质之中，他认为，体质是指人体生命过程中，在先天禀赋和后天获得的基础上所形成的形态结构、生理功能和心理状态方面综合的、相对稳定的固有特质，是人类在生长、发育过程中所形成的与自然、社会环境相适应的人体个性特征。他对体质概念的定义在现阶段较为被广大学者认同。而匡调元则不同意把心理状态归于体质之中，他

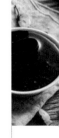

认为，人类体质是人群及人群中的个体在遗传的基础上，在环境的影响下，在生长发育和衰老的过程中形成的功能、结构和代谢上相对稳定的特殊状态。在儿童体质定义方面，汪受传从儿童体质特点出发，提出小儿体质是指在先天因素和后天因素长期影响下而形成体态、结构、生理功能上相对稳定的特殊状态，即个体性。

二、影响体质的因素

影响体质的因素主要分为先天因素和后天因素。

1. 先天因素

先天因素是指小儿出生以前在母体内所禀受的一切特征。它既包括父母双方所赋予的遗传性，又包括子代在母体内发育过程中的营养状态，以及母体在此期间所给予的种种影响。李燕以中医四诊合参为手段，对 225 例夏季出生的足月新生儿进行临床观察，认为新生儿中就存在着阳盛质、阴盛质、阴阳平和质 3 种。这说明先天因素是体质形成的基础。王明明通过对出生 3 天内的 120 例正常新生儿进行临床调查得出，初生儿体质的形成与父母的体质类型、生活习惯以及母亲孕期接触的外界刺激有密切关系。

2. 后天因素

后天因素是人出生后赖以生存的各种因素的总和，主要包括饮食营养、生活起居、年龄、性别、环境因素和疾病因素等。

（1）饮食营养。后天饮食习惯对体质形成有重要意义。膳食是人体后天摄取营养，维持机体生命活动，完成各种生理功能所不可缺少的物质。不同的膳食含有不同的营养成分，并有四气五味的差异。饮食习惯和相对固定的膳食结构均可通过脾胃运化影响脏腑气血阴阳的盛衰偏颇，形成稳定的功能趋向和体质特征。因此，膳食营养是体质形成中重要的影响因素之一。

（2）生活起居。生活起居主要包括劳逸、起居等日常生活和工作情况，是人类生存和保持健康的必要条件。生活起居是否有规律，将会对脏腑气血阴阳盛衰偏颇造成不同的影响，从而导致体质的差异。适度的劳动或锻炼，可以调和气血阴阳，增强脏腑的功能活动；长期的过度劳作，会消耗气血阴阳，致使脏腑精气不足，功能减退，从而引起体质的变化。

（3）年龄性别。年龄增长的过程，包含着一个生、长、壮、老、已的发展过程。人体的结构、功能与代谢随着年龄的增长而发生规律的变化。不同的年龄阶段具有不同的体质特点。如小儿体质为"稚阴稚阳"之体，脏腑的功能尚未完善，体质状态还在不断变化；而到了青春期，脏腑功能基本完善，体质也渐趋成熟，至青春期末，体质状态基本稳定；青壮年期则"阴阳充盛"，是人体脏腑气血阴阳最旺盛时期，也是体质最强健阶段；至老年，则"五脏衰弱"，脏腑生理功能减退，体质日趋下降，逐渐呈现"老态龙钟"的衰老现象。性别的差异对体质特性有重要影响。男女性别不同，其遗传性征、身体形态、脏腑结构与生理功能、物质代谢乃至心理特征等都有所不同，所以在体质上男女也必然存在差异。

（4）环境因素。影响体质的环境因素既包括自然环境，也包括社会环境。自然环境中，气候和地理环境影响体质的研究，目前已有所涉猎。彭胜权通过研究岭南地区湿、暑、热、风气候特点对人体体质的影响，得出该地区人群以气阴两虚和湿热质居多，从而证实了气象因素可以影响人体体质。王琦带领的课题组，在我国东、西、南、北、中 5 个地域（8 省 26 市）对自然人群进行了 21 948 例大样本流行病学调查，发现我国西部地区阴虚体质较多，这可能与西部地区多风、干燥、强紫外线辐射等特殊气候环境有关，佐证了地理环境的不同，影响着该地区人群的体质。近年来，由于科学技术进步带动着经济迅猛发展，一些有害物质破坏环境的同时，也影响着人的体质。如导致人体敏感性增加，致畸、致癌、致病，降低人类的生殖功能等。另外，社会环境的优化、人类物质文明与精神文明的提高、社会竞争的加剧以及战争等，都从不同方面影响着人类体质状态。

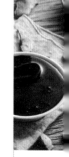

（5）疾病因素。疾病能使人体脏腑功能减弱，身体机能处于虚弱状态。特别是长期反复发作的慢性疾病，长期消耗正气，造成体质的亏虚。但是有时候疾病能增强人的体质。从免疫学角度来看，某些急性传染病患者治愈之后获得了特异性免疫力，使得患者今后不再发生或仅轻度罹患该种传染病，这也是个体体质发生变化的具体表现。如天花、麻疹、水痘等传染病患者痊愈后获得的终生免疫，表明患者对相应疾病的体质抵抗力得到增强。

根据影响体质的因素，不难看出体质在先天因素影响下形成了相对稳定的状态。但体质的这种相对稳定的状态，在各种后天因素的影响下可以不断地产生量变，即体质是可调的；在量变达到一定程度时，人体就从一种体质转变为另一种体质，达到了质的变化，即体质是可变的。王琦及其课题组制定的《中医体质分类判定标准》已被中华中医药学会定为学会标准，被广泛推广应用。王琦继承了古代及现代体质分型方法的临床应用性原则以及现代学者以阴、阳、气、血、津液的盛、衰、虚、实变化为主的分类方法，在查阅大量文献的基础上，结合临床实践，将体质分为平和质、气虚质、阳虚质、阴虚质、痰湿质、湿热质、瘀血质、气郁质、特禀质9种类型。这9种体质已被广泛地应用到临床实践当中，为实现个体化的养生、保健及亚健康防治，提高国民整体素质提供了有效的方法。这一标准的确立，使成人中医体质的分类有了可靠的依据。

三、儿童体质

1. 儿童中医体质

古代对儿童中医体质分类研究我国古代中医学家把儿童体质划分为"纯阳之体""稚阴稚阳之体""少阳之体""五脏有余不足之体"4种。

（1）纯阳之体。最早提出小儿为纯阳之体的书籍是《颅囟经》。《颅囟经·脉法》云："凡孩子三岁以下呼为纯阳，元气未散。"此后，

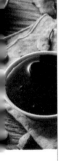

小儿为纯阳之体之说被历代医家推崇。宋代钱乙《小儿药证直诀》云："小儿纯阳，无烦益火。"金代刘完素《黄帝素问宣明论方·小儿门》云："大概小儿病者，纯阳，热多冷少。"元代朱丹溪《格致余论·慈幼论》云："小儿十六岁以前，禀纯阳气，为热多也。"明代万全《育婴秘诀·鞠养以慎其疾》云："小儿纯阳之气，嫌于无阴，故下体要露，使近地气，以养其阴也。"清代徐灵胎《医学源流论·治法》云："小儿纯阳之体，最宜清凉。"清代叶天士《幼科要略》云："襁褓小儿，体属纯阳，所患热病最多。"

（2）稚阴稚阳之体。小儿为"稚阴稚阳"之说源于《黄帝内经》。《灵枢·逆顺肥瘦》云："婴儿者，其肉脆、血少、气弱。"而钱乙《小儿药证直诀·变蒸》云："五脏六腑成而未全……全而未壮。"这说明小儿时期无论脏腑气血、筋脉骨肉均处于幼小的状态，成而未全，全而未壮。也就是说"阴"和"阳"均幼稚的，未发育完善的，故称其为"稚阴稚阴"。清代吴鞠通在《温病条辨·解儿难》中指出："古称小儿纯阳，此丹灶家言，谓其未曾破身耳，非盛阳之谓。小儿稚阳未充，稚阴未长也。男子生于七，成于八。故八月生乳牙，少有知识；八岁换食牙，渐开智慧；十六而精通，可以有子；三八二十四岁真牙生而精足，筋骨坚强，可以任事，盖阴长而阳亦充矣。女子生于八，成于七。故七月生乳牙，知提携；七岁换食牙，知识开，不令与男子同席；二七十四而天癸至；三七二十一岁而真牙生，阴始足，阴足而阳充也，命之嫁。小儿岂盛阳者哉？俗谓女子知恒早于男子者，阳进阴退故也。"至此，小儿为"稚阴稚阳之体"为广大医家所认同。

（3）少阳之体。认为小儿为"少阳之体"的医家认为，小儿生机旺盛，如草木之方萌，旭日之东升，合于少阳。如明代万全在《万氏家藏育婴秘诀》中指出："儿之初生曰芽儿，谓如草木之芽，受气初生，其气方盛，亦少阳之气，方长而未已，故曰肝常有余。"体现出肝胆主升发的功能特点。日本摄扬下津在《幼科证治大全》

中亦持这种观点，但其着重在病理上加以阐述，以此说明小儿患病多肝火之症，他在书中云："小儿属少阳，故病则肝火症多。"民国时期张锡纯在《医学衷中参西录》中则认为"小儿少阳之体，不堪暑热"。由上可知，小儿"少阳之体"学说，既包含了生机萌发，其气方长的生理特点，又包含其易患热病、易致肝火的病理特点。

（4）五脏有余不足之体。根据宋代钱乙《小儿药证直觉》中所述"五脏六腑成而未全……全而未壮"之说，明代万全提出了"五脏有余不足"的理论，即："肝属休，旺于春，春乃少阳之气，万物之所资以发生者也。儿之初生曰芽儿者，谓如草木之芽，受气初生，其气方盛，亦少阳之气，方长而未已，故曰肝有余，乃阳自然有余也。""脾司土气，儿之初生，所饮食者乳耳。水谷未入，脾未用事，其气尚弱，故曰不足。不足者，乃谷气之自然不足也。""心属火，旺于夏，谓壮火之气。""肺为娇脏，难调而易伤也。""肾主虚者，此父母有生之后，禀气不足之谓也。"

2. 现代对儿童中医体质分类研究

现代中医体质对儿童中医体质分类观点各异，种类繁多，但都秉承了古代以小儿体质的生理特点，即以"纯阳之体""稚阴稚阳""五脏有余不足"为基本依据，以阴阳学说为指导，结合临床、四诊合参，以划分小儿体质的类型。如苏树蓉等根据中医对小儿体质特点的认识，从阴阳消长结合五脏，通过小儿形色、功能及心理的日常特征，将小儿体质分为均衡质（阴阳相对平衡）与不均衡质（阴阳相对不均衡）两大类。而不均衡质又具体分为肺脾质Ⅰ、Ⅱ型，脾肾质Ⅰ、Ⅱ型（Ⅰ型为阳多阴少型、Ⅱ型为阴多阳少型）4种体质类型。温振英等以阴阳、气血、脏腑辨证为纲，结合中医小儿"脾常不足"的生理特点，并通过中医四诊把儿童体质分为平和型、滞热型、气虚型（脾胃气虚）、阴虚型（脾胃阴虚）、气阴两虚型（脾胃气血两虚）5种类型。陈丽翠经过长期临床观察，以中医四诊合参为原则，将儿童体质划分为正常质、阴虚燥红质、阳虚迟冷质、痰湿黏滞质、

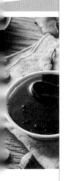

中医
小儿病证
调养膏方

气血两虚倦怠质、阳盛质 6 种类型。

四、如何调理体质

　　儿童是祖国的未来，他们的健康成长关系着祖国的未来。既然体质是可调、可变的。那么我们就可以通过对儿童和成人的群体以及个体体质的研究，来有针对性的调理或改变群体或个体的体质状态，降低偏颇体质对致病因素或疾病的易感性，达到提高全民身体素质的目的，使我们远离亚健康、远离疾病，提高我国国民整体的生活质量。对儿童体质的调理，我们可以针对不同年龄的儿童制订不同的方案。俗话说："病从口入。"在调理儿童体质的问题上，应首先从饮食方面着手。在强调正确的喂养方式之外，在婴幼儿时期，适时、适量、正确的为其添加辅食是婴幼儿时期的保育要点。正所谓"若要小儿安，常受三分饥与寒"。在中医体质与饮食方面，匡调元提出了辨"质"论"食"理论。他根据"药食同源"的理论，提出我们应根据食物的性味结合个人体质的类型选择食物，并对各型体质的食养食品、食养食谱、我们日常饮食观念上的误区及几种常见病的体质食疗方法等做了比较详细的论述。这为我们在日常生活中选择食物及建立合理的饮食结构方面提供了十分重要的参考依据。在药物调体方面，王琦以"方为人所用""方为人所宜"为辨体用方的出发点指出，在辨体用方的临床应用中，应从辨体质类型、体质不同属性、体质肥瘦、强弱、老少年幼、南北居处、男女性别方面入手来选择方剂。首先，技术和现代的实验手段，为体质的理论研究在实践中的应用提供了客观的实验依据；其次，应在全国范围流调的基础上，完善成人体质量表的同时，对儿童也进行全国范围的流调，综合分析体质的规律，完善体质判定标准；最后，在食物与药物调体方面，应进行更深入的挖掘，使中医体质研究成果有效地应用于临床和养生防病中。

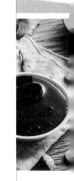

五、体质与膏方

《黄帝内经》认为"人以天地之气生，四时之法成""顺四时变更之道，逆之则灾害生，顺之则苛疾不起"。"四时变更之道"是指一年四季"春生、夏长、秋收、冬藏"变化的规律。顺应这些规律来养生保健，重大的疾病就不会发生。《黄帝内经》谓"冬三月，此谓封藏""藏于精者春不病温"。冬季是岁末，也是一年最冷的季节，万物生机闭藏，阳气潜伏，昆虫蛰伏，大地冰封，自然界的许多生物处于冬眠状态，人体的新陈代谢也处于相对缓慢的水平。根据冬季"闭藏"这个自然规律，冬令进补能使营养物质转化的能量及时充分地吸收、贮存于体内，滋养五脏，养精蓄锐，以提升来年春天新一轮的生发机能。《素问》有云："是故圣人不治已病治未病，不治已乱治未乱。"

冬令用体质膏方调治偏颇体质有如下优势：①治病求本，本在体质。膏方调补以"标本兼治"为原则，用药一般较为温和平缓，适合长期服用，全面平衡人体机能，更能体现"缓则治其本"的原则。②偏颇体质一旦形成即相对稳定，需要长期调治，不宜用方剂煎煮服用的方式，做成散剂虽然简单，但未经煎煮，其有效成分不易析出和吸收。③膏方为成药制品，便于存储、服用和携带，适应现代人饮食和用药习惯，优于蜜丸或水丸。④膏方口感良好，易于患者接受，更适合偏颇体质的长期调治要求。

"辨体论治，辨证论治"是膏方处方的基本原则。辨体与辨证相结合，"一人一方"，根据患者的体质类型、症状特征、疾病特点而拟定，把辨病与辨证、辨体与辨病相结合，组方具有通补兼施、动静结合的特点，可达到调和气血、斡旋脾胃、平衡阴阳的目的。

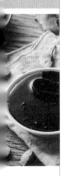

第四节　儿童膏方调护

　　儿童由于其"脏腑柔弱，形气未充"的生理特征，具有"发病容易，传变迅速"的病理特点，易患各类疾病，尤以肺脾肾三脏疾病为多，且对于一些先天不足的孩子，容易反复发作，时间日久，会出现贫血、营养不良、身材矮小等影响长期健康问题。中医药具有结合体质与辨证论治的特点，个体化治疗对于儿童疾病具有很好的治疗效果，但中药汤剂由于其口感问题，孩子比较难以接受，特别是需要服用时间比较长的调治相结合的慢性疾病，中药膏方具有中药辨证论治的优势，且因为有浓缩工艺，药量较少，加入了蜂蜜、饴糖等辅料，口感较好，在儿童偏颇体质及疾病的调治方面，具有明显优势。在冬令时节，从整体出发进行治疗和调摄，扶植体内的正气，符合中医学"天人相应"的观点，近年来为越来越多的医者及患者所选择。

一、儿童服用膏方优势

　　小儿膏方是针对小儿禀赋不足、脏腑娇嫩、稚阳未充、稚阴未长等生理特点，结合不同的体质，综合既往病史及身体现状进行立方遣药，调整小儿脏腑阴阳气血、祛除痰瘀食积所拟定的调理处方。小儿膏方与成人膏方有所不同，以清补调理为主，同时加入治病之品，起到扶正祛邪、调养的目的，且根据小儿服药困难的特点，经过浓缩，药量较少，加入蜂蜜、饴糖等矫味，口感较好，适合儿童服用。

　　膏方通过益肺、健脾、补肾等方法调理脏腑，祛除外邪，对于反复呼吸道感染、哮喘、过敏性鼻炎、厌食、慢性腹泻、肠系膜淋巴结炎症、营养不良、心肌炎、肾炎、肾病、遗尿、贫血、自汗、盗汗、

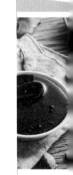

过敏性紫癜、佝偻病、心肌炎后遗症等慢性或反复发作性疾病以及其他疾病后体质虚弱的患儿有较好的疗效。针对不同患者，处方原则有所不同，例如反复呼吸道感染，多发生在 5 岁以下小儿，反复发热、咳嗽，甚至肺炎，有两种情况，一种以原本体质较差，多长期反复使用抗生素，在膏方应用以调补为主，另一种虽反复生病，但形体尚丰实，膏方以平补为主。哮喘患儿，多因肺脾肾三脏不足，痰饮留伏，多在缓解期服用膏方，虽以补益肺脾肾立法，但多需要加用涤痰之品，达到扶正祛邪的目的，个体化治疗，辨病与辨证相结合。

二、儿童膏方处方原则

1. 纠偏祛病，辨体质与辨证结合

体质是指人体生命过程中，在先天禀赋和后天获得的基础上形成的形态结构、生理功能和心理状态等方面综合的、相对稳定的固有特质，是人类在生长发育过程中所形成的与自然、社会环境相适应的人体个性特征。这种特征往往决定着个体的生理反应的特殊性及其对某种致病因素的易感性，同时也有产生某有疾病的趋向性。也就是说，体质是一个长期形成的过程，而偏颇体质是某些疾病形成的土壤，给予药物干预、纠正偏颇体质就可以延缓和减少某些疾病的发生。例如，同样是反复呼吸道感染，有的患儿表现为高热、咽喉红肿，多属于实热体质，多半形体健硕，平素喜食肉食；有的患儿则表现为咳喘，多面色显白，形体虚胖，多属痰湿体质，不同体质患儿在同一疾病可能表现为不同症状。儿童属于生发的个体，脏腑功能"成而未全，全而未壮"，其体质具有一定可塑性，中医膏方作为传统剂型之一，因其适宜调理、服用的时间较长，是用来调理体质最好的剂型。

"虚则补之，实则泻之"是运用膏方的原则，不能一味补之，特别是对于儿童。以辨证论治为基础，分清寒热虚实，根据患儿的体

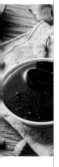

质强弱、病情轻重、病程长短等情况综合而定，要做到主辅结合，随证变化，尽量面面俱到。小儿膏方更要掌握扶正（补虚）祛邪（泻实）的轻重比例，不能味味补药而致中焦脾胃壅塞，要体现寓攻于补，补攻兼施的中医治疗特色，方能改善或弥补体质上的某些不足，否则可能会适得其反。如对于厌食的小儿，待其胃纳正常后方可调补脾胃，并适宜以淡养胃阴，微甘滋养脾气之剂。但"阳明以通为补"，应佐以醒脾助纳之药，同时加入少量消导之品，这样更能促进脾胃的受纳和运化，而不至于因膏方的滋腻而导致脾胃功能受影响。因此，对于小儿以虚为本、以实为标的虚中夹实之证，在调配膏方时更须谨慎，切忌舍实就虚，应补中带消，补泻得宜，不能一提膏方就谓"补药"。

2. 用药顾护脾胃，调补以平为期

小儿具有"形气未充，脏腑未坚，腠理疏松，表卫不固""脏腑柔弱，易虚易实，易寒易热""脏腑清灵，随拨随应"等特点。即小儿存在先天禀赋不足、脏腑娇嫩、稚阳未充、稚阴未长等薄弱环节，因此小儿膏方用药应在辨证论治的基础上，注重调整患儿脏腑、气血、阴阳的平衡，尚需时时顾护脾胃之气。董廷瑶提出"小儿用药必须以胃气为本，轻重适宜，以不影响胃气"。膏方的适应证多涉及肺、脾、肾等脏，尤其重在脾胃，可以四君子汤、参苓白术散、玉屏风散等常用的方剂为基础方调理脾胃，气虚者伍用黄芪、党参、太子参、白术、西洋参等；血虚者酌加当归、首乌、龙眼、桑椹子等；阴虚者配伍玄参、玉竹、枸杞子、女贞子、五味子等；阳虚者可加少量附子、干姜、桂枝、肉桂等同用；健脾运脾配苍术、砂仁、藿梗等。尽管小儿用药以调补胃气为本，但也应轻重适宜，以不影响胃气为宗旨，故膏方中需少佐消积理气之品，如鸡内金、陈皮、炒谷芽、炒麦芽等，可和胃通降，"消滞而不伤正气"，不仅可以避免因补药多而致中焦壅塞，脾胃迟钝之弊，还能协同诸药起到补益的疗效，对促进脾胃的受纳和运化大有裨益。

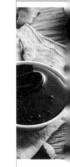

3. 天人相应，夏治与冬治结合

中医提倡三因制宜，服用膏方以冬季为佳。按"春夏养阳，秋冬养阴"理论，"万物生于春，长于夏，收于秋，藏于冬，人亦应之"的自然规律，冬季是"生机潜伏，阳气内藏"的季节，是补气和收藏营养精华的大好时机。"冬令进补，上山打虎"已成谚语，选择冬令进补是符合自然规律和人体生长规律的。如反复呼吸道感染及哮喘的患儿，在夏季进行合理的冬病夏治，如穴位敷贴，在冬季又适当给予膏方调补，对减少患儿的发病概率是非常有利的。正如《素问·四气调神大论》云："春夏养阳，秋冬养阴……逆之则灾害生，从之则苛疾不起。"冬令调治和冬病夏治是对疾病缓解期的两种相关治法，虽然夏季伏暑高温，严冬三九寒冷，但此时的气温相对稳定，抓住这两个季节进行调摄，对于防治小儿疾病有重要意义。膏方进补最佳时间一般从冬至起50天（即"一到六九"），从立冬到次年立春前后3个月都是可以的。

三、儿童膏方服用注意事项

1. 服膏前期先适应

膏方因为加入了蜂蜜、饴糖等物质调制口味，儿童比较爱吃，冲服也方便，每天早上起床后用沸水泡一杯就可以给儿童吃了，空腹服食吸收效果最佳，同时还可以吃些干点心作为早餐。服用膏方的第一周，最好每天给儿童服用1次，以利于药物吸收，让儿童对膏方有个适应过程。1周后可改为每日早晨空腹和晚上临睡前各服1次，每次1勺用少量开水冲调。一般在每年冬至开始服用，服用到立春前后，2~3个月服完，通常连续吃3年效果较佳。

2. 服膏期间需忌口

服用膏方期间，儿童需要忌口，辛辣、甜腻、油腻油炸类食品要尽量少食用，这些食物不容易消化，并有较强的刺激性，会妨碍脾胃消化功能，影响膏剂的吸收。此外，服膏方时不宜饮浓茶和咖啡，也不能同喝牛奶，一般儿童膏方不必忌熟萝卜，熟萝卜有消食化痰的功效，但不要吃生萝卜。

3. 遇到不适须停服

吃膏方既不是上兴趣班，也不是赶时髦，如遇发烧感冒、急性腹泻、呕吐或者哮喘发作，应暂停服用，等病症缓解，咨询医生后再续服，否则服用膏方不仅没有效果，还可能造成疾病久治不愈。另外，代谢紊乱、肥胖儿、性早熟等患儿一般也不使用膏方治疗。

4. 膏方存放有要求

一般膏方装瓶或钵内，也有密封于塑料碗、真空塑料袋内。无论冬夏，均须存放于冰箱，不超过1周用量的，存于2～8℃冷藏取用，取膏时用固定汤匙，避免将水分带入罐内使之变质，发现霉变、起泡、异味，则不可服用。

近年来，儿童膏方的需求增长很快，但并非人人适合，膏方作为中药的一种，不要随便服用。它针对的是体弱多病的儿童，如果孩子身体健康，就不需要服用。如果需要服用，应带患儿至正规中医院由专业医师进行体质辨识，辨证施治，开具处方，切不可自行配置或是擅自购买成药。膏方是具有中医特色的预防疾病的方药，具有充分的理论依据和坚实的临床基础，小儿膏方服用方便，只要辨证应用，配伍得当，在冬令时节适时施用是能萌育正气、养精蓄锐、促进体内阳气的生发和提高机体抗病能力的。

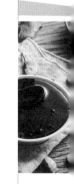

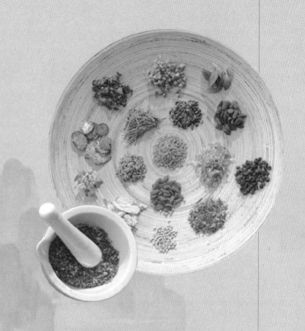

第二章

肺系病症

第一节 咳 嗽

咳嗽是小儿常见的肺系病症，以咳嗽为主症。中医认为"咳以声言，嗽以痰名，有声有痰谓之咳嗽"。咳嗽一年四季均可发病，冬春季节多见。西医学的支气管炎属于本病范畴。西医认为能引起上呼吸道感染的病原体都可引起支气管炎。营养不良、佝偻病、免疫功能失调及特应性体质等均为咳嗽的诱发因素。急性感染早期病理表现为支气管黏膜充血、肿胀，继而浅层纤毛上皮损伤、脱落，黏液腺肥大，分泌物增加，黏膜下层有炎性细胞浸润；慢性支气管炎多引起器官、支气管黏膜及其周围组织的慢性非特异性炎症。中医学在扶正祛邪、增强抗病能力、改善体质方面具有一定优势，可为治疗咳嗽提供更好的选择，本章着重探讨小儿咳嗽的相关膏方治疗。

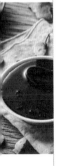

一、病因病机

本病分为外感与内伤咳嗽，外邪犯肺、痰浊内生、肺气亏虚、肺阴不足等为常见病因。其主要病机为脏腑受邪，失于宣降，肺气上逆。其病机大略可分为以下几类：

1. 外邪犯肺。风邪从皮毛或口鼻而入，肺卫受邪，肺失宣肃，肺气上逆而发为咳嗽。风邪为百病之长，其他外邪多随风而侵入人体，故在外感咳嗽中，寒或热或湿热之邪，均以风邪为先导。

2. 痰浊内生。小儿脾常不足，若饮食喂养不当，致脾失健运，水湿内停，酿湿成痰，上渍于肺，肺失宣肃，而为咳嗽。

3. 肺气亏虚。小儿肺常不足，肺气不足或久咳耗气伤肺，导致咳嗽日久不愈，咳嗽无力。

4. 肺阴不足。小儿脏腑娇嫩，若遇外感咳嗽，日久不愈，正虚邪恋，肺热伤津，燥热耗液，肺阴受损，阴虚生热或化燥，伤于肺络，而导致久咳不止，干咳无痰，金破不鸣致声音嘶哑。

总之，咳嗽有外感、内伤之不同，但其主要病机为肺脏受邪，失于宣降，肺气上逆。

二、诊断要点

1. 本病常见于感冒之后，临床以咳嗽、咯痰为主要表现。
2. X线胸片检查无异常或可见肺纹理增粗。

三、辨证膏方

咳嗽一症虽为肺脏所主，但与其他脏腑功能失调也有密切联系，故《素问·咳论》云："五脏六腑皆令人咳，非独肺也。"治疗小儿咳嗽，应按不同的辨证治则，结合小儿正虚的体质特点，辨证用药。膏方可根据小儿体质的不同，辨证施治，既可以针对症状治疗、控制病情，又可以对小儿体质的调理起到根本作用。膏方治疗咳嗽，突出表现了膏方标本兼顾的优点。

外感咳嗽以宣肃肺气，兼以祛邪，回复肺脏正常功能。内伤咳嗽当固本为要，或养阴润肺，或补肺益气。外感咳嗽不宜使用膏方，膏方滋腻易闭门留寇。本节所述，以内伤咳嗽治疗为主，此时着重调和五脏，以达到减轻减少咳嗽的效果。

（一）风寒咳嗽症

【症候】　咳嗽频作，咳痰稀白，咽痒声重，鼻流清涕，或恶寒无汗，头身疼痛，舌苔薄白，脉浮紧。

【治法】　疏风散寒，宣肃肺气。

【膏方】　本方证不宜膏滋治疗。

（二）风热咳嗽症

【症候】　咳嗽不爽，痰黄量少，不易咯出，鼻流黄涕，或有发热口渴，咽喉疼痛，舌质红，苔薄黄，脉浮数，指纹浮紫。

【治法】　疏风清热，宣肃肺气。

【膏方】　本方证不宜膏滋治疗。

（三）痰热咳嗽症

【症候】　咳嗽痰多，色黄黏稠难咯，或伴发热口渴，烦躁不安，小便黄少，大便干燥，舌质红，苔黄腻，脉滑数，指纹紫。

【治法】　清热泻肺，宣肃肺气。

【膏方】　本方证不宜膏滋治疗。

（四）痰湿咳嗽症

【症候】　咳嗽痰多，色白清稀，胸闷纳呆，困倦乏力，舌质淡红，苔白滑，脉滑。

【治法】　燥湿化痰，宣肃肺气。

膏方：橘红痰咳膏

【来源】　《橘红痰咳膏治疗小儿急性支气管炎96例疗效及安全性研究》（潘俊辉等）。

【组成】　橘红150g、百部（蜜炙）150g、白前100g、法半夏100g、杏仁100g、茯苓150g、五味子90g、甘草60g、蜂蜜300g。

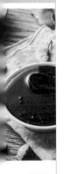

【图解】

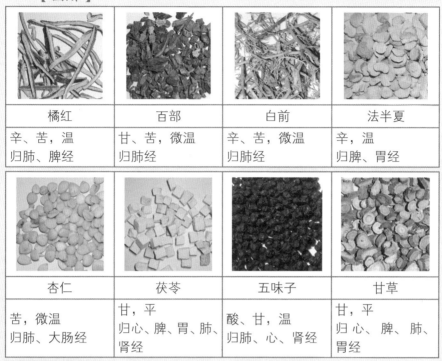

橘红	百部	白前	法半夏
辛、苦，温 归肺、脾经	甘、苦，微温 归肺经	辛、苦，微温 归肺经	辛，温 归脾、胃经

杏仁	茯苓	五味子	甘草
苦，微温 归肺、大肠经	甘，平 归心、脾、胃、肺、肾经	酸、甘，温 归肺、心、肾经	甘，平 归心、脾、肺、胃经

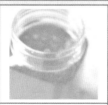

蜂蜜
甘，平 归肺、脾、大肠经

【制法】 膏滋。以上药加水煎煮 3 次，滤汁去渣，合并 3 次滤液，加热浓缩成清膏，再加蜂蜜 300g 收膏即成。贮瓶备用。

【功效】 燥湿化痰，宣肃肺气。

【用法】 口服。冬令进补，每日早晚空腹各服 10～15g，温开水调服。

【注意事项】 小儿若发生急性感染、传染病或危急症状可先

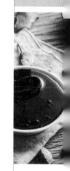

暂停服用。饮食中避食过于肥甘厚腻及辛辣刺激的食物。

（五）阴虚咳嗽症

【症候】 久咳不愈，干咳少痰或痰黏难咯，口咽干燥，声音嘶哑，手足心热或潮热盗汗，唇红，舌质红，苔少或花剥，脉细数，指纹淡紫。

【治法】 养阴润肺，化痰止咳。

膏方一：加味人参花膏

【来源】 《万氏家藏育婴秘诀·咳嗽喘各色证治》。

【组成】 人参100g、五味子100g、天冬100g、麦冬100g、款冬花100g、贝母100g、桑白皮100g、阿胶（炒）100g、黄芩100g、黄连50g、炙甘草60g、桔梗60g、当归60g、蜂蜜300g。

【图解】

人参	五味子	天冬	麦冬
甘、苦，温 归肺、脾、心、肾经	酸、甘，温 归肺、心、肾经	甘、苦，寒 归肺、肾经	甘、微苦，微寒 归心、肺、胃经

款冬花	浙贝母	桑白皮	阿胶
辛，温 归肺经	苦、甘，微寒 归肺、心经	甘，寒 归肺经	甘，平 归肺、肝、肾经

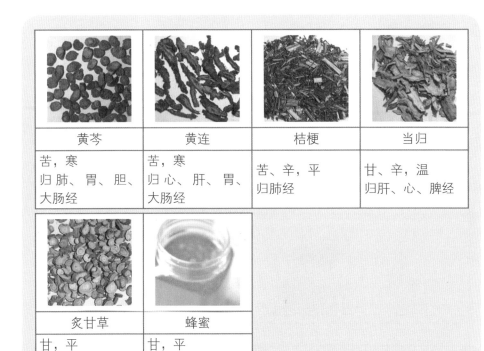

黄芩	黄连	桔梗	当归
苦，寒 归肺、胃、胆、大肠经	苦，寒 归心、肝、胃、大肠经	苦、辛，平 归肺经	甘、辛，温 归肝、心、脾经

炙甘草	蜂蜜
甘，平 归心、脾、肺、胃经	甘，平 归肺、脾、大肠经

【制法】 膏滋。以上药加水煎煮 3 次，滤汁去渣，合并 3 次滤液，加热浓缩成清膏，再加蜂蜜 300g 收膏即成，贮瓶备用。

【功效】 养阴润肺，化痰止咳。

【用法】 口服。冬令进补，每日早晚空腹各服 10 ~ 15g，温开水调服。

【注意事项】 小儿若发生急性感染、传染病或危急症状可先暂停服用。饮食中避食过于肥甘厚腻及辛辣、刺激的食物，避免服用萝卜之类的食物。

膏方二：人参款花膏

【来源】 《幼科发挥·肺所生病》。

【组成】 款冬花 150g、百合 150g、桑白皮（蜜炙）100g、五味子 100g、人参 150g、蜂蜜 300g。

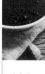

【图解】

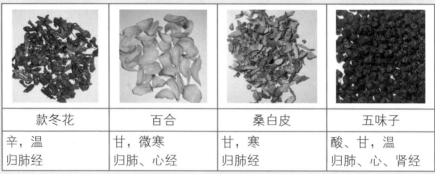

款冬花	百合	桑白皮	五味子
辛，温 归肺经	甘，微寒 归肺、心经	甘，寒 归肺经	酸、甘，温 归肺、心、肾经

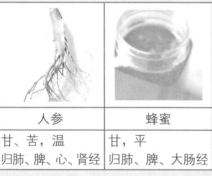

人参	蜂蜜
甘、苦，温 归肺、脾、心、肾经	甘，平 归肺、脾、大肠经

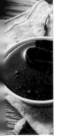

【制法】 膏滋。以上药加水煎煮3次，滤汁去渣，合并3次滤液，加热浓缩成清膏，再加蜂蜜300g收膏即成，贮瓶备用。

【功效】 益气补肺、化痰止咳。

【用法】 口服。冬令进补，每日早晚空腹各服10～15g，温开水调服。

【注意事项】 小儿若发生急性感染、传染病或危急症状可先暂停服用。饮食中避食过于肥甘厚腻及辛辣刺激的食物，避免服用萝卜之类的食物。

（六）气虚咳嗽症

【症候】 咳嗽无力，痰稀色白，久延难愈，神疲自汗，气短懒言，面白少华，少食纳呆，反复感冒，舌质淡，苔薄白，脉细无力或指纹淡。

【治法】 益气补肺，健脾化痰。

膏方　六君子加减膏方

【来源】 《世医得效方》（元代危亦林）。

【组成】 党参、白术、茯苓、陈皮、法半夏、炙甘草、黄芪、山药、炙紫菀、款冬花、炒山楂、神曲。

【图解】

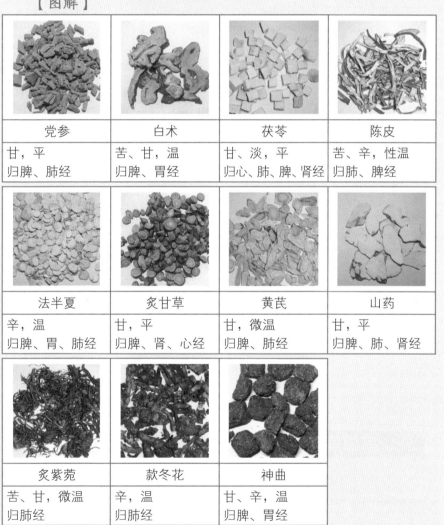

党参	白术	茯苓	陈皮
甘，平 归脾、肺经	苦、甘，温 归脾、胃经	甘、淡，平 归心、肺、脾、肾经	苦、辛，性温 归肺、脾经
法半夏	炙甘草	黄芪	山药
辛，温 归脾、胃、肺经	甘，平 归脾、肾、心经	甘，微温 归脾、肺经	甘，平 归脾、肺、肾经
炙紫菀	款冬花	神曲	
苦、甘，微温 归肺经	辛，温 归肺经	甘、辛，温 归脾、胃经	

【制法】 膏滋。以上药加水煎煮 3 次，滤汁去渣，合并 3 次

滤液，加热浓缩成清膏，再加蜂蜜 300g，收膏即成，贮瓶备用。

【功效】　益气补肺，健脾化痰。

【用法】　口服。冬令进补，每日早晚空腹各服 10 ~ 15g，温开水调服。

【注意事项】　小儿若发生急性感染、传染病或危急症状可先暂停服用。饮食中避食过于肥甘厚腻及辛辣刺激的食物，避免服用萝卜之类的食物。

第二节　肺炎喘嗽

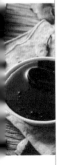

"肺炎喘嗽"首见于清代谢玉琼《麻科活人全书》，原意是指在麻疹过程中，由于热邪不清，肺气郁闭而表现出胸高、气促、鼻煽的一种症候类型。该病以发热、咳嗽、气促、鼻煽、痰鸣为主要临床特征，是小儿时期常见的肺系疾病。西医学的支气管肺炎属于该病范畴。西医认为该病是由不同病原体或其他因素所致的肺部炎症。以肺组织充血、水肿、炎性浸润为主，可发生在任何年龄，但以婴幼儿为多发，是致使我国婴儿死亡的主要疾病。中医学在扶正祛邪、增强抗病能力、改善体质方面具有一定优势，为治疗肺炎喘嗽提供更好的选择，本章着重探讨小儿肺炎喘漱的相关膏方治疗。

一、病因病机

小儿肺炎喘嗽的病因病机主要可分为外因和内因两大类。外因多为感受风邪，或由其他疾病传变而来；内因多系小儿形气未充，脏腑娇嫩，卫外不固。其主要病机为外感风邪，由口鼻或皮毛而入，侵犯肺卫，致肺气郁闭；肺失宣降，闭郁不宣，化热灼津炼液为痰，阻于气道，肃降无权，从而出现咳嗽、气喘、痰鸣、鼻煽等肺气闭塞的症候。风邪无论由皮毛或口鼻而入，皆可犯肺，根据疾病演变过程可分为以下几个阶段。

1. 邪气闭肺，肺失宣发肃降之令，故可见发热、恶寒、咳嗽等症候；风为百病之长，常夹杂其他邪气致病，故有风寒闭肺与风热闭肺的不同症候。由于小儿体质特点，临床以风热闭肺常见，风寒闭肺者较少或为之短暂。

2. 若邪在肺卫不解，化热入里，炼液成痰，痰热互结，闭阻肺络，肺气郁闭，则出现该病典型临床表现如发热、咳嗽、气促、鼻煽、痰鸣等。

3. 若毒热之邪郁闭于肺，肺热壅盛，灼津耗液，可见高热、咳剧、烦躁、喘促等。肺与大肠相表里，肺失肃降，大肠之气不得下行，则出现腹胀、便秘等腑实症候。

4. 若邪热炽盛，内陷厥阴，引动肝风，则出现高热、神昏、抽搐等邪陷厥阴之变证；气为血之帅，若肺气郁闭，影响及心，致血行不畅，脉道涩滞，则出现唇甲发绀、舌有瘀斑等气滞血瘀症候，甚或心失所养、心气不足、心阳虚衰，而出现面白肢冷、呼吸急促、心烦不安、右胁下痞块增大、脉微欲绝等重危之象。病情严重者，可出现内闭外脱。

5. 本病后期，可因邪气渐退、正气耗伤而出现正虚邪恋之象。因于邪热伤肺，肺阴耗伤，余邪留恋者，则见阴虚肺热之症候；因于素体虚弱，或久咳伤肺，肺病及脾者，则见肺脾气虚之症候。

总之，肺炎喘嗽的病变部位主要在肺，常累及脾，亦可内窜心肝。痰热既是病理产物，也是重要的致病因素，其病理机制主要是肺气郁闭之演变。

二、临床诊断

1. 起病较急，有发热、咳嗽、气急、鼻煽、痰鸣等症，或有发绀。

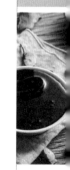

2. 病情严重时，常见喘促不安，烦躁不宁，面色苍白，口唇青紫发绀，或高热不退。

3. 新生儿患肺炎常以不乳、精神萎靡、口吐白沫等症状为主，而无上述典型表现。

4. 肺部听诊可闻及固定的中细湿啰音。

5. X线检查可见小片状、斑片状阴影，或见不均匀的大片阴影。

6. 实验室检查：①血常规检查，细菌感染引起的肺炎，白细胞总数较高，中性粒细胞增多；病毒引起的肺炎，白细胞总数大多正常或降低。②病原学检查，细菌培养、病毒分离和鉴别，可获得相应的病原学诊断，病原特异性抗原或抗体检测常有助于早期诊断。

三、辨证膏方

膏方治疗小儿肺炎喘嗽，急性期以祛邪为主，疾病后期以调理为主，根据小儿体质的不同，病情所处阶段的不同，辩证运用膏方治疗疾病，缓解症状，并以调理体质为根本。运用膏方治疗肺炎喘嗽，突出表现了膏方内外兼施的优点。

肺炎喘嗽的治疗，应按不同的病程阶段辩证，同时结合小儿"脏腑娇嫩，形气未充""肺常不足""脾常虚"的体质特点。膏方滋腻，急性期以免闭门留寇，不建议使用。疾病后期当固本为要，或补益肺气，或润肺养阴。本节所述，以疾病后期的治疗为主，此时注重宣肺固本，以达到减轻减少发作的效果。

（一）风寒闭肺症

【症候】 恶寒发热，无汗不渴，咳嗽气促，痰稀色白，舌质淡红，苔薄白，脉浮紧。

【治法】 辛温宣肺，化痰降逆。

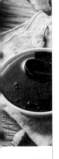

膏方：千金射干汤

【来源】 《婴童百问·卷之六·喘急第五十六问》。

【组成】 射干 100g、炙麻黄 60g、紫菀 100g、甘草 60g、生姜 30 片、细辛 20g、阿胶 100g、法半夏 100g、肉桂 30g、大枣 60 个、蜂蜜 300g。

【图解】

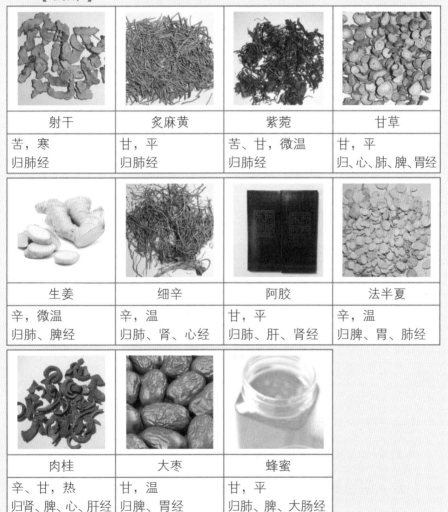

射干	炙麻黄	紫菀	甘草
苦，寒 归肺经	甘，平 归肺经	苦、甘，微温 归肺经	甘，平 归、心、肺、脾、胃经
生姜	细辛	阿胶	法半夏
辛，微温 归肺、脾经	辛，温 归肺、肾、心经	甘，平 归肺、肝、肾经	辛，温 归脾、胃、肺经
肉桂	大枣	蜂蜜	
辛、甘，热 归肾、脾、心、肝经	甘，温 归脾、胃经	甘，平 归肺、脾、大肠经	

【制法】 以上药物切碎，煎取一升五合，滤汁去渣，加蜂蜜

300g，收膏即成，贮瓶备用。

【功效】 治小儿咳嗽，喘息如水鸡声。

【用法】 口服。冬令进补，每日早晚空腹各服 10 ~ 15g，温开水调服。

【注意事项】 饮食中避食过于肥甘厚腻及辛辣刺激的食物，避免服用萝卜之类的食物。

（二）风热闭肺症

【症候】 发热重，恶寒轻，咳嗽，痰稠色黄，呼吸急促，咽红，舌质红，苔薄白或薄黄，脉浮数，指纹青紫。

【治法】 辛凉宣肺，降逆化痰。

【膏方】 本方证不宜膏滋治疗。

（三）痰热闭肺症

【症候】 壮热烦躁，喉间痰鸣，痰稠色黄，气促喘憋，鼻翼煽动，或口唇青紫，舌质红，苔黄腻，脉滑数。

【治法】 清热涤痰，宣肺降逆。

【膏方】 本方证不宜膏滋治疗。

（四）毒热闭肺症

【症候】 高热持续，咳嗽剧烈，气急鼻煽，甚至喘憋，涕泪俱无，鼻孔干燥如煤烟，面赤唇红，烦躁口渴，溲赤便秘，舌质红而干，苔黄而糙，脉滑数。

【治法】 清热解毒，泻肺开闭。

【膏方】 本方证不宜膏滋治疗。

（五）阴虚肺热症

【症候】 病程较长，低热盗汗，咳嗽少痰或无痰，口干口渴，面色潮红，舌质红，苔少或花剥，脉细数，指纹紫。

【治法】 养阴清热，润肺化痰。

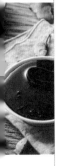

膏方：肺热阴虚咳喘足痿方

【来源】　《秦伯未先生膏方选集》。

【组成】　西洋参150g（另炖汁，冲入收膏），太子参50g、北沙参90g（元米炒），黄芪90g、白术60g、山药90g、茯神90g、冬虫夏草50g、杏仁90g、川贝母45g、浙贝母45g、生地黄90g、麦冬90g、蜂蜜300g。

【图解】

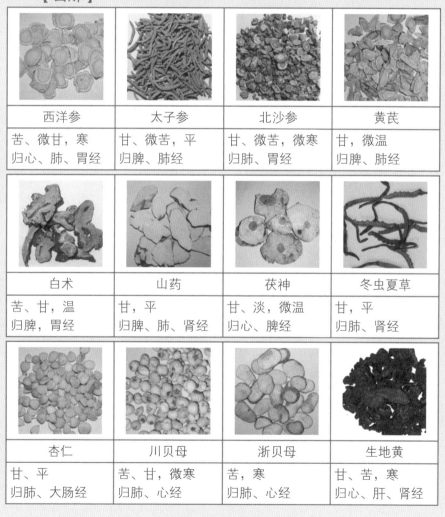

西洋参	太子参	北沙参	黄芪
苦、微甘，寒 归心、肺、胃经	甘、微苦，平 归脾、肺经	甘、微苦，微寒 归肺、胃经	甘，微温 归脾、肺经
白术	山药	茯神	冬虫夏草
苦、甘，温 归脾，胃经	甘，平 归脾、肺、肾经	甘、淡，微温 归心、脾经	甘，平 归肺、肾经
杏仁	川贝母	浙贝母	生地黄
甘，平 归肺、大肠经	苦、甘，微寒 归肺、心经	苦，寒 归肺、心经	甘、苦，寒 归心、肝、肾经

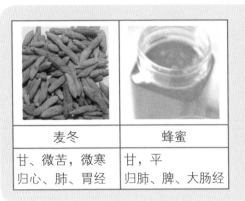

麦冬	蜂蜜
甘、微苦，微寒 归心、肺、胃经	甘，平 归肺、脾、大肠经

【制法】　膏滋。以上药加水煎煮 3 次，滤汁去渣，合并 3 次滤液，加热浓缩成清膏，再加蜂蜜 300g，收膏即成，贮瓶备用。

【功效】　养阴清热，润肺化痰。

【用法】　口服。冬令进补，每日早晚空腹各服 10 ~ 15g，温开水调服。

【注意事项】　小儿若发生急性感染、传染病或危急症状可先暂停服用。饮食中避食过于肥甘厚腻及辛辣刺激的食物，避免服用萝卜之类的食物。

（六）肺脾气虚症

【症候】　低热起伏不定，面色少华，咳嗽无力，痰多，神疲倦怠，动则汗出，纳差便溏，舌质淡，苔薄白或腻，脉细弱无力，指纹淡红。

【治法】　健脾益气，化痰止咳。

膏方一：肺脾气虚咳嗽痰饮方

【来源】　《秦伯未先生膏方选集》。

【组成】　党参 150g、黄芪 90g、麦冬 50g、紫菀 50g、款冬花 50g、远志 50g、杏仁 90g、熟地 90g（砂仁 30g 拌），白术 60g、桂枝 30g、茯苓 100g、炙甘草 50g、法半夏 60g、陈皮

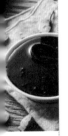

50g、冬瓜子50g、川贝母60g、干姜30g、五味子60g、红枣30枚。

【图解】

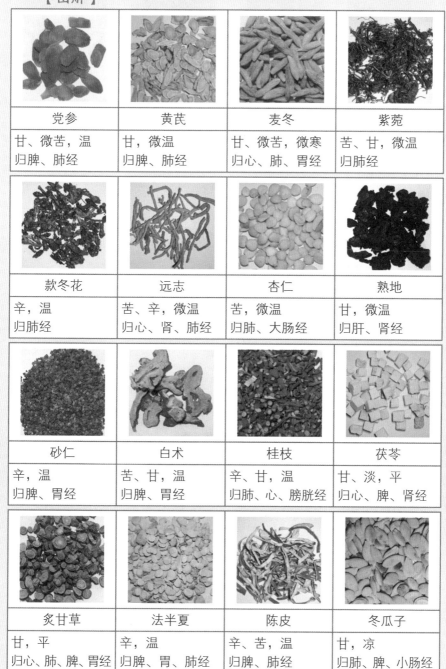

党参	黄芪	麦冬	紫菀
甘、微苦，温 归脾、肺经	甘，微温 归脾、肺经	甘、微苦，微寒 归心、肺、胃经	苦、甘，微温 归肺经
款冬花	远志	杏仁	熟地
辛，温 归肺经	苦、辛，微温 归心、肾、肺经	苦，微温 归肺、大肠经	甘，微温 归肝、肾经
砂仁	白术	桂枝	茯苓
辛，温 归脾、胃经	苦、甘，温 归脾、胃经	辛、甘，温 归肺、心、膀胱经	甘、淡，平 归心、脾、肾经
炙甘草	法半夏	陈皮	冬瓜子
甘，平 归心、肺、脾、胃经	辛，温 归脾、胃、肺经	辛、苦，温 归脾、肺经	甘，凉 归肺、脾、小肠经

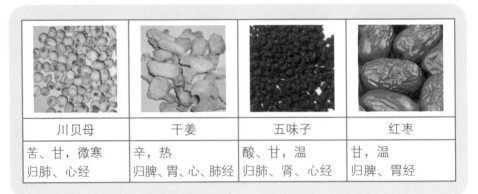

川贝母	干姜	五味子	红枣
苦、甘，微寒 归肺、心经	辛，热 归脾、胃、心、肺经	酸、甘，温 归肺、肾、心经	甘，温 归脾、胃经

【制法】 以上药浓煎两次，滤汁，去渣，煎熬，再入川贝母粉60g（炒黄），文火收膏，以滴水为度。

【功效】 健脾益气，化痰止咳。

【用法】 口服。冬令进补，每日早晚空腹各服10～15g，温开水调服。

【注意事项】 小儿若发生急性感染、传染病或危急症状可先暂停服用。饮食中避食过于肥甘厚腻及辛辣刺激的食物，避免服用萝卜之类的食物。

膏方二：扶正化痰膏

【来源】 湖北省中医院儿科。

【组成】 黄芪150g、黄精150g、五味子75g、白芍100g、法半夏100g、茯苓150g、淫羊藿100g、盐益智仁100g、刺猬皮100g、杏仁100g、甘草75g、陈皮100g、太子参150g、白术100g（炒）、浮小麦150g、神曲100g、炒山楂100g、玄参100g、麦芽100g、谷芽100g、蜂蜜300g。

【图解】

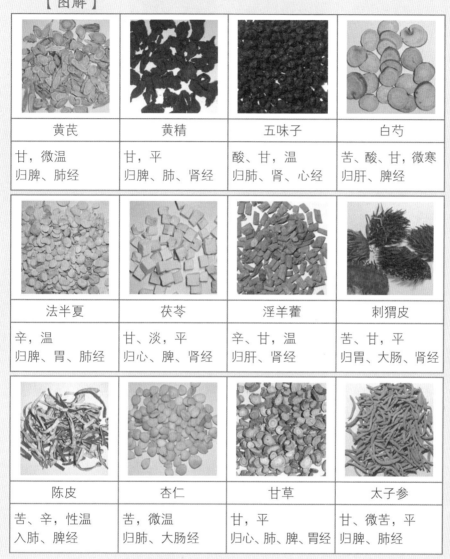

黄芪	黄精	五味子	白芍
甘，微温 归脾、肺经	甘，平 归脾、肺、肾经	酸、甘，温 归肺、肾、心经	苦、酸、甘，微寒 归肝、脾经

法半夏	茯苓	淫羊藿	刺猬皮
辛，温 归脾、胃、肺经	甘、淡，平 归心、脾、肾经	辛、甘，温 归肝、肾经	苦、甘，平 归胃、大肠、肾经

陈皮	杏仁	甘草	太子参
苦、辛，性温 入肺、脾经	苦，微温 归肺、大肠经	甘，平 归心、肺、脾、胃经	甘、微苦，平 归脾、肺经

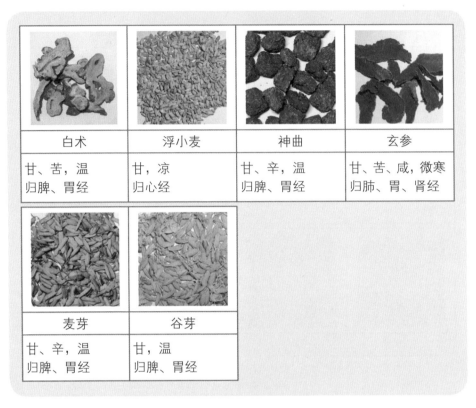

白术	浮小麦	神曲	玄参
甘、苦，温 归脾、胃经	甘，凉 归心经	甘、辛，温 归脾、胃经	甘、苦、咸，微寒 归肺、胃、肾经

麦芽	谷芽
甘、辛，温 归脾、胃经	甘，温 归脾、胃经

【制法】 膏滋。以上药加水煎煮 3 次，滤汁去渣，合并 3 次滤液，加热浓缩成清膏，再加蜂蜜 300g，收膏即成，贮瓶备用。

【功效】 益肺健脾补肾，理气化痰平喘。

【用法】 口服。冬令进补，每日早晚空腹各服 10 ~ 15g，温开水调服。

【注意事项】 小儿若发生急性感染、传染病或危急症状可先暂停服用。饮食中避食过于肥甘厚腻及辛辣刺激的食物，避免服用萝卜之类的食物。

（七）变症

1. 心阳虚衰症

【症候】 突然呼吸急促，烦躁不安，面色苍白，口唇发绀，四肢厥冷，胁下痞块，舌质紫暗，苔白，脉微急促。

【治法】　益气温阳，救逆固脱。

【膏方】　出现该证，病情危重，应予中西医结合抢救治疗，参照"急性心功能不全"节的应急处理，不适宜以膏方治疗。

2. 邪陷厥阴症

【症候】　壮热不退，四肢抽搐，神昏谵语，颈项强直，两目上视，舌质红，苔黄脉数。

【治法】　平肝息风，清心开窍。

【膏方】　出现该证，病情危重，应予中西医结合抢救治疗，参照"高热"及"惊厥"等相关章节的应急处理，不适宜以膏方治疗。

第三节　哮　　喘

哮喘是小儿时期常见的肺系疾病，以发作性喉间哮鸣气促、呼气延长为特征，严重者不能平卧。该病的发病原因既有内因，又有外因。内因责之于痰饮内伏，与肺脾肾三脏有关；外因主要为感受外邪，接触异气，刺激气道，影响肺的通降功能，因而诱发哮喘。精神失调和过度疲劳也是小儿哮喘的重要诱因。该病常见于西医学所称的喘息性支气管炎、支气管哮喘等病症。本章着重探讨哮喘的相关膏方治疗。

一、临床表现

1. 症状：常突然发病，发作之前，多有喷嚏、咳嗽等先兆症状。发作时不能平卧，烦躁不安，气急，气喘。

2. 体征：肺部听诊两肺满布哮鸣音，呼气延长。哮喘时如有继发感染或为哮喘性支气管炎，可闻及粗大湿啰音。

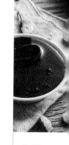

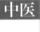
二、理化检测

1. 血常规检查：支气管哮喘时血液分析中白细胞总数正常，嗜酸性粒细胞可增高；伴肺部感染时，白细胞总数及中性粒细胞可增高。

2. 肺功能：主要用于5岁以上儿童。气管激发试验及支气管舒张试验阳性均有助于确诊哮喘。呼气峰流速（PEF）的日间变异率是诊断哮喘和反映其严重程度的重要指标。

3. 胸部X线检查：急性期胸部X线正常或呈间质性改变，可有肺气肿或肺不张。

4. 过敏原测试、血清总IgE测定等检查，可助明确诊断。

三、辨证膏方

哮喘临床分为发作期与缓解期。发作时哮吼痰鸣，喘急倚息，以邪实为主，此时当攻邪以治其标，分辨寒热虚实、寒热夹杂，分别随证施治，不宜予膏方治疗。缓解期哮喘已平，出现肺脾肾三脏不足，以正虚为主，此时治以扶正，调其脏腑功能，辨证予以膏方调理最佳。辨别哮喘虚实可以病程长短、全身症状轻重来区别。气短多汗，易感冒多为气虚；形寒肢冷面白，动则心悸为阳虚；消瘦乏力、盗汗面红为阴虚。

（一）肺脾气虚症

【症候】 气短多汗，咳嗽无力，常见感冒，神疲乏力，形瘦纳差，面色苍白，便溏，舌淡，苔薄白，脉细软。

【治法】 健脾益气，补肺固表。

膏方一：玉屏风散加减膏方

【来源】 《世医得效方》（元代危亦林）。

【组成】 黄芪150g、防风60g、炙甘草60g、白术150g、薏苡仁150g、仙灵脾100g、党参150g、山药150g、辛夷120g、

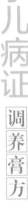
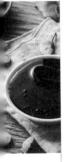

苍耳子50g、茯苓120g、白芷100g、鹿角胶50g、蜂蜜300g。

【图解】

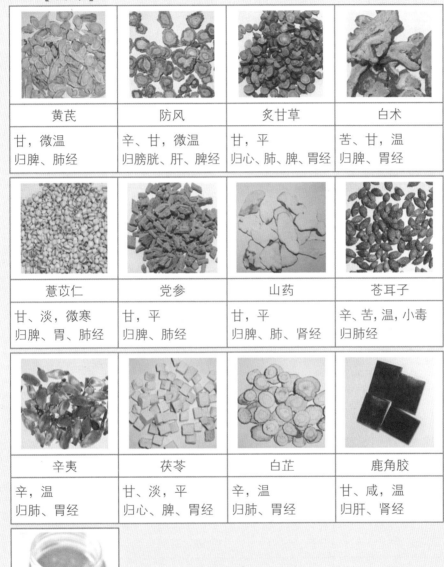

黄芪	防风	炙甘草	白术
甘，微温 归脾、肺经	辛、甘，微温 归膀胱、肝、脾经	甘，平 归心、肺、脾、胃经	苦、甘，温 归脾、胃经
薏苡仁	党参	山药	苍耳子
甘、淡，微寒 归脾、胃、肺经	甘，平 归脾、肺经	甘，平 归脾、肺、肾经	辛、苦，温，小毒 归肺经
辛夷	茯苓	白芷	鹿角胶
辛，温 归肺、胃经	甘、淡，平 归心、脾、胃经	辛，温 归肺、胃经	甘、咸，温 归肝、肾经

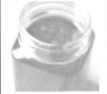

蜂蜜
甘，平 归肺、脾、大肠经

【制法】 以上各药加水煎煮3次，熬汁去渣过滤，合并3次滤液，加热浓缩成清膏，加入蜂蜜300g，收制为膏，收贮备用。

【功效】 补肺固卫，益气补虚。

【用法】 口服。每次服10～15g，每日服2次，开水调服。

【注意事项】 ①忌生冷、油腻、辛辣、不易消化以及有较强刺激性的食物，以免妨碍脾胃消化功能，影响膏剂的吸收。②服膏时不宜饮浓茶，且不能与牛奶同服。如发生感冒、发热、咳嗽、呕吐、腹泻或其他急性疾病时，应暂停服用。

膏方二：六君子加减膏方

【来源】 《医学正传》（明代虞传）。

【组成】 党参150g、黄芪250g、苍术90g、白术、白芍各120g、茯苓120g、陈皮90g、佛手90g、法半夏90g、山药120g、扁豆100g、葛根90g、枳壳90g、荷叶45g、莲子100g、升麻90g、薏苡仁120g、谷芽90g、麦芽90g、炙甘草45g、桂枝9g、干姜6g、鹿角胶90g、阿胶90g。

【图解】

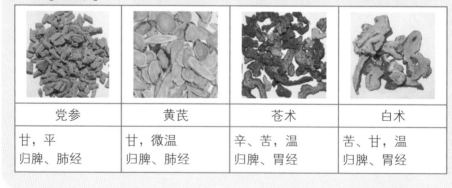

党参	黄芪	苍术	白术
甘，平 归脾、肺经	甘，微温 归脾、肺经	辛、苦，温 归脾、胃经	苦、甘，温 归脾、胃经

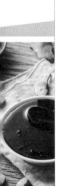

白芍	茯苓	陈皮	佛手
甘、酸，微寒 归肝、脾经	甘、淡，平 归心、脾、肾经	辛、苦，温 归脾、胃经	辛、苦，温 归肝、脾、胃经
法半夏	山药	扁豆	葛根
辛，温 归脾、胃、肺经	甘，平 归脾、肺、肾经	甘，微温 归脾、胃经	甘、辛，凉 归肺、胃经
枳壳	莲子	升麻	薏苡仁
苦、辛、酸，温 归脾、胃经	甘、涩，平 归脾、肾、心经	辛、甘，微寒，有毒 归肺、脾、大肠、胃经	甘、淡，凉 归脾、胃、肺经
谷芽	麦芽	炙甘草	桂枝
甘，温 归脾、胃经	甘，平 归脾、胃、肝经	平，甘 归胃、心、肺、脾经	辛、甘，温 归心、肺、膀胱经

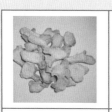	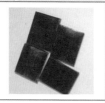	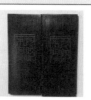
干姜	鹿角胶	阿胶
辛，热 归脾、胃、心、肺经	甘、咸，温 归肝、肾经	甘，微温 归肝、肾经

【制法】　膏滋。以上药除鹿角胶、阿胶外，余药加水煎煮3次，滤汁去渣，合并3次滤液，加热浓缩成清膏，再将鹿角胶研为细末兑入和匀，阿胶加适量黄酒浸泡后隔水炖烊，兑入清膏和匀，收膏即成。贮瓶备用。

【功效】　健脾益气，行气化痰。

【用法】　口服。每次服10～15g，每日服2次，开水调服。

【注意事项】　①忌生冷、辛辣、油腻不易消化以及有较强刺激性的食物，以免妨碍脾胃消化功能，影响膏剂吸收。②服膏时不宜饮浓茶，且不能与牛奶同服。③如发生感冒、发热、咳嗽、呕吐、腹泻或其他急性疾病时，应暂停服用，若症状严重，应及时就医。

（二）脾肾阳虚症

【症候】　面色㿠白，形寒肢冷，脚软无力，动则气短心悸，腹胀纳差，大便溏泻，舌淡，苔薄白，脉细弱。

【治法】　健脾温肾，固摄纳气。

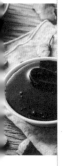

膏方一：金匮肾气丸加减膏方

【来源】　《金匮要略》（张仲景）。

【组成】　生晒参（另炖，冲）120g、熟地150g、山药150g、山茱萸90g、泽泻90g、茯苓120g、党参150g、黄芪250g、牡丹皮

90g、菟丝子 120g、枸杞子 120g、桂枝 60g、附片 60g、补骨脂 90g、杜仲 90g、淫羊藿 90g、巴戟天 120g、陈皮 60g、法半夏 90g、胡桃肉 120g、阿胶 90g、鳖甲 90g、鹿角胶 90g。

【图解】

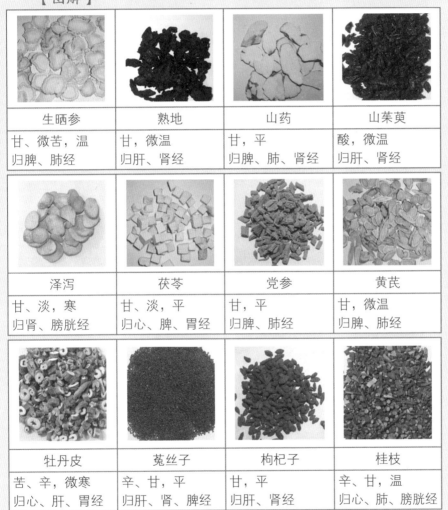

生晒参	熟地	山药	山茱萸
甘、微苦，温 归脾、肺经	甘，微温 归肝、肾经	甘，平 归脾、肺、肾经	酸，微温 归肝、肾经
泽泻	茯苓	党参	黄芪
甘、淡，寒 归肾、膀胱经	甘、淡，平 归心、脾、胃经	甘，平 归脾、肺经	甘，微温 归脾、肺经
牡丹皮	菟丝子	枸杞子	桂枝
苦、辛，微寒 归心、肝、胃经	辛、甘，平 归肝、肾、脾经	甘，平 归肝、肾经	辛、甘，温 归心、肺、膀胱经

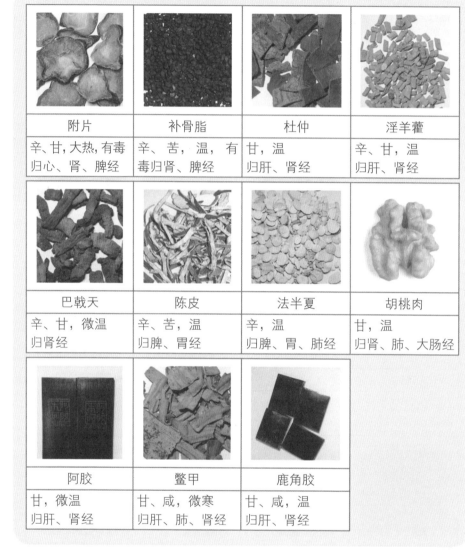

附片	补骨脂	杜仲	淫羊藿
辛、甘，大热，有毒 归心、肾、脾经	辛、苦，温，有毒归肾、脾经	甘，温 归肝、肾经	辛、甘，温 归肝、肾经
巴戟天	陈皮	法半夏	胡桃肉
辛、甘，微温 归肾经	辛、苦，温 归脾、胃经	辛，温 归脾、胃、肺经	甘，温 归肾、肺、大肠经
阿胶	鳖甲	鹿角胶	
甘，微温 归肝、肾经	甘、咸，微寒 归肝、肺、肾经	甘、咸，温 归肝、肾经	

【制法】 以上各药除阿胶、鳖甲胶、鹿角胶之外煎煮 3 次，去渣过滤，将 3 次滤汁合并，加热浓缩至汁炼至滴毛头纸上背面不洇为标准，收清膏。再将生晒参（另炖取汁）冲入清膏，后加阿胶、鳖甲胶、鹿角胶收膏，贮瓶备用。

【功效】 温补肾阳，化痰平喘。

【用法】 口服。每次服 10～15g，每日服 2 次，开水调服。

【注意事项】 ①忌生冷、辛辣、油腻等不易消化以及有较强刺激性的食物，以免妨碍脾胃消化功能，影响膏剂的吸收。②服膏时不宜饮浓茶，且不能与牛奶同服。③如发生感冒、发热、咳嗽呕吐、腹泻或其他急性疾病时，应暂停服用。若症状严重，应及时就医。

膏方二：补肾平喘膏方

【来源】　上海中医药大学附属龙华医院经验方（吴银根）。

【组成】　淫羊藿 150g、巴戟天 100g、制何首乌 100g、黄精 100g、熟地 100g、山茱萸 100g、麦冬 100g、黄芪 100g、党参 150g、法半夏 50g、蒲公英 50g、人参 100g、冰糖 250g。

【图解】

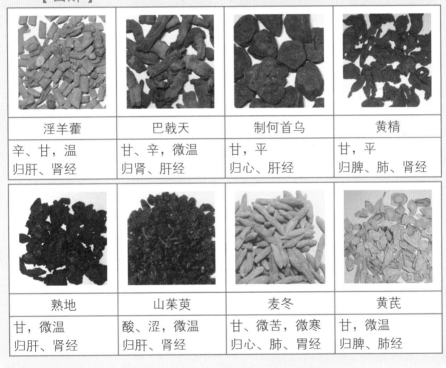

淫羊藿	巴戟天	制何首乌	黄精
辛、甘，温 归肝、肾经	甘、辛，微温 归肾、肝经	甘，平 归心、肝经	甘，平 归脾、肺、肾经
熟地	山茱萸	麦冬	黄芪
甘，微温 归肝、肾经	酸、涩，微温 归肝、肾经	甘、微苦，微寒 归心、肺、胃经	甘，微温 归脾、肺经

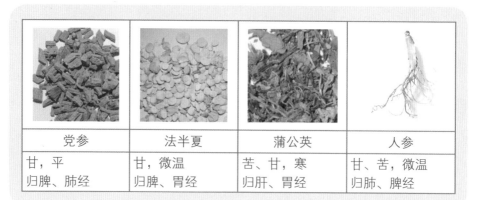

党参	法半夏	蒲公英	人参
甘，平 归脾、肺经	甘，微温 归脾、胃经	苦、甘，寒 归肝、胃经	甘、苦，微温 归肺、脾经

【制法】 膏滋。以上各药先浸24h，加水煎煮3次，滤汁去渣，合并3次滤液，加热浓缩至2 000ml左右，再加入冰糖250g炼制收膏即成。贮瓶备用。

【功效】 补肾温阳，止咳平喘。

【用法】 口服。每次服10～15g，每日服2次，温开水调服。

【注意事项】 ①忌生冷、油腻、辛辣等不易消化以及有较强刺激性的食物，以免妨碍脾胃消化功能，影响膏剂的吸收。②服膏时不宜饮浓茶，且不能与牛奶同服。③如发生感冒、发热、咳嗽、呕吐、腹泻或其他急性疾病时，应暂停服用，若症状严重，应予及时就医。

（三）肺肾阴虚症

【症候】 面色潮红，咳嗽时作，甚而咯血，夜间盗汗，消瘦气短，手足心热，夜尿多，舌红，苔花剥，脉细数。

【治法】 养阴清热，补益肺肾。

膏方：七味都气加减膏方

【来源】 《张氏医通》（清代张璐）。

【组成】 生地、熟地各150g、山药150g、山茱萸90g、泽泻90g、茯苓150g、牡丹皮90g、党参150g、麦门冬100g、五味子60g、知母（炒）、黄柏（炒）各90g、南沙参、北沙参各120g、白术、白芍各120g、当归120g、炙甘草30g、枸杞子120g、菟丝子120g、杏仁90g、陈皮60g、川贝母、浙贝母各45g、胡桃肉120g。

【图解】

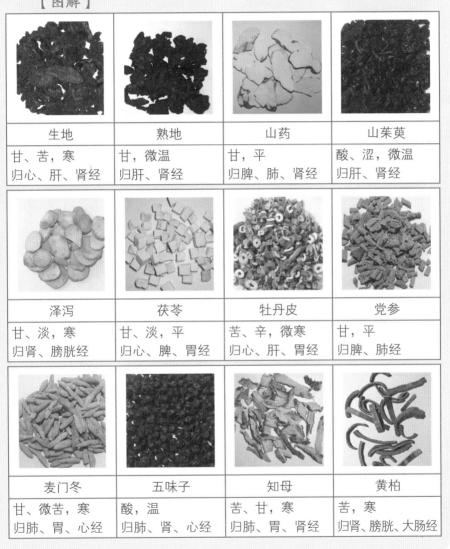

生地	熟地	山药	山茱萸
甘、苦，寒 归心、肝、肾经	甘，微温 归肝、肾经	甘，平 归脾、肺、肾经	酸、涩，微温 归肝、肾经
泽泻	茯苓	牡丹皮	党参
甘、淡，寒 归肾、膀胱经	甘、淡，平 归心、脾、胃经	苦、辛，微寒 归心、肝、胃经	甘，平 归脾、肺经
麦门冬	五味子	知母	黄柏
甘、微苦，寒 归肺、胃、心经	酸，温 归肺、肾、心经	苦、甘，寒 归肺、胃、肾经	苦，寒 归肾、膀胱、大肠经

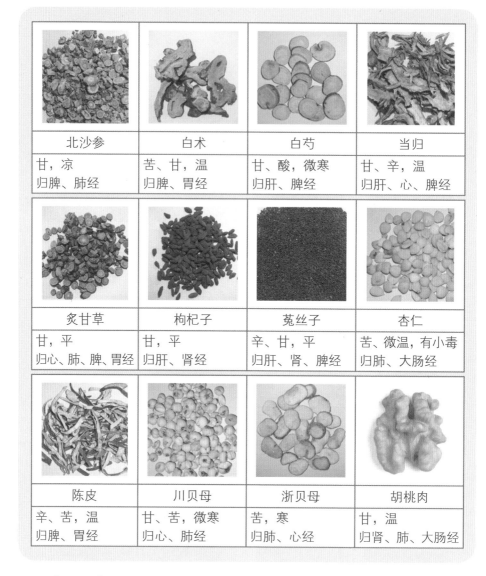

北沙参	白术	白芍	当归
甘，凉 归脾、肺经	苦、甘，温 归脾、胃经	甘、酸，微寒 归肝、脾经	甘、辛，温 归肝、心、脾经
炙甘草	枸杞子	菟丝子	杏仁
甘，平 归心、肺、脾、胃经	甘，平 归肝、肾经	辛、甘，平 归肝、肾、脾经	苦、微温，有小毒 归肺、大肠经
陈皮	川贝母	浙贝母	胡桃肉
辛、苦，温 归脾、胃经	甘、苦，微寒 归心、肺经	苦，寒 归肺、心经	甘，温 归肾、肺、大肠经

【制法】 膏滋。以上药加水煎煮 3 次，滤汁去渣，合并 3 次滤液，加热浓缩成清膏，贮瓶备用。

【功效】 补肾纳气，止咳平喘。

【用法】 口服。每次服 10 ~ 15g，每日服 2 次，温开水调服。

【注意事项】 ①忌生冷、油腻、辛辣等不易消化以及有较强刺激性的食物，以免妨碍脾胃消化功能，影响膏剂的吸收。②服膏时不宜饮浓茶，且不能与牛奶同服。③服用过程中可能会出现一些不适症状。如发生感冒、发热、咳嗽、多痰或其他急性疾病时，应暂停服用。若服用膏剂时发生恶心、呕吐、厌食、腹泻等胃肠道疾病，应暂停服用，症状严重者，应及时就医。

第四节　反复呼吸道感染

反复呼吸道感染是指小儿 1 年之内发生上、下呼吸道感染过于频繁，超过一定范围的疾病，根据感染部位分为反复上呼吸道感染（鼻炎、咽炎、扁桃体炎等）和反复下呼吸道感染（支气管炎、毛细支气管炎及肺炎等）。常见于 6 月至 6 岁的儿童，尤以 1～3 岁的幼儿发病率最高。古代医籍的虚人感冒、体虚感冒与该病证接近，此类患儿亦被称为"易感儿"或"复感儿"，若反复呼吸道感染，治疗不当，容易发生咳喘、水肿、痹证等病证，严重影响小儿的生长发育与身心健康。现代医学通常认为小儿反复呼吸道感染发病与年龄、遗传、免疫功能紊乱、微量元素及维生素缺乏、营养不良、饮食不当、环境污染等因素有关。中医学在扶正祛邪、增强抗病能力、改善体质方面具有一定优势，可以为小儿反复呼吸道感染的治疗提供更好的选择，本章着重探讨小儿反复呼吸道感染的相关膏方治疗。

一、病因病机

小儿反复呼吸道感染多因正气不足，卫外不固，造成屡感外邪、邪毒久恋，稍愈又作，往复不已之势。其发病机理大致有以下几方面。

1. 禀赋不足，体质柔弱。若父母体弱多病或在妊娠时罹患各种疾病，或早产、多胎、胎气羸弱，生后肌腠疏松，不耐四时邪气的侵袭，一感即病。

2. 喂养不当，脾胃受损。人工喂养或因母乳不足，过早断乳，或偏食、厌食，营养不良，脾胃运化力弱，饮食精微摄取不足，脏腑功能失健，脾肺气虚，易遭外邪侵袭。

3. 调护失宜，不耐寒热。户外活动过少，日照不足，肌肤柔弱，卫外不固，对寒冷的适应能力弱，一旦形寒饮冷，感冒随即发生，此外，家长未能根据天气变化或季节交替，为儿童增减衣被，或他人感冒，一染即成，病后又易于发生传变。

4. 用药不当，损伤正气。感冒之后过服解表之剂，损伤卫阳，以致表卫气虚，营卫不和，营阴不能内守而汗多，卫阳不能外御而易感。药物使用不当，损耗小儿正气，使抵抗力下降而反复感邪不已。

5. 正虚邪伏，遇感乃发。外邪侵袭之后，由于正气虚弱，邪毒往往不能廓清，留伏于里，一旦外邪侵袭，新感易受，留邪内发；或虽无新感，旧病复燃，诸证又起。

总之，小儿脏腑娇嫩，肌肤薄弱，藩篱疏松，阴阳二气均较稚弱，复感儿则肺、脾、肾三脏更为不足，卫外功能薄弱，对外邪的抵抗力差；加上寒暖不能自调，一旦偏颇，六淫之邪无论是从皮毛而入还是从口鼻而受，均及于肺。正与邪的消长变化，导致小儿反复呼吸道感染。

二、诊断要点

1. 0 ~ 2 岁小儿，每年上呼吸道感染 7 次以上，下呼吸道感染 3 次以上；2 ~ 5 岁小儿，每年呼吸道感染 6 次以上，其中下呼吸道感染 2 次以上；5 ~ 14 岁小儿，每年呼吸道感染 5 次以上，其中下呼吸道感染 2 次以上。（表2-1）

2. 上呼吸道感染第 2 次距第 1 次至少要间隔 7 天以上。

表 2-1 反复上呼吸道感染用药参考

年龄（岁）	反复上呼吸道感染（次/年）	反复上呼吸道感染（次/年）	
		反复气管支气管炎	反复肺炎
0～2岁	7	3	2
2～5岁	6	2	2
5～14岁	5	2	2

三、辨证膏方

膏方是我国传统医学的精华。近代名医秦伯未曾在《膏方大全》中指出："膏方者，盖煎熬药汁成脂液，而所以营养五脏六腑之枯燥虚弱者也，故俗称膏滋药。"小儿膏方组方原则以调理为主，用药平和，补虚纠偏，根据小儿体质的不同，通过"量身定制"的膏方，能帮助患儿控制病情，并对小儿体质起到根本性的调理作用。运用膏方治疗小儿反复呼吸道感染，突出表现了膏方治中寓补的优点。

在呼吸道感染发作期间，应按不同的疾病治疗，同时要注意小儿正虚的体质特点。迁延期以扶正为主，兼以祛邪，正复邪自退。恢复期当固本为要，或补气固表，或运脾和营，或补肾壮骨。本节所述，以恢复期治疗为主，此时要抓住补益的时机，使"正气存内，邪不可干"，以达到减少发作的效果。

（一）营卫失调症

【症候】 反复外感，恶风恶寒，面色少华，四肢不温，多汗易汗，汗出不温，舌淡红，苔薄白，脉无力，指纹淡红。

【治法】 扶正固表，调和营卫。

膏方：黄芪桂枝五物汤加味

【来源】 《金匮要略》。

【组成】 黄芪 150g、桂枝 50g、白芍 100g、大枣 50g、生姜 50g、山药 100g、龙骨 100g、牡蛎 100g、炙甘草 50g、茯

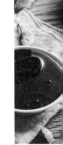

苓 100g、陈皮 100g、防风 50g、蜂蜜 300g。

【图解】

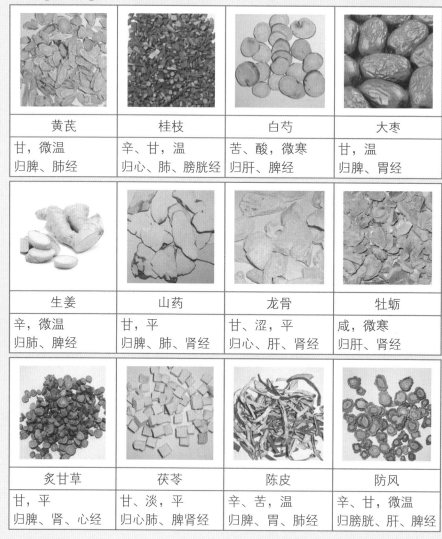

黄芪	桂枝	白芍	大枣
甘，微温 归脾、肺经	辛、甘，温 归心、肺、膀胱经	苦、酸，微寒 归肝、脾经	甘，温 归脾、胃经
生姜	山药	龙骨	牡蛎
辛，微温 归肺、脾经	甘，平 归脾、肺、肾经	甘、涩，平 归心、肝、肾经	咸，微寒 归肝、肾经
炙甘草	茯苓	陈皮	防风
甘，平 归脾、肾、心经	甘、淡，平 归心肺、脾肾经	辛、苦，温 归脾、胃、肺经	辛、甘，微温 归膀胱、肝、脾经

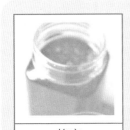

蜂蜜

甘，平
归肺、脾、大肠经

【制法】 以上药加水煎煮 3 次，滤汁去渣，合并 3 次滤液，加热浓缩成清膏，再加蜂蜜 300g，收膏即成，贮瓶备用。

【功效】 扶正固表，调和营卫。

【用法】 口服。冬令进补，每日早晚空腹各服 10 ~ 15g，温开水调服。

【注意事项】 ①忌辛辣、厚腻的食物。②若患有其他疾病，需在医生指导下服用。③服药期间若出现食欲不振、胃脘胀痛、便秘、腹痛等症状时，应停药并咨询医生。④按照用法用量服用，不可过量服用。⑤药品若变质变味，禁止服用。

（二）肺脾气虚症

【症候】 反复外感，面白少华，形体消瘦，肌肉松软，少气懒言，气短。食少纳呆，口不渴，多汗，动则易汗，或大便溏薄，舌质淡，苔薄白，脉无力，指纹淡。

【治法】 健脾益气，补肺固表。

膏方一：玉屏风散加味

【来源】 《究原方》。

【组成】 黄芪 150g、陈皮 100g、白术 100g、防风 100g、茯苓 100g、山药 100g、党参 100g、薏苡仁 100g、谷芽 100g、神

曲 100g、山楂 100g、牡蛎 100g、蜂蜜 300g。

【图解】

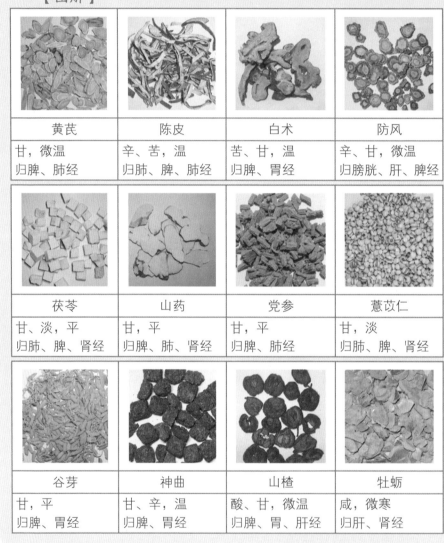

黄芪	陈皮	白术	防风
甘，微温 归脾、肺经	辛、苦，温 归肺、脾、肺经	苦、甘，温 归脾、胃经	辛、甘，微温 归膀胱、肝、脾经
茯苓	山药	党参	薏苡仁
甘、淡，平 归肺、脾、肾经	甘，平 归脾、肺、肾经	甘，平 归脾、肺经	甘，淡 归肺、脾、肾经
谷芽	神曲	山楂	牡蛎
甘，平 归脾、胃经	甘、辛，温 归脾、胃经	酸、甘，微温 归脾、胃、肝经	咸，微寒 归肝、肾经

中医
小儿病证
调养膏方

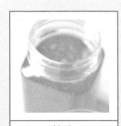

蜂蜜
甘，平
归肺、脾、大肠经

【制法】　以上药加水煎煮 3 次，滤汁去渣，合并 3 次滤液，加热浓缩成清膏，再加蜂蜜 300g，收膏即成，贮瓶备用。

【功效】　健脾益气，补肺固表。

【用法】　口服。冬令进补，每日早晚空腹各服 10 ~ 15g，温开水调服。

【注意事项】　①忌辛辣肥厚之品。②若出现发热或其他疾病，咨询医生。③服药期间出现食欲不振、胃脘不适、大便不调、腹痛等症状时，应停药并咨询医生。

膏方二：扶正化痰膏

【来源】　湖北省中医院儿科。

【组成】　黄芪 150g、黄精 150g、五味子 75g、白芍 100g、法半夏 100g、茯苓 150g、淫羊藿 100g、盐益智仁 100g、刺猬皮 100g、杏仁 100g、甘草 75g、陈皮 100g、太子参 150g、白术（炒）100g、浮小麦 150g、神曲 100g、山楂 100g、玄参 100g、麦芽（炒）100g、炒谷芽 100g、蜂蜜 300g。

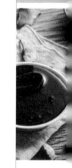

【图解】

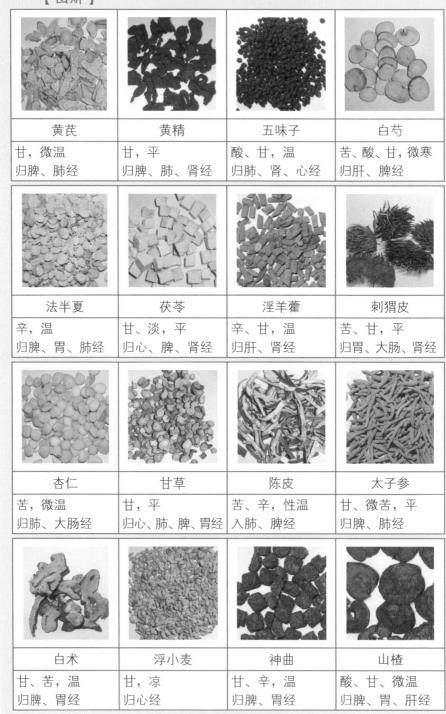

黄芪	黄精	五味子	白芍
甘，微温 归脾、肺经	甘，平 归脾、肺、肾经	酸、甘，温 归肺、肾、心经	苦、酸、甘，微寒 归肝、脾经

法半夏	茯苓	淫羊藿	刺猬皮
辛，温 归脾、胃、肺经	甘、淡，平 归心、脾、肾经	辛、甘，温 归肝、肾经	苦、甘，平 归胃、大肠、肾经

杏仁	甘草	陈皮	太子参
苦，微温 归肺、大肠经	甘，平 归心、肺、脾、胃经	苦、辛，性温 入肺、脾经	甘、微苦，平 归脾、肺经

白术	浮小麦	神曲	山楂
甘、苦，温 归脾、胃经	甘，凉 归心经	甘、辛，温 归脾、胃经	酸、甘、微温 归脾、胃、肝经

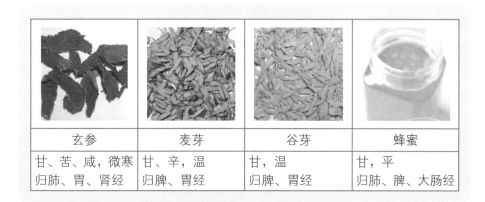

玄参	麦芽	谷芽	蜂蜜
甘、苦、咸，微寒 归肺、胃、肾经	甘、辛，温 归脾、胃经	甘，温 归脾、胃经	甘，平 归肺、脾、大肠经

【制法】 膏滋。以上药加水煎煮 3 次，滤汁去渣，合并 3 次滤液，加热浓缩成清膏，再加蜂蜜 300g，收膏即成，贮瓶备用。

【功效】 益肺健脾补肾，理气化痰平喘。

【用法】 口服。冬令进补，每日早晚空腹各服 10 ~ 15g，温开水调服。

【注意事项】 小儿若发生急性感染、传染病或危急症状，可先暂停服用。饮食中避食过于肥甘厚腻及辛辣刺激的食物，避免食用萝卜之类的食物。

（三）脾肾两虚症

【症候】 反复外感，面色萎黄或面白少华，形体消瘦，肌肉松软，鸡胸龟背，腰膝酸软，形寒肢冷，四肢不温，发育落后，喘促无力，气短，动则喘甚，少气懒言，多汗易汗，食少纳呆，大便溏烂，或五更泄泻，夜尿多，舌质淡，苔薄白，脉沉细无力。

【治法】 补肾壮骨，填阴温阳。

膏方：肾气丸加味

【来源】 《金匮要略》。

【组成】 熟地 150g、山药 100g、山茱萸 100g、丹皮 100g、茯苓 100g、泽泻 100g、山楂 100g、菟丝子 100g、炙甘草 100g、枳

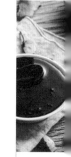

壳 100g、桂枝 50g、附片 30g、蜂蜜 300g。

【图解】

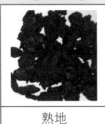	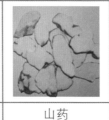	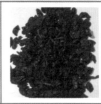	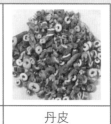
熟地	山药	山茱萸	丹皮
甘，微温 归肝、肾经	甘，平 归脾、肺、肾经	酸、涩，微温 归肝、肾经	苦、辛，微寒 归心、肝、胃经
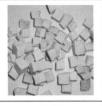	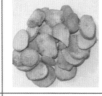	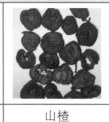	
茯苓	泽泻	山楂	菟丝子
甘、淡，平 归肺、脾、肾经	甘、淡，寒 归肾、膀胱经	酸、甘，微温 归脾、胃、肝经	辛、甘，微温 归肝、肾、脾经
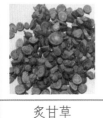	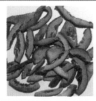	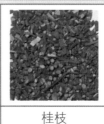	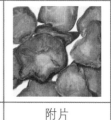
炙甘草	枳壳	桂枝	附片
甘，平 归脾、肾、心经	苦、辛、酸，微寒 归脾、胃经	辛、甘，温 归心、肺、膀胱经	辛、甘，大热 归心、肾、脾经
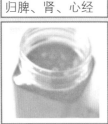			
蜂蜜			
甘，平 归肺、脾、大肠经			

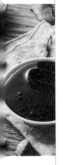

【制法】 膏滋。以上药加水煎煮 3 次，滤汁去渣，合并 3 次滤液，加热浓缩成清膏，再加蜂蜜 300g；收膏即成，贮瓶备用。

【功效】 补肾壮骨，填阴温阳。

【用法】 口服。冬令进补，每日早晚空腹各服 10～15g，温开水调服。

【注意事项】 ①忌辛辣肥厚之品。②若出现发热或其他疾病，应停药并咨询医生。③服药期间出现口干、便秘、舌质红苔黄等症候，酌减为每日 1 次，口服。④按照用法用量服用，不可过量服用。⑤妥善保存，以免变质，药品性状发生改变时禁止服用。⑥因本膏方中运用较多温药，本膏不宜长期大量服用；阴虚、血虚者忌用本方。

（四）肺脾阴虚症

【症候】 反复外感，面白颧红少华，食少纳呆，口渴，盗汗自汗，手足心热，大便干结，舌质红，苔少或花剥，脉细数，指纹淡红。

【治法】 养阴润肺，益气健脾。

膏方：生脉散合沙参麦冬汤加减

【来源】 生脉散出自《医学启源》，沙参麦冬汤出自《温病条辨》。

【组成】 太子参 150g、麦冬 100g、五味子 100g、北沙参 100g、桑叶 50g、生甘草 50g、玉竹 100g、白扁豆 50g、天花粉 100g、白芍 100g、陈皮 100g、神曲 100g、蜂蜜 300g。

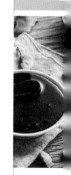

【图解】

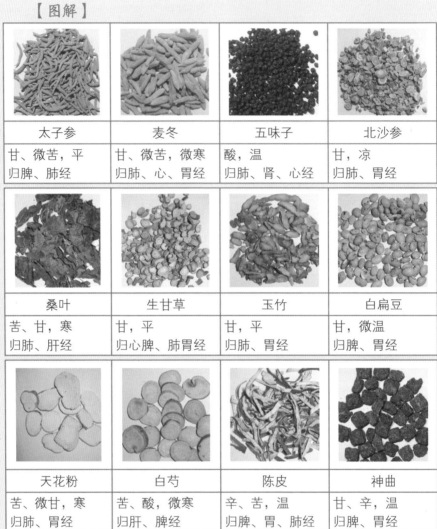

太子参	麦冬	五味子	北沙参
甘、微苦，平 归脾、肺经	甘、微苦，微寒 归肺、心、胃经	酸，温 归肺、肾、心经	甘，凉 归肺、胃经
桑叶	生甘草	玉竹	白扁豆
苦、甘，寒 归肺、肝经	甘，平 归心脾、肺胃经	甘，平 归肺、胃经	甘，微温 归脾、胃经
天花粉	白芍	陈皮	神曲
苦、微甘，寒 归肺、胃经	苦、酸，微寒 归肝、脾经	辛、苦，温 归脾、胃、肺经	甘、辛，温 归脾、胃经

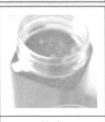

蜂蜜
甘，平 归肺、脾、大肠经

【制法】 膏滋。以上药加水煎煮3次，滤汁去渣，合并3次滤液，加热浓缩成清膏，再加蜂蜜300g，收膏即成，贮瓶备用。

【功效】 养阴润肺，益气健脾。

【用法】 口服。冬令进补，每日早晚空腹各服10～15g，温开水调服。

【注意事项】 ①服用膏滋时须清淡饮食，忌辛辣、厚腻的食物。②不宜在服药期间服感冒药或治疗其他疾病的药物。③服药期间如见便溏、食欲不振、胃脘不适、腹痛等症状，应停药并咨询医生。

第五节　过敏性鼻炎

【鼻鼽】

鼻鼽是指以常年性发作，具有鼻痒、打喷嚏（连续3个以上）、水样涕、鼻塞为主要症状的一类疾病，以反复发作、迁延难愈为特点。多由脏腑虚损，正气不足，腠理疏松，卫表不固，风寒外袭，寒邪束于皮毛，阳气无以泄越，故喷而上出为嚏而发为鼻鼽。其相当于西医过敏性鼻炎（变应性鼻炎）。本章着重探讨过敏性鼻炎的相关膏方治疗。

一、分类与分度

根据症状持续时间分为间歇性变应性鼻炎和持续性变应性鼻炎。

间歇性：症状＜4d／周，或＜连续4周；

持续性：症状≥4d／周，且≥连续4周。

根据患者症状的严重程度，以及是否影响患者生活质量（包括睡眠、日常生活、工作和学习），将变应性鼻炎分为轻度和中－重度。

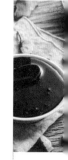

轻度：症状较轻，对生活质量尚未产生影响。

中－重度：症状明显或严重，对生活质量产生影响。

二、临床表现

1. 临床症状。喷嚏、清水样涕、鼻塞、鼻痒等症状出现2项或2项以上，每天症状持续或累计在1h以上。可伴有眼痒、结膜充血等眼部症状。

2. 体征。常见鼻黏膜苍白、水肿，鼻腔水样分泌物。酌情行鼻内镜和鼻窦CT等检查。

三、辅助检查

1. 鼻腔检查可见鼻黏膜苍白、水肿或充血、肿胀。

花粉症患者往往有明显的结膜充血、水肿，严重者眼睑肿胀。

2. 发作期鼻分泌物涂片和（或）结膜刮片嗜酸粒细胞检查阳性。变应原皮肤试验呈阳性反应，至少1种为"++"或"++"以上。有条件者可行血清或鼻分泌物特异性IgE检查。必要时行变应原鼻黏膜激发试验。

四、辨证膏方

中医认为，肺气虚，卫外失常，风寒之邪乘虚而入，侵犯鼻窍，邪正相搏，肺气不通，津液内停，遂致鼻窍壅塞，故频打喷嚏，流清水涕。肺主皮毛，开窍于鼻，肺气虚弱，不能宣发卫气，则营卫不和，机体卫外功能低下则风寒等邪气易乘虚而入；脾为后天之本，是营气与卫气生成之源，脾气虚弱，清阳不升，鼻窍失养，易招邪侵；肾为先天之本，主骨生髓，肾气不足，气不归元，摄纳无权，肺失温养，阳气易于耗散，上越鼻窍。其病与肺、脾、肾三脏虚损所致。其标在肺，其本在脾肾。中医学治疗该病主要以祛风散寒、宣通鼻窍、补益脾肺、温肾纳气为主。

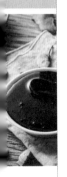

（一）肺气虚寒，卫表不固

【证见】　鼻塞，鼻痒，喷嚏频频，清涕如水，鼻塞，嗅觉减退，畏风肢冷，自汗，气短懒言，语声低怯，面色苍白，或咳嗽痰稀，舌质淡，舌苔薄白，脉虚弱。检查见下鼻甲肿大光滑，鼻黏膜淡白或灰白，鼻道可见水样分泌物。

【治法】　温肺散寒，益气固表。

膏方：温肺止流丹加减

【来源】　《辨证录》卷三。

【组成】　诃子 90g、甘草 30g、桔梗 60g、辛夷 60g、姜半夏 60g、荆芥 50g、细辛 15g、人参 60g、蜂蜜 300g。

【图解】

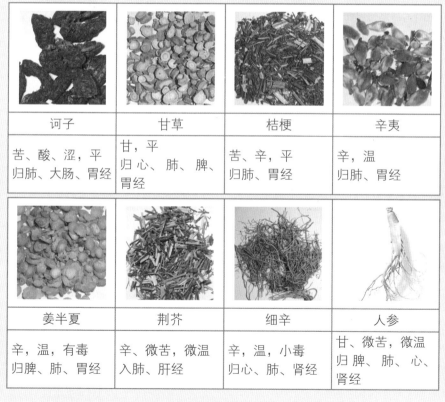

诃子	甘草	桔梗	辛夷
苦、酸、涩，平 归肺、大肠、胃经	甘，平 归心、肺、脾、胃经	苦、辛，平 归肺、胃经	辛，温 归肺、胃经

姜半夏	荆芥	细辛	人参
辛，温，有毒 归脾、肺、胃经	辛、微苦，微温 入肺、肝经	辛，温，小毒 归心、肺、肾经	甘、微苦，微温 归脾、肺、心、肾经

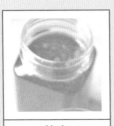

蜂蜜

甘，平
归肺、脾、大肠经

【制法】 膏滋。以上药加水煎煮3次，滤汁去渣，合并3次滤液，加热浓缩成清膏，再加蜂蜜300g，收膏即成，贮瓶备用。

【用法】 口服。冬令进补，每日早晚空腹各服10～15g，温开水调服。

【注意事项】 服用膏滋时须清淡饮食；如有新近鼻衄发作，暂停服用。

（二）脾气虚弱，清阳不升

【证见】 鼻塞，鼻痒，清涕连连，喷嚏突发，面色萎黄无华，消瘦，食少纳呆，腹胀便溏，四肢倦怠乏力，少气懒言，舌淡胖，边有齿痕，苔薄白，脉弱无力。检查见下鼻甲肿大光滑，黏膜淡白，或灰白，有水样分泌物。

【治法】 益气健脾，升阳通窍。

膏方：补中益气汤加味

【来源】 《内外伤辨惑论》。

【组成】 黄芪150g、人参（党参）150g、白术100g、炙甘草50g、当归100g、陈皮60g、升麻60g、柴胡60g、生姜30片、大枣60枚。

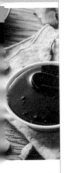

【图解】

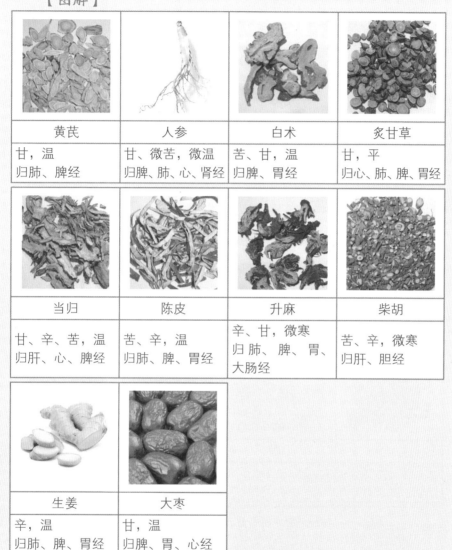

黄芪	人参	白术	炙甘草
甘，温 归肺、脾经	甘、微苦，微温 归脾、肺、心、肾经	苦、甘，温 归脾、胃经	甘，平 归心、肺、脾、胃经

当归	陈皮	升麻	柴胡
甘、辛、苦，温 归肝、心、脾经	苦、辛，温 归肺、脾、胃经	辛、甘，微寒 归肺、脾、胃、大肠经	苦、辛，微寒 归肝、胆经

生姜	大枣
辛，温 归肺、脾、胃经	甘，温 归脾、胃、心经

【制法】　膏滋。以上药加水煎煮3次，滤汁去渣，合并3次滤液，加热浓缩成清膏，再加蜂蜜300g，收膏即成，贮瓶备用。

【用法】　口服。冬令进补，每日早晚空腹各服10～15g，温开水调服。

【注意事项】　服用膏滋时须清淡饮食；如有新近鼻衄发作，

暂停服用。

（三）肾阳不足，温煦失职

【证见】 鼻塞，鼻痒，喷嚏频频，清涕长流。面色苍白，形寒肢冷，腰膝酸软，神疲倦怠，小便清长，或见遗精早泄。舌质淡，苔白，脉沉细无力。检查可见下鼻甲肿大光滑，黏膜淡白，鼻道有水样分泌物。

【治法】 温补肾阳，固肾纳气。

膏方：金匮肾气丸加味

【来源】 《金匮要略》。

【组成】 熟地黄150g、山药100g、山茱萸100g、泽泻90g、茯苓90g、牡丹皮90g、桂枝30g、附片30g、蜂蜜300g。

【图解】

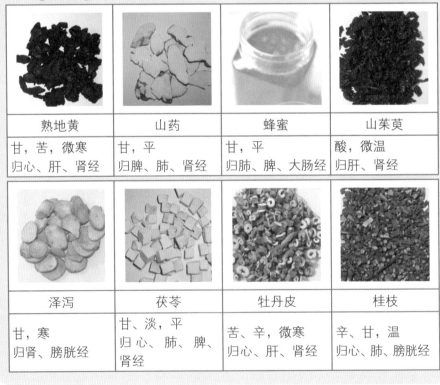

熟地黄	山药	蜂蜜	山茱萸
甘，苦，微寒 归心、肝、肾经	甘，平 归脾、肺、肾经	甘，平 归肺、脾、大肠经	酸，微温 归肝、肾经

泽泻	茯苓	牡丹皮	桂枝
甘，寒 归肾、膀胱经	甘、淡，平 归心、肺、脾、肾经	苦、辛，微寒 归心、肝、肾经	辛、甘，温 归心、肺、膀胱经

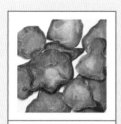

附片

辛、甘，热，有毒

归心、肾、脾经

【制法】 膏滋。以上药加水煎煮 3 次，滤汁去渣，合并 3 次滤液，加热浓缩成清膏，再加蜂蜜 300g，收膏即成，贮瓶备用。

【用法】 口服。冬令进补，每日早晚空腹各服 10 ~ 15g，温开水调服。

【注意事项】 服用膏滋时须清淡饮食；如有新近鼻衄发作，暂停服用。

【鼻渊】

鼻渊，是由鼻部邪毒留恋，长期不清而引起的，以鼻塞，黏性、脓性鼻涕为主要症状，以头部胀痛、嗅觉减退或丧失为次要症状。其相当于西医鼻炎、鼻窦炎、鼻-鼻窦炎。根据症状持续时间是否超过 12 周，可分为急性鼻-鼻窦炎（＜12 周）和慢性鼻-鼻窦炎（≥12 周）。本章着重探讨急慢性鼻-鼻窦炎，尤其慢性鼻-鼻窦炎的相关膏方治疗。慢性鼻-鼻窦炎是指鼻腔和鼻窦黏膜的慢性炎症，鼻部症状持续＞12 周，症状未能完全缓解，甚至加重。有不伴息肉和伴有息肉两种类型，前者中药疗效显著，后者需经手术治疗后再服用中药才有疗效。主要是外因（环境性因素，如病原微生物、环境污染物、药物及创伤）和内因（宿主局部因素，如获得性黏液纤毛功能障碍、鼻内结构异常和增生物；宿主系统性因素，如变态反应、先天性黏液纤毛功能障碍、免疫功能低下和神经内分泌失调）等相互作用的结果，当视觉模糊拟量表（VAS）测得＞5 时，说明患者

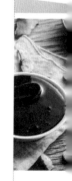

的病情程度较重，生活质量已受到影响。

五、临床表现

鼻渊症状：主要症状为鼻塞，黏性、脓性鼻涕；次要症状为头部胀痛，嗅觉减退或丧失。

诊断时以上述2种或≥2种相关症状为依据，其中主要症状必具其一。

六、辅助检查

鼻腔检查：中鼻道、嗅裂的黏脓性分泌物，中鼻道充血、水肿或有鼻息肉。

影像学检查：CT扫描显示窦口鼻复合体或鼻窦黏膜病变。

磁共振成像：在某些慢性鼻-鼻窦炎诊断中也有一定的作用。如真菌性鼻窦炎或某些鼻息肉伴骨质破坏，需要与肿瘤鉴别并了解骨质破坏处软组织如硬脑膜、眶筋膜等的完整性，MRI或增强MRI有良好的辅助诊断作用。

鼻腔通气功能检查：鼻声反射和鼻阻力从不同方面客观反映鼻腔的通畅程度。

嗅觉检查：嗅觉事件相关电位和嗅觉计定量检查。

黏液纤毛传输系统功能：糖精实验。

七、辨证膏方

鼻渊辨证多样，有因脾胃虚弱，抗邪乏力，运化水湿失职，湿邪困阻于鼻窦所致；有因邪犯肺窍或脏腑功能失调导致水湿痰饮蕴积于鼻窦而成；有因脏腑虚弱，气血不足而致；有因体虚感冒引发急性鼻窦炎治疗不当或未彻底治愈迁延而来。《素问·气厥论》云："胆热移于脑，则辛颊鼻渊，鼻渊者浊涕下而不止也。"《素问·阴阳应象大论》云："清阳出上窍，浊阴出下窍。"鼻渊日久缠绵难

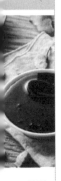

愈根源在于，气阴损伤不能顾护人体，故而反复感邪，再由于久病入脏导致脾胃运化水湿失职，使得湿阻中焦，使清阳不得以升浊阴不得以降而发本病。应以补气养阴、化痰除湿为治疗原则。

"汤者荡也，去大病用之；散者散也，去急病用之；丸者缓也，舒缓而治之也；膏者调也，调养而防病用之也。"鼻渊易反复发作，病情缠绵难愈，治疗上只能缓缓图之，膏剂作用缓和，优于其他剂型，且携带及服用方便，口感好，适合长时间服用。

（一）脾胃湿热症

【症候】　鼻涕黄浊而量多。鼻塞重而持续，嗅觉减退，鼻黏膜肿胀。中鼻道、嗅沟或鼻底见有黏性或脓性分泌物，头昏闷或重胀，倦怠乏力，胸脘痞闷，纳呆食少，小便黄赤。舌质红，苔黄腻，脉滑数。

【治法】　清热利湿，化浊通窍。

【症候】　鼻流浊涕，兼见汗多、乏力，舌苔白，脉虚大。

膏方：清暑益气汤加减

【来源】　《脾胃论》。

【组成】　党参150g、甘草50g、当归100g、麦冬100g、五味子100g、青皮50g、陈皮50g、神曲100g、黄柏50g、苍术50g、泽泻50g、白术100g、葛根100g、黄芪100g、升麻60g。

【适应症】气阴两虚、湿热郁滞。

【治法】　补气养阴、清热除湿。

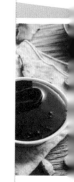

【图解】

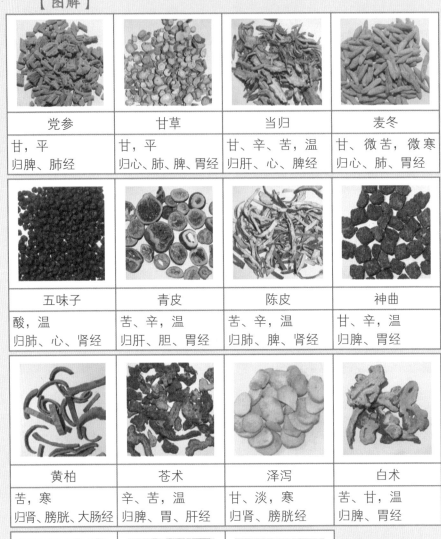

党参	甘草	当归	麦冬
甘，平 归脾、肺经	甘，平 归心、肺、脾、胃经	甘、辛、苦，温 归肝、心、脾经	甘、微苦，微寒 归心、肺、胃经
五味子	青皮	陈皮	神曲
酸，温 归肺、心、肾经	苦、辛，温 归肝、胆、胃经	苦、辛，温 归肺、脾、肾经	甘、辛，温 归脾、胃经
黄柏	苍术	泽泻	白术
苦，寒 归肾、膀胱、大肠经	辛、苦，温 归脾、胃、肝经	甘、淡，寒 归肾、膀胱经	苦、甘，温 归脾、胃经
葛根	黄芪	升麻	
甘、辛，平 归脾、胃经	甘，温 归肺、脾经	辛、甘，微寒 归肺、脾、胃、大肠经	

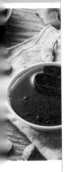

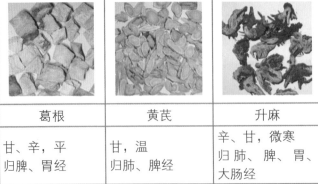

【制法】 以上各药熬汁去渣过滤，将汁炼至滴毛头纸上背面不洇为标准，收清膏装瓶。

【用法】 每日早晚空腹各服 10 ~ 15g，温开水调服。

【注意事项】 肝肾功能异常、慢性鼻－鼻窦炎急性发作等忌服。

（二）肺气虚寒症

【症候】 鼻涕黏白量多，稍遇风冷则鼻塞，嗅觉减退，鼻黏膜淡红肿胀，中鼻甲肥大或息肉样变，中鼻道可见有黏性分泌物。头昏头胀，气短乏力，语声低微，面色苍白，自汗畏风，咳嗽痰多。舌质淡，苔薄白，脉缓弱。

【治法】 温补肺脏，益气通窍。

膏方：温肺止流丹加减

【来源】 《辨证录》卷三。

【组成】 诃子 90g、甘草 30g、桔梗 60g、辛夷 60g、姜半夏 60g、荆芥 50g、细辛 15g、人参 60g。

【图解】

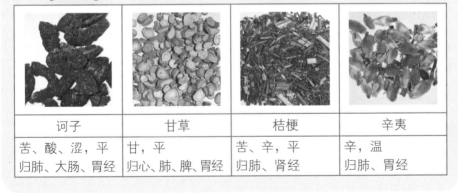

诃子	甘草	桔梗	辛夷
苦、酸、涩，平 归肺、大肠、胃经	甘，平 归心、肺、脾、胃经	苦、辛，平 归肺、肾经	辛，温 归肺、胃经

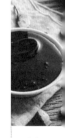

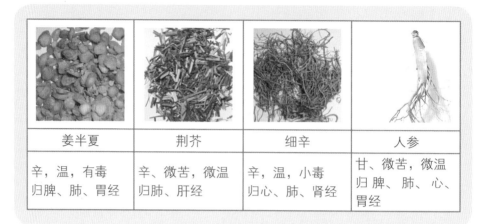

姜半夏	荆芥	细辛	人参
辛，温，有毒 归脾、肺、胃经	辛、微苦，微温 归肺、肝经	辛，温，小毒 归心、肺、肾经	甘、微苦，微温 归脾、肺、心、胃经

【制法】　膏滋。以上药加水煎煮 3 次，滤汁去渣，合并 3 次滤液，加热浓缩成清膏，再加蜂蜜 300g，收膏即成，贮瓶备用。

【用法】　口服。冬令进补，每日早晚空腹各服 10 ~ 15g，温开水调服。

【注意事项】　服用膏滋时须清淡饮食；如有新近鼻渊发作，暂停服用。

（三）脾虚湿困症

【症候】　鼻涕白黏而量多，嗅觉减退，鼻塞较重，鼻黏膜淡红，中鼻甲肿大或息肉样变，中鼻道、嗅沟或鼻底见有黏性或脓性分泌物潴留。食少纳呆，腹胀便溏，脘腹胀满，肢困乏力，面色萎黄，头昏重，或头闷胀。舌淡胖，苔薄白，脉细弱。

【治法】　健脾利湿，益气通窍。

膏方：参苓白术散加减

【来源】　《太平惠民和剂局方》。

【组成】　人参 100g、白术 100g、山药 100g、莲子 90g、薏苡仁 100g、砂仁 60g、桔梗 50g、炙甘草 60g、茯苓 100g、白扁豆（姜汁浸，去皮，微炒）60g、陈皮 60g、蜂蜜 300g。

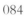

【图解】

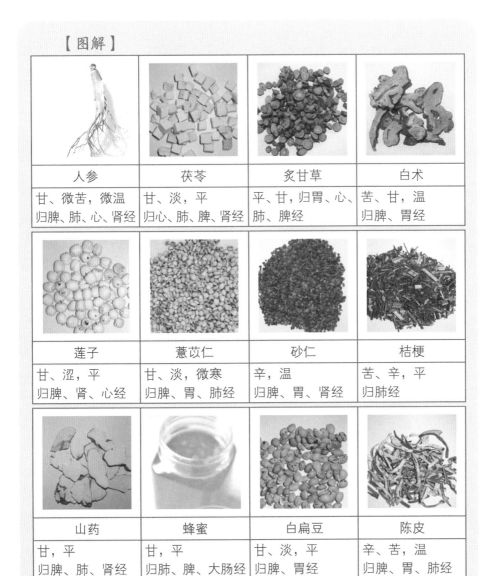

人参	茯苓	炙甘草	白术
甘、微苦，微温 归脾、肺、心、肾经	甘、淡，平 归心、肺、脾、肾经	平、甘，归胃、心、 肺、脾经	苦、甘，温 归脾、胃经
莲子	薏苡仁	砂仁	桔梗
甘、涩，平 归脾、肾、心经	甘、淡，微寒 归脾、胃、肺经	辛，温 归脾、胃、肾经	苦、辛，平 归肺经
山药	蜂蜜	白扁豆	陈皮
甘，平 归脾、肺、肾经	甘，平 归肺、脾、大肠经	甘、淡，平 归脾、胃经	辛、苦，温 归脾、胃、肺经

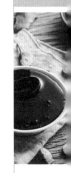

　　【制法】　膏滋。以上药加水煎煮 3 次，滤汁去渣，合并 3 次滤液，加热浓缩成清膏，再加蜂蜜 300g，收膏即成，贮瓶备用。

　　【用法】　口服。冬令进补，每日早晚空腹各服 10 ～ 15g，温开水调服。

　　【注意事项】　服用膏滋时需清淡饮食；如有新近鼻渊发作，暂停服用。

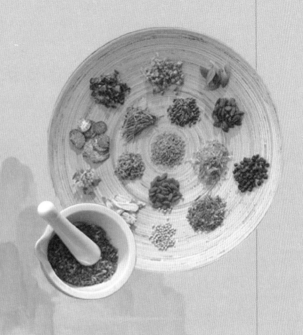

第三章

脾系病症

第一节 厌 食

　　厌食是以较长时期厌恶进食、食量减少为特征的一种小儿常见病症。中医古代文献中无小儿庆食的病名，但文献所载"不思食""不嗜食""不饥不纳""恶食"等病证表现与该病相似。该病可发生于任何季节，但夏季暑湿当令之时，可使症状加重。各年龄儿童均可发病，以 1～6 岁多见。城市儿童发病率较高。患儿除食欲不振外，一般无其他明显不适，预后良好，但长期不愈者，可使气血生化乏源，抗病能力低下，易患他病，甚至影响生长发育，转为疳证。

一、临床表现

　　1. 症状：长期食欲不振，厌恶进食，食量明显少于同龄正常儿童；初期时除厌恶进食症状外，其他症状不显，精神、形体如常为其特征；病程短者，仅表现纳呆食少，食而乏味，饮食稍多即感腹胀；病程长者，食而不化，大便溏薄。

　　2. 体征：面色少华，形体偏瘦，但精神尚好，活动如常。

二、理化检测

　　1. 尿 D- 木糖排泄率。可低于正常水平，与小肠吸收功能降低有关。

　　2. 微量元素。如微量元素缺乏，会引起相应症状和变化。锌缺乏时，味蕾功能降低。硒缺乏可引起味觉异常导致厌食。铁缺乏可出现食欲不振、舌乳头萎缩、胃酸分泌减少及小肠黏膜功能紊乱。钙缺乏使保持肌肉和神经系统的兴奋性降低。铜缺乏对儿童智力及

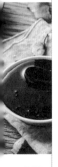

中医 小儿病证 调养膏方

088

内分泌功能有影响。

3. 胃肠动力学检查。包括胃半排空时间、胃窦收缩频率、胃窦运动指数；可出现胃排空时间延长、胃窦收缩频率和幅度降低、胃肠电节律紊乱等。

4. 幽门螺杆菌。增高可导致幽门括约肌功能紊乱、胃排空延迟，引起儿童食欲不振。

5. 尿淀粉酶和碱性磷酸酶。含量降低可反映消化腺分泌消化酶的功能降低。

三、辨证膏方

该病以脏腑辨证为纲，以脾胃为主，区别在于以脾主运化功能失健为主，还是以脾胃气阴亏虚为主。凡病程短，仅表现纳呆食少，食而乏味，饮食稍多即感腹胀，形体尚可，舌苔薄腻者为脾失健运；病程长，食而不化，大便溏薄，并伴面色少华，乏力多汗，形体偏瘦，舌质淡，苔薄白者为脾胃气虚；若食少饮多，口舌干燥，大便秘结，舌红少津，苔少或花薄者为脾胃阴虚；厌食伴见嗳气、胁胀、性急者为肝脾不和。该病治疗以运脾开胃为基本法则。宜以芳香之剂解脾胃之困，拨清灵脏气以恢复转运之机，使脾胃调和，脾运复健，则胃纳自开。脾运失健者，当以运脾和胃为主；脾胃气虚者，治以健脾益气为先；脾胃阴虚者，施以养胃育阴之法；若属肝脾不和，则当疏肝理气助运。运脾之法，有燥湿助运、消食助运、理气助运、温运脾阳，在该病中需对证灵活应用。需要注意的是，消导不宜过峻，燥湿不宜过热，补益不宜呆滞，养阴不宜滋腻，以防损脾碍胃，影响纳化。在药物治疗的同时应注意饮食调养，纠正不良的饮食习惯，方能起效。

（一）脾失健运症

【症候】　食欲不振，厌恶进食，食而乏味，食量减少，或伴胸脘痞闷、嗳气泛恶，大便不调，偶尔多食后则脘腹饱胀，形体尚可，

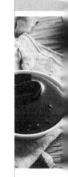

精神正常，舌淡红，苔薄白或薄腻，脉尚有力。

【治法】　调和脾胃，运脾开胃。

膏方：不换金正气散加减

【来源】　《太平惠民和剂局方》。

【组成】　苍术、佩兰、陈皮、藿香、枳壳、姜半夏、神曲、麦芽、炒山楂各90g、炙甘草45g、蜂蜜500g。

【图解】

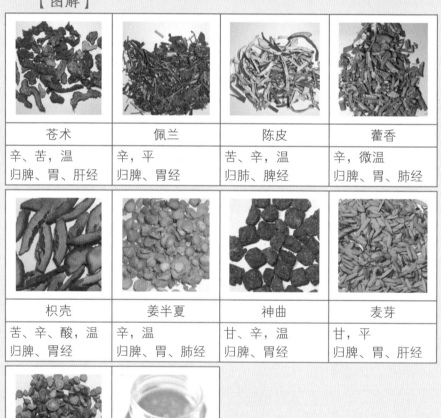

苍术	佩兰	陈皮	藿香
辛、苦，温 归脾、胃、肝经	辛，平 归脾、胃经	苦、辛，温 归肺、脾经	辛，微温 归脾、胃、肺经
枳壳	姜半夏	神曲	麦芽
苦、辛、酸，温 归脾、胃经	辛，温 归脾、胃、肺经	甘、辛，温 归脾、胃经	甘，平 归脾、胃、肝经

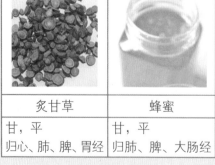

炙甘草	蜂蜜
甘，平 归心、肺、脾、胃经	甘，平 归肺、脾、大肠经

中医
小儿病证
调养膏方

【制法】 以上药加水煎煮 3 次，滤汁去渣，合并滤液，加热浓缩为清膏，最后加蜂蜜 500g，收膏即成。

【功效】 调和脾胃，运脾开胃。

【用法】 用瓷罐或玻璃瓶收贮。夏季注意放冰箱存放。每次 3 ~ 6g，每日 2 次。

【注意事项】 脾胃阴虚者慎用。

（二）脾胃气虚症

【症候】 不思进食，食而不化，大便偏稀夹不消化食物，面色少华，形体偏瘦，玻功，舌质淡，苔薄白，脉缓无力。

【治法】 健脾益气，佐以助运。

膏方：异功散加减

【来源】 《膏方临床应用指南》。

【组成】 党参 90g、白术 90g、茯苓 90g、山药 90g、陈皮 90g、佩兰 90g、炙甘草 60g、砂仁 20g、焦神曲 60g、鸡内金 60g、蜂蜜 500g。

【图解】

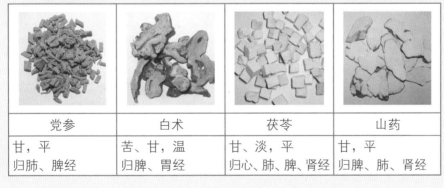

党参	白术	茯苓	山药
甘，平 归肺、脾经	苦、甘、温 归脾、胃经	甘、淡，平 归心、肺、脾、肾经	甘，平 归脾、肺、肾经

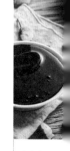

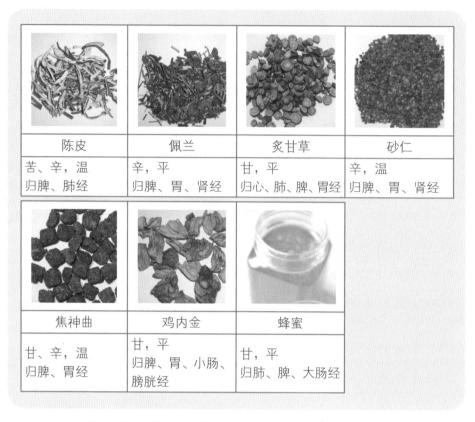

陈皮	佩兰	炙甘草	砂仁
苦、辛，温 归脾、肺经	辛，平 归脾、胃、肾经	甘，平 归心、肺、脾、胃经	辛，温 归脾、胃、肾经

焦神曲	鸡内金	蜂蜜
甘、辛，温 归脾、胃经	甘，平 归脾、胃、小肠、 膀胱经	甘，平 归肺、脾、大肠经

【制法】　以上药加水煎煮 3 次，滤汁去渣，合并滤液，加热浓缩为清膏，最后加蜂蜜 500g，收膏即成。

【功效】　健脾益气，佐以助运。

【用法】　用瓷罐或玻璃瓶收贮。夏季注意放冰箱存放。每次 3 ~ 6g，每日 2 次。

【注意事项】　脾胃阴虚者及发热者慎用。

（三）脾胃阴虚症

【症候】　不思进食，食少多饮，皮肤失润，大便偏干，小便短黄，甚或烦躁少寐，手足心热，舌红少津，苔少或花薄，脉细数。

【治法】　滋脾养胃，佐以助运。

膏方：养胃增液膏加减

【来源】 《中医儿科学》。

【组成】 北沙参 90g、麦冬 90g、玉竹 90g、石斛 90g、乌梅 90g、白芍 90g、炙甘草 60g、山楂 30g、麦芽 60g、蜂蜜 500g。

【图解】

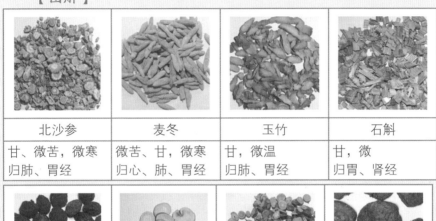

北沙参	麦冬	玉竹	石斛
甘、微苦，微寒 归肺、胃经	微苦、甘，微寒 归心、肺、胃经	甘，微温 归肺、胃经	甘，微 归胃、肾经

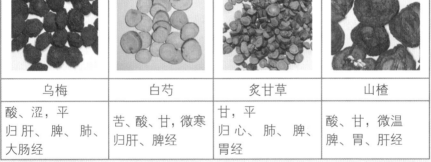

乌梅	白芍	炙甘草	山楂
酸、涩，平 归肝、脾、肺、大肠经	苦、酸、甘，微寒 归肝、脾经	甘，平 归心、肺、脾、胃经	酸、甘，微温 脾、胃、肝经

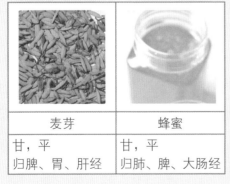

麦芽	蜂蜜
甘，平 归脾、胃、肝经	甘，平 归肺、脾、大肠经

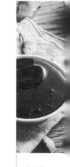

【制法】 以上药加水煎煮 3 次，滤汁去渣，合并滤液，加热浓缩为清膏，最后加蜂蜜 500g，收膏即成。

【功效】 滋脾养胃，佐以助运。

【用法】 用瓷罐或玻璃瓶贮。夏季注意放冰箱存放。每次 3 ~ 6g，每日 2 次。

【注意事项】 发热者慎用。

（四）肝脾不和症

【症候】 厌恶进食，嗳气频繁，胸胁痞满，性情急躁，面色少华，神疲肢倦，大便不调，舌质淡，苔薄白，脉弦细。

【治法】 疏肝健脾，理气助运。

膏方：柴胡疏肝膏加减

【来源】 《景岳全书》。

【组成】 柴胡 90g、紫苏梗 90g、当归 60g、白芍 90g、白术 90g、茯苓 90g、麦芽 90g、山楂 60g、神曲 60g、甘草 60g、蜂蜜 500g。

【图解】

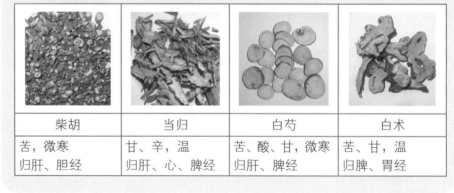

柴胡	当归	白芍	白术
苦，微寒 归肝、胆经	甘、辛，温 归肝、心、脾经	苦、酸、甘，微寒 归肝、脾经	苦、甘，温 归脾、胃经

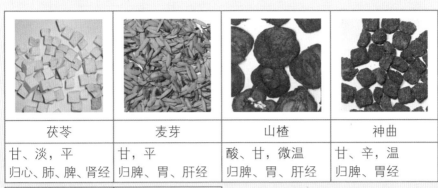

茯苓	麦芽	山楂	神曲
甘、淡，平 归心、肺、脾、肾经	甘，平 归脾、胃、肝经	酸、甘，微温 归脾、胃、肝经	甘、辛，温 归脾、胃经

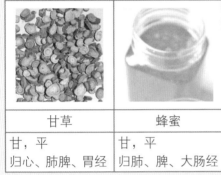

甘草	蜂蜜
甘，平 归心、肺脾、胃经	甘，平 归肺、脾、大肠经

【制法】 以上药加水煎煮 3 次，滤汁去渣，合并滤液，加热浓缩为清膏，最后加蜂蜜 500g，收膏即成。

【功效】 疏肝健脾，理气助运。

【用法】 用瓷罐或玻璃瓶收贮。夏季注意放冰箱存放。每次 3 ~ 6g，每日 2 次。

【注意事项】 发热者慎用。

第二节 疳 症

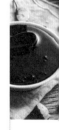

疳症是由喂养不当或多种疾病影响，导致脾胃受损，气液耗伤，

不能濡养脏腑、经脉、筋骨、肌肤而形成的一种慢性消耗性疾病，临床以形体消瘦、面色无华、毛发干枯、精神萎靡或烦躁、饮食异常、大便不调为特征。"疳"之含义，自古有两种解释：其一曰"疳者甘也"，言其病因，是指小儿恣食肥甘厚腻，损伤脾胃，形成疳证；其二曰"疳者干也"，言其病机、主症，是指气液干涸、形体羸瘦。该病包含西医学的蛋白质—能量营养不良、维生素营养障碍、微量元素缺乏等疾病。目前临床一般将疳证按病程与症候特点分类，分为疳气、疳积、干疳三大常证及其他兼证。该病发病无明显季节性，各种年龄均可罹患，临床多见于5岁以下小儿。因其起病缓慢，病程迁延，不同程度地影响小儿的生长发育，严重者还可发展至阴竭阳脱，猝然变险，因而被古人视为恶候，列为古代儿科四大要证之一。

一、临床表现

1. 症状：形体消瘦、饮食异常、大便干稀不调，或脘腹膨胀等明显脾胃功能失调症状，兼有精神萎靡不振，或好发脾气、烦躁易怒，或喜揉眉、擦眼挖鼻，或吮指、磨牙等症。

2. 体征：体重比正常同年龄儿童平均低15%以上，严重者干枯羸瘦，体重可比正常平均值低40%以上。初起面黄发疏、形体略瘦，病情进展而见形体明显消瘦，肚腹膨隆，若病程久延失治，而见形体极度消瘦、貌似老人、腹凹如舟。

二、理化检测

贫血者，外周血血红蛋白及红细胞减少。出现肢体浮肿者，血清总蛋白及白蛋白降低。

三、辨证膏方

该病有主症、兼症之不同，主症应以八纲辨症为纲，重在辨清虚、实；兼症宜以脏腑辨症为纲，以分清疳症所累及之脏腑。

（1）辨主症按病程长短、病情轻重及虚实分为疳气、疳积、干疳三种症候。初起面黄发疏、食欲欠佳、形体略瘦、大便干稀不调、精神如常者，谓之疳气，属脾胃失和，病情轻浅之虚证轻证；病情进展，见形体明显消瘦、肚腹膨隆、烦躁多啼、夜卧不宁、善食易饥或嗜食异物者，称为疳积，属脾虚夹积，病情较重之虚实夹杂证；若病程久延失治，而见形体极度消瘦、貌似老人、杳不思食、腹凹如舟、精神萎靡者，谓之干疳，属脾胃衰败，津液消亡之虚证重证。

（2）兼症常在干疳或疳积重证阶段出现，因累及脏腑不同，症状有别。脾病及心则口舌生疮；脾病及肝则目生云翳，干涩夜盲；脾阳虚衰，水湿泛益则肌肤水肿。

该病治疗原则以健运脾胃为主，通过调理脾胃，助其纳化，以达气血丰盛、津液充盛、脏腑肌肤得养之目的。根据疳气、疳积、干疳的不同阶段，采取不同的治法：疳气以和为主；疳积以消为主，或消补兼施；干疳以补为要。注意补脾须佐助运，使补而不滞；消积勿过用攻伐，以免伤正。出现兼证者，应按脾胃本病与他脏兼证合参而随症治之，以平为期。此外，合理补充营养、纠正不良饮食习惯、积极治疗各种原发疾病，对本病康复也至关重要。

（一）疳气

【症候】　形体略瘦，或体重不增，面色萎黄少华，毛发稀疏，不思饮食，腹胀，精神欠佳，性急易怒，大便干稀不调，舌质略淡，苔薄微腻，脉细有力，指纹淡。

【治法】　调脾助运。

膏方：资生健脾膏加减

【来源】　《先醒斋医学广笔记》。

【组成】　党参100g、白术60g、山药80g、茯苓80g、甘草60g、陈皮70g、薏苡仁60g、莲子100g、桔梗60g、泽泻

30g、藿香80g、橘红40g、砂仁10g、黄连20g、白扁豆60g、
芡实120g、白豆蔻40g、麦芽100g、神曲300g、山楂300g、
蜂蜜300g。

【图解】

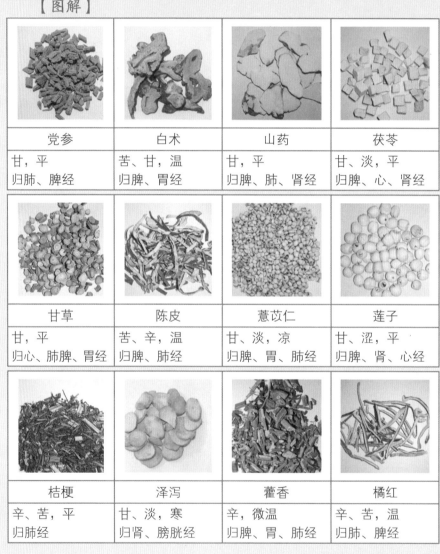

党参	白术	山药	茯苓
甘，平 归肺、脾经	苦、甘，温 归脾、胃经	甘，平 归脾、肺、肾经	甘、淡，平 归脾、心、肾经
甘草	陈皮	薏苡仁	莲子
甘，平 归心、肺脾、胃经	苦、辛，温 归脾、肺经	甘、淡，凉 归脾、胃、肺经	甘、涩，平 归脾、肾、心经
桔梗	泽泻	藿香	橘红
辛、苦，平 归肺经	甘、淡，寒 归肾、膀胱经	辛，微温 归脾、胃、肺经	辛、苦，温 归肺、脾经

中医
小儿病证
调养膏方

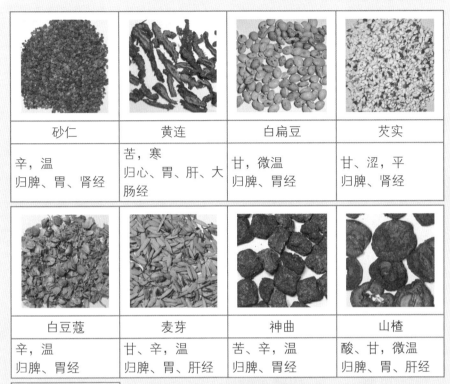

砂仁	黄连	白扁豆	芡实
辛，温 归脾、胃、肾经	苦，寒 归心、胃、肝、大肠经	甘，微温 归脾、胃经	甘、涩，平 归脾、肾经

白豆蔻	麦芽	神曲	山楂
辛，温 归脾、胃经	甘、辛，温 归脾、胃、肝经	苦、辛，温 归脾、胃经	酸、甘，微温 归脾、胃、肝经

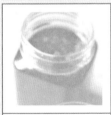

蜂蜜
甘，平 归肺、脾、大肠经

【制法】 以上药加水煎煮3次，滤汁去渣，合并滤液，加热浓缩为清膏，最后加蜂蜜1000g收膏即成。

【功效】 调和脾胃，运脾开胃。

【用法】 用瓷罐或玻璃瓶收贮。夏季注意放冰箱存放。每次3～6g，每日2次。

【注意事项】 脾胃阴虚者慎用。

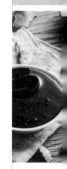

（二）疳积

【症候】 形体明显消瘦，面色萎黄少华或面白无华，肚腹膨胀，甚则青筋暴露，毛发稀疏结穗，精神烦躁，夜卧不宁，或见揉眉挖鼻，吮指磨牙，动作异常，食欲不振，或嗜食异物，舌质淡，苔白腻，脉沉细而滑，指纹紫滞。

【治法】 消积理脾。

膏方：肥儿膏

【来源】 《太平惠民合剂局方》。

【组成】 麦芽150g、胡黄连100g、人参60g、白术100g、茯苓120g、黄连30g、使君子100g、神曲300g、山楂120g、炙甘草60g、芦荟10g、蜂蜜750g。

【图解】

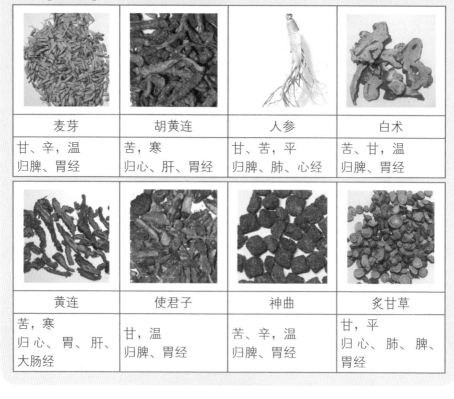

麦芽	胡黄连	人参	白术
甘、辛，温 归脾、胃经	苦，寒 归心、肝、胃经	甘、苦，平 归脾、肺、心经	苦、甘，温 归脾、胃经

黄连	使君子	神曲	炙甘草
苦，寒 归心、胃、肝、大肠经	甘，温 归脾、胃经	苦、辛，温 归脾、胃经	甘，平 归心、肺、脾、胃经

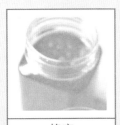

蜂蜜

甘，平
归肺、脾、大肠经

【制法】 以上药加水煎煮 3 次，滤汁去渣，合并滤液，加热浓缩为清膏，最后加蜂蜜 750g，收膏即成。

【功效】 消积理脾，和中清热。

【用法】 用瓷罐或玻璃瓶收贮。夏季注意放冰箱存放。每次 3 ~ 6g，每日 2 次。

【注意事项】 脾胃阴虚者慎用。

（三）干疳

【症候】 形体极度消瘦，皮肤干瘪起皱，大肉已脱，皮包骨头，貌似老人，毛发枯，面色㿠白，精神萎靡，懒言少动，啼哭无力，表情冷漠呆滞，夜寐不安，腹凹如舟，杳不思食，大便稀溏或便秘，舌质淡嫩，苔花薄或无，脉沉细弱，指纹色淡隐伏。

【治法】 补益气血。

膏方：八珍膏加减

【来源】 《瑞竹堂经验方》。

【组成】 党参 300g、黄芪 200g、白术 300g、茯苓 300g、甘草 300g、熟地 300g、当归 300g、白芍 300g、川芎 300g、陈皮 70g、白扁豆 100g、砂仁 30g、蜂蜜 1500g。

【图解】

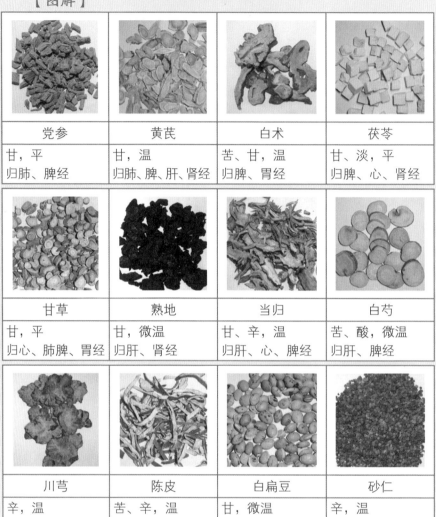

党参	黄芪	白术	茯苓
甘，平 归肺、脾经	甘，温 归肺、脾、肝、肾经	苦、甘，温 归脾、胃经	甘、淡，平 归脾、心、肾经
甘草	熟地	当归	白芍
甘，平 归心、肺脾、胃经	甘，微温 归肝、肾经	甘、辛，温 归肝、心、脾经	苦、酸，微温 归肝、脾经
川芎	陈皮	白扁豆	砂仁
辛，温 归肝、胆、心经	苦、辛，温 归脾、肺经	甘，微温 归脾、胃经	辛，温 归脾、胃、肾经

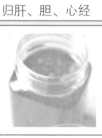

蜂蜜
甘，平 归肺、脾、大肠经

【制法】 以上药加水煎煮3次，滤汁去渣，合并滤液，加热浓缩为清膏，最后加蜂蜜1 500g，收膏即成。

【功效】 调和脾胃，补益气血。

【用法】 用瓷罐或玻璃瓶收贮。夏季注意放冰箱存放。每次3～6g，每日2次。

【注意事项】 脾胃阴虚者慎用。

（四）眼疳

【症候】 两目干涩，畏光羞明，眼角赤烂，甚则黑睛混浊，白翳遮睛或有夜盲眼痒，舌质红，苔薄白，脉细。

【治法】 养血柔肝，滋阴明目。

膏方：石斛夜光膏

【来源】 《原机启微》《瑞竹堂经验方》。

【组成】 天门冬300g、人参60g、茯苓300g、麦冬80g、熟地300g、生地黄300g、菟丝子80g、菊花80g、草决明120g、杏仁70g、干山药300g、枸杞子210g、牛膝210g、五味子150g、白蒺藜70g、石斛90g、肉苁蓉150g、川芎70g、炙甘草60g、枳壳150g、青葙子150g、防风150g、黄连50g、水牛角200g、蜂蜜750g。

【图解】

天门冬	人参	茯苓	麦冬
甘、苦，寒 归肺、肾经	甘、微苦，微温 归心、脾、肺经	甘，淡平 归心、脾、肺、肾经	甘、微苦，微寒 归心、肺、胃经

第三章

脾系病症

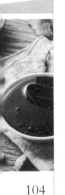

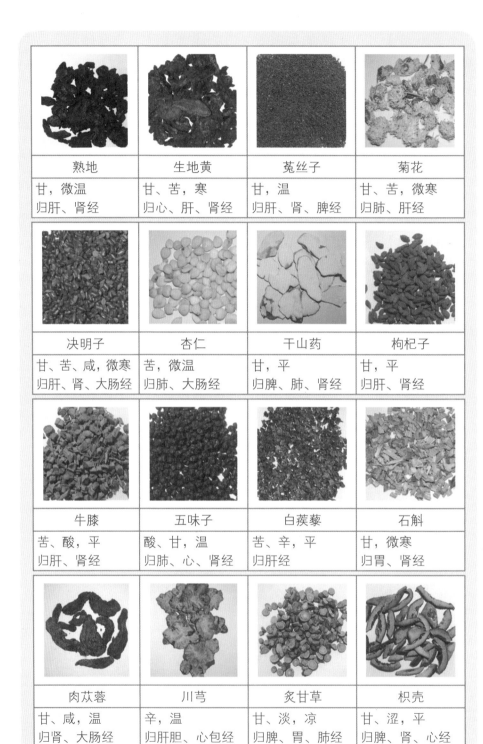

熟地	生地黄	菟丝子	菊花
甘，微温	甘、苦，寒	甘，温	甘、苦，微寒
归肝、肾经	归心、肝、肾经	归肝、肾、脾经	归肺、肝经
决明子	杏仁	干山药	枸杞子
甘、苦、咸，微寒	苦，微温	甘，平	甘，平
归肝、肾、大肠经	归肺、大肠经	归脾、肺、肾经	归肝、肾经
牛膝	五味子	白蒺藜	石斛
苦、酸，平	酸、甘，温	苦、辛，平	甘，微寒
归肝、肾经	归肺、心、肾经	归肝经	归胃、肾经
肉苁蓉	川芎	炙甘草	枳壳
甘、咸，温	辛，温	甘、淡，凉	甘、涩，平
归肾、大肠经	归肝胆、心包经	归脾、胃、肺经	归脾、肾、心经

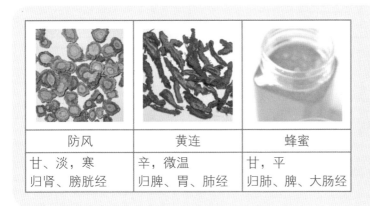

防风	黄连	蜂蜜
甘、淡，寒 归肾、膀胱经	辛，微温 归脾、胃、肺经	甘，平 归肺、脾、大肠经

【制法】 以上药加水煎煮 3 次，滤汁去渣，合并滤液，加热浓缩为清膏，最后加蜂蜜 750g，收膏即成。

【功效】 消积理脾，和中清热。

【用法】 用瓷罐或玻璃瓶收贮。夏季注意放冰箱存放。每次 3 ~ 6g，每日 2 次。

【注意事项】 脾胃阴虚者慎用。

（五）口疮

【症候】 口舌生疮，甚或满口糜烂，秽臭难闻，面赤心烦，夜卧不宁，五心烦热，进食时哭闹，小便短黄，或吐舌、弄舌，舌尖红，苔薄黄，脉细数。

【治法】 清心泻火，滋阴生津。

膏方：泻心导赤膏加减

【来源】 《医宗金鉴》。

【组成】 黄连 40g、栀子 60g、连翘 100g、灯芯草 20g、竹叶 60g、生地 60g、麦冬 80g、玉竹 80g、蜂蜜 500g。

【图解】

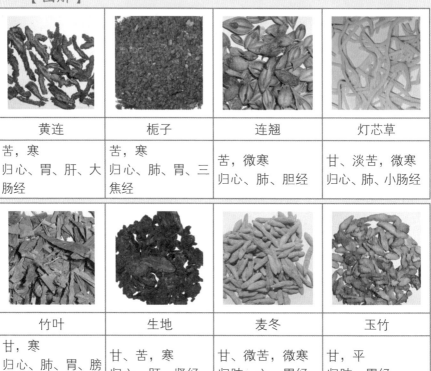

黄连	栀子	连翘	灯芯草
苦，寒 归心、胃、肝、大肠经	苦，寒 归心、肺、胃、三焦经	苦，微寒 归心、肺、胆经	甘、淡苦，微寒 归心、肺、小肠经
竹叶	生地	麦冬	玉竹
甘，寒 归心、肺、胃、膀胱经	甘、苦，寒 归心、肝、肾经	甘、微苦，微寒 归肺、心、胃经	甘，平 归肺、胃经

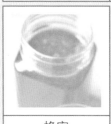

蜂蜜
甘，平 归肺、脾、大肠经

【制法】　以上药加水煎煮 3 次，滤汁去渣，合并滤液，加热浓缩为清膏，最后加蜂蜜 500g，收膏即成。

【功效】　消积理脾，和中清热。

【用法】　用瓷罐或玻璃瓶收贮。夏季注意放冰箱存放。每次

3～6g，每日2次。

【注意事项】　脾胃阴虚者慎用。

（六）疳肿胀

【症候】　足踝浮肿，眼睑浮肿，甚或颜面及全身浮肿，面色无华，神疲乏力，四肢欠温，小便短少，舌质淡嫩，苔薄白，脉沉迟无力。

【治法】　健脾温阳，利水消肿。

膏方：防己黄芪汤合五苓散

【来源】　《金匮要略》《伤寒论》。

【组成】　防己120g、白术90g、黄芪150g、生姜80g、大枣100g、桂枝60g、茯苓90g、泽泻150g、猪苓90g、甘草60g、蜂蜜750g。

【图解】

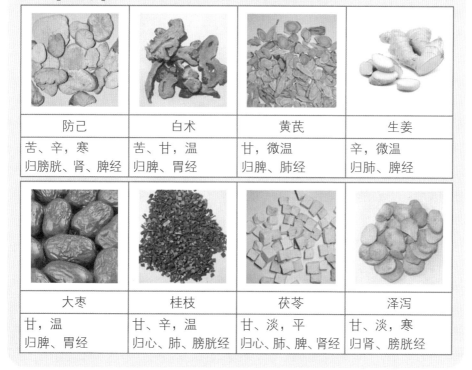

防己	白术	黄芪	生姜
苦、辛，寒 归膀胱、肾、脾经	苦、甘，温 归脾、胃经	甘，微温 归脾、肺经	辛，微温 归肺、脾经
大枣	桂枝	茯苓	泽泻
甘，温 归脾、胃经	甘、辛，温 归心、肺、膀胱经	甘、淡，平 归心、肺、脾、肾经	甘、淡，寒 归肾、膀胱经

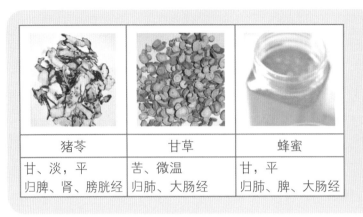

猪苓	甘草	蜂蜜
甘、淡，平 归脾、肾、膀胱经	苦、微温 归肺、大肠经	甘，平 归肺、脾、大肠经

【制法】 以上药加水煎煮 3 次，滤汁去渣，合并滤液，加热浓缩为清膏，最后加蜂蜜 750g，收膏即成。

【功效】 消积理脾，和中清热。

【用法】 用瓷罐或玻璃瓶收贮。夏季注意放冰箱存放。每次 3～6g，每日 2 次。

【注意事项】 脾胃阴虚者慎用。

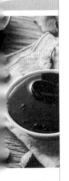

第三节 便 秘

便秘是指大便秘结不通，排便次数减少或间隔时间延长，或便意频而大便艰涩、排出困难的病证。小儿便秘会出现排便时哭闹，对排便有恐惧感，时有肛裂便血，日久迁延不愈者，可引起脱肛、痔疮等疾病，影响儿童的生活质量和身心健康。其既可作为一种单独的疾病，也可继发于其他疾病的过程中。

便秘是小儿常见的临床病症，可见于任何年龄，一年四季均可发病。据文献报道，因便秘就诊的患儿占儿科门诊总数的 5%～10%，而小儿胃肠门诊的便秘患儿比例更是占 25% 之多。西医学将便秘

108

分为器质性便秘和功能性便秘两大类，中医所指的便秘通常为功能性便秘，是指直肠、结肠未发现明显器质病变而以功能性改变为特征的排便障碍，有关调查发现小儿慢性便秘中，功能性便秘占62.7%。该病经过合理治疗，一般预后良好。本节主要论述通过中医辨证论治运用膏方治疗小儿功能性便秘。

一、临床诊断

（一）病史

患儿可有喂养不当、挑食、偏食、外感时邪、情志不畅、脏腑虚损等病史。

（二）临床表现

1. 不同程度的大便干燥，轻者仅大便前部干硬，重者大便坚硬，状如羊屎。

2. 排便次数减少，间隔时间延长，常 2 ~ 3d 排便 1 次，甚者可达 6 ~ 7d 排便 1 次。或虽大便间隔时间如常，但排便艰涩或时间延长，或便意频频难以排出或排净。

3. 伴有腹胀、腹痛、食欲不振、排便哭闹等症。可因排便困难而发生肛裂、便血、痔疮。

（三）病因病机

多种病因可致小儿便秘，常见病因包括饮食因素、情志因素、燥热内结及正虚因素。

（1）饮食因素：小儿脾常不足，乳食不知自节，若喂养不当，如进食过少、进食辛辣香燥或油煎炙煿之品，损伤脾胃，运化失常，饮食停滞中焦，积久而化热，耗伤津液，肠道失润，发为便秘。

（2）情志因素：小儿因生活环境、习惯改变，所欲不遂，情志不疏，久坐少动，致气机郁滞；或因贪玩抑制排便；或排便困难后

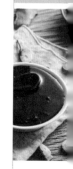

使之对排便形成恐惧心理，有便意而不愿排便，使气机郁滞。

（3）燥热内结：过食炙煿辛辣之物、过用辛温药物，或小儿易感温热时邪，热病后肺燥，病及大肠，致灼津伤阴，肠道津少失濡，大便干结。

（4）正虚因素：小儿若禀赋不足、后天失调，或疾病影响、药物克伐等，均可导致气血不足，气虚则传导无力，血虚则肠道失润。若病及于肾，耗阴损阳，则不能蒸化津液温润肠道则肠道干涸，便秘由此而产生。

二、辨证膏方

因该病病因的不同，在临床上可见寒、热、虚、实不同的症候。故治疗便秘一定要分清寒、热、虚、实而论治，绝不可一概而论。治疗当以滋润肠腑，通导大便为基本法则，据病因的不同，分别采用消食导滞、清热润肠、疏肝理气、益气养血等治法。

（一）食积便秘

【症候】　大便秘结，脘腹胀满，不思饮食，或恶心呕吐，或有口臭，手足心热，小便黄少，舌质红，苔黄厚，脉沉有力，指纹紫滞。

【辨证要点】　有伤食或伤乳史，便秘同时兼见脘腹胀痛，纳呆口臭，手足心热。

【治法】　消积导滞通便。

【主方】　枳实导滞丸（《内外伤辨惑论》）加减。

膏方：枳实导滞膏

【来源】　《中医膏方临床应用指南》。

【组成】　大黄90g、炒枳实45g、厚朴36g、炒神曲35g、茯苓30g、黄芩30g、黄连30g、白术30g、泽泻20g。

【图解】

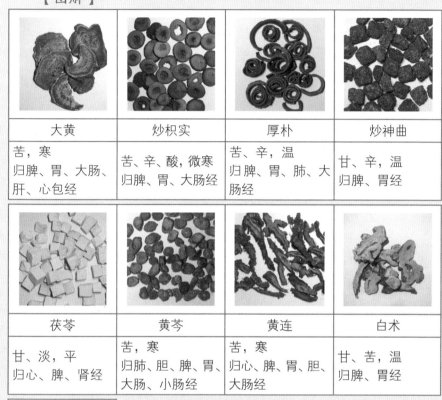

大黄	炒枳实	厚朴	炒神曲
苦，寒 归脾、胃、大肠、肝、心包经	苦、辛、酸，微寒 归脾、胃、大肠经	苦、辛，温 归脾、胃、肺、大肠经	甘、辛，温 归脾、胃经

茯苓	黄芩	黄连	白术
甘、淡，平 归心、脾、肾经	苦，寒 归肺、胆、脾、胃、大肠、小肠经	苦，寒 归心、脾、胃、胆、大肠经	甘、苦，温 归脾、胃经

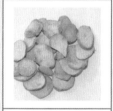

泽泻
甘，寒 归肾、膀胱经

【制法】 以上药研末，加适量水煎煮，浓缩；再加适量蜂蜜，文火煎煮，滴水为度，收膏即成，贮瓶备用。

【用法】 口服。每次 10 ~ 15g，1 日 2 次，开水冲服。

【注意事项】 本方消导清热之功较强，症状缓解，即减量或停服。

（二）燥热便秘

【**症候**】 大便干结，排便困难，甚则便秘不通，面赤身热，腹胀或痛，小便短赤，或口干臭，或口舌生疮，舌质红，苔黄燥，脉滑实，指纹紫滞。

【**辨证要点**】 因热病伤阴、或平素喜辛辣炙煿之品，大便干结，面赤口臭，身热溲赤，苔黄燥。

【**治法**】 清热润肠通便。

【**主方**】 麻子仁丸（《伤寒论》）加减。

膏方一

【**来源**】 《石学敏中医技法临证精讲丛书·石学敏膏方临证精讲》。

【**组成**】 火麻仁 500g、白芍 250g、枳实 250g、大黄 100g、厚朴 225g、杏仁 250g、柏子仁 100g、陈皮 100g、当归 100g、生地 200g、松子仁 100g、桃仁 200g、郁李仁 200g、枳壳 100g、决明子 100g、黄芩 100g、栀子 100g、赤芍 200g、蜂蜜 500g。

【**图解**】

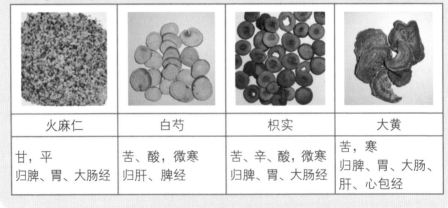

火麻仁	白芍	枳实	大黄
甘，平 归脾、胃、大肠经	苦、酸，微寒 归肝、脾经	苦、辛、酸，微寒 归脾、胃、大肠经	苦，寒 归脾、胃、大肠、肝、心包经

厚朴	杏仁	柏子仁	陈皮
苦、辛，温 归脾、胃、肺、大肠经	苦，微温 归肺、大肠经	甘，平 归心、肾、大肠经	辛、苦，温 归脾、肺经
当归	生地	桃仁	郁李仁
甘、辛，温 归肝、心、脾经	甘、苦，寒 归心、肝、肾经	苦、甘，平 归心、肝、大肠经	辛、苦、甘，平 归脾、大肠、小肠经
枳壳	决明子	黄芩	栀子
苦、辛、酸，温 归脾、胃、大肠经	甘、苦、咸，微寒 归肝、大肠经	苦，寒 归肺、胆、脾、胃、大肠、小肠经	苦，寒 归心、肺、三焦经

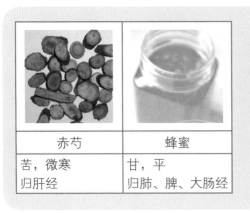

赤芍	蜂蜜
苦，微寒 归肝经	甘，平 归肺、脾、大肠经

【制法】　以上药加水煎煮 3 次，滤汁去渣，合并滤液，加热浓缩为清膏，再加蜂蜜 500g，收膏即成。

【用法】　每次 15 ~ 20g，每日 2 次，开水调服。

膏方二

【来源】　《实用膏方》。

【组成】　火麻仁 200g、酒大黄 200g、枳实 100g、厚朴 100g、杏仁 100g、芍药 100g、生地黄 150g、玄参 150g、麦冬 150g、槐花 60g、桃仁 100g。

【图解】

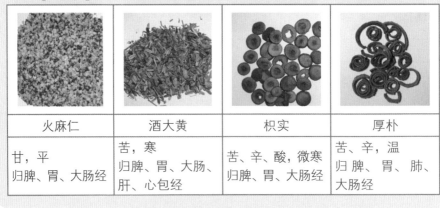

火麻仁	酒大黄	枳实	厚朴
甘，平 归脾、胃、大肠经	苦，寒 归脾、胃、大肠、肝、心包经	苦、辛、酸，微寒 归脾、胃、大肠经	苦、辛，温 归脾、胃、肺、大肠经

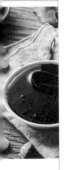

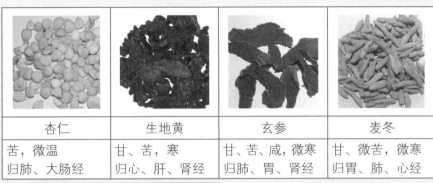

杏仁	生地黄	玄参	麦冬
苦，微温 归肺、大肠经	甘、苦，寒 归心、肝、肾经	甘、苦、咸，微寒 归肺、胃、肾经	甘、微苦，微寒 归胃、肺、心经

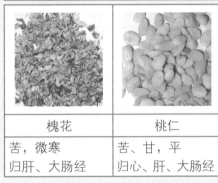

槐花	桃仁
苦，微寒 归肝、大肠经	苦、甘，平 归心、肝、大肠经

【制法】 以上各药煎汁去渣过滤，加热浓缩，收清膏。每清膏 500g，兑白蜜 1 000g，收膏装瓶。

【用法】 每次服 30g，白开水冲服。

膏方三：柏子仁膏

【来源】 《小儿卫生总微方论》。

【组成】 柏子仁、松子仁、胡桃仁各等量。

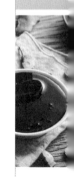

【图解】

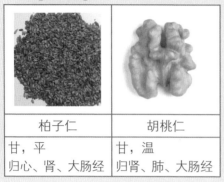

柏子仁	胡桃仁
甘，平 归心、肾、大肠经	甘，温 归肾、肺、大肠经

【制法】 将诸药择净，研细，加蜂蜜适量，文火炖如膏状即成。

【用法】 每次 20mL，温开水适量送服。

（三）气滞便秘

【症候】 大便秘结，欲便不得，甚或胸胁痞满，腹胀疼痛，嗳气频作，舌质红，苔薄白，脉弦，指纹滞。

【辨证要点】 因情志不舒，或因久坐不动、贪玩、排便恐惧，欲便不得，胸胁痞满，腹胀嗳气。

【治法】 理气导滞通便。

【主方】 六磨汤《证治准绳》加减。

膏方一

【来源】 《石学敏中医技法临证精讲丛书·石学敏膏方临证精讲》。

【组成】 乌药 200g、槟榔 200g、沉香 100g、大黄 100g、木香 200g、枳壳 100g、厚朴 200g、香附 200g、柴胡 60g、黄芩 100g、白芍 200g、火麻仁 100g、杏仁 100g、柏子仁 100g、大腹皮 100g、陈皮 100g、当归 100g、决明子 100g、青皮 100g、蜂蜜 500g。

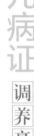

中医
小儿病证
调养膏方

【图解】

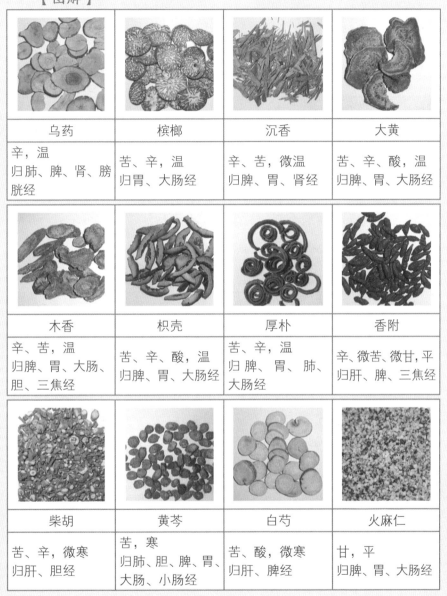

乌药	槟榔	沉香	大黄
辛，温 归肺、脾、肾、膀胱经	苦、辛，温 归胃、大肠经	辛、苦，微温 归脾、胃、肾经	苦、辛、酸，温 归脾、胃、大肠经
木香	枳壳	厚朴	香附
辛、苦，温 归脾、胃、大肠、胆、三焦经	苦、辛、酸，温 归脾、胃、大肠经	苦、辛，温 归脾、胃、肺、大肠经	辛、微苦、微甘，平 归肝、脾、三焦经
柴胡	黄芩	白芍	火麻仁
苦、辛，微寒 归肝、胆经	苦，寒 归肺、胆、脾、胃、大肠、小肠经	苦、酸，微寒 归肝、脾经	甘，平 归脾、胃、大肠经

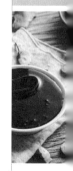

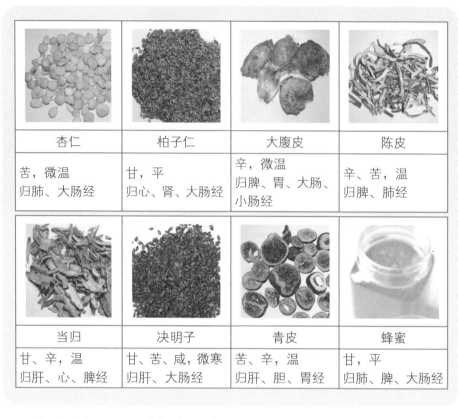

杏仁	柏子仁	大腹皮	陈皮
苦，微温 归肺、大肠经	甘，平 归心、肾、大肠经	辛，微温 归脾、胃、大肠、小肠经	辛、苦，温 归脾、肺经

当归	决明子	青皮	蜂蜜
甘、辛，温 归肝、心、脾经	甘、苦、咸，微寒 归肝、大肠经	苦、辛，温 归肝、胆、胃经	甘，平 归肺、脾、大肠经

【制法】 以上药加水煎煮 3 次，滤汁去渣，合并滤液，加热浓缩为清膏，再加蜂蜜 500g，收膏即成。

【用法】 每次 15 ～ 20g，每日 2 次，开水调服。

膏方二

【来源】 《实用膏方》。

【组成】 木香 135g、乌药 180g、厚朴 150g、香附 120g、熟大黄 90g、槟榔 135g、枳实 150g、柴胡 120g、莱菔子 120g、炙杷叶 120g、黄芩 120g、白芍 90g、桃仁 150g、白蜜 1000g。

【图解】

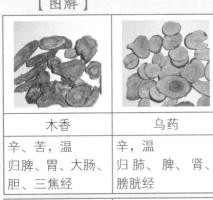 木香	乌药	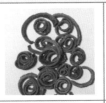 厚朴	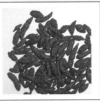 香附
辛、苦，温 归脾、胃、大肠、胆、三焦经	辛，温 归肺、脾、肾、膀胱经	苦、辛，温 归脾、胃、肺、大肠经	辛、苦，温 归脾、胃、大肠、胆、三焦经

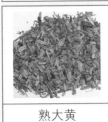 熟大黄	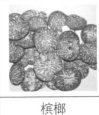 槟榔	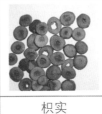 枳实	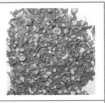 柴胡
苦、辛、酸，温 归脾、胃、大肠经	苦、辛、温 归胃、大肠经	苦、辛、酸，微寒 归脾、胃、大肠经	苦、辛，微寒 归肝、胆经

莱菔子	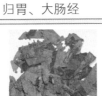 炙杷叶	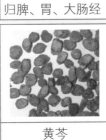 黄芩	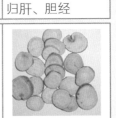 白芍
辛、甘，平 归肺、脾、胃经	苦，微寒 归肺、胃经	苦，寒 归肺、胆、脾、胃、大肠、小肠经	苦，寒 归肺、胆、脾、胃、大肠、小肠经

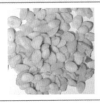 桃仁
苦、甘，平归心、肝、大肠经

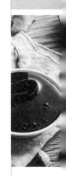

【制法】　以上各药煎汁去渣过滤，加热浓缩，收清膏。每500g清膏，兑白蜜1000g，收膏装瓶。

【用法】　每次服30g，白开水冲服。

【注意】　体虚无积滞者不宜服用。

（四）气虚便秘

【症候】　时有便意，大便不干燥，仍努挣难下，排便时汗出气短，便后神疲乏力，面色少华，舌淡苔薄，脉虚弱，指纹淡红。

【辨证要点】　时有便意，大便不干，努挣难下，神疲乏力。

【治法】　益气润肠通便。

【主方】　黄芪汤《金匮翼》加减。

膏方一

【来源】　《石学敏中医技法临证精讲丛书·石学敏膏方临证精讲》。

【组成】　黄芪200g、党参200g、白术200g、茯苓150g、火麻仁150g、郁李仁150g、桃仁100g、炒杏仁100g、槟榔100g、枳实150g、厚朴100g、谷芽100g、陈皮100g、生甘草50g、阿胶150g、蜂蜜500g。

【图解】

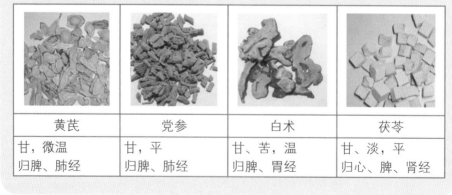

黄芪	党参	白术	茯苓
甘，微温 归脾、肺经	甘，平 归脾、肺经	甘、苦，温 归脾、胃经	甘、淡，平 归心、脾、肾经

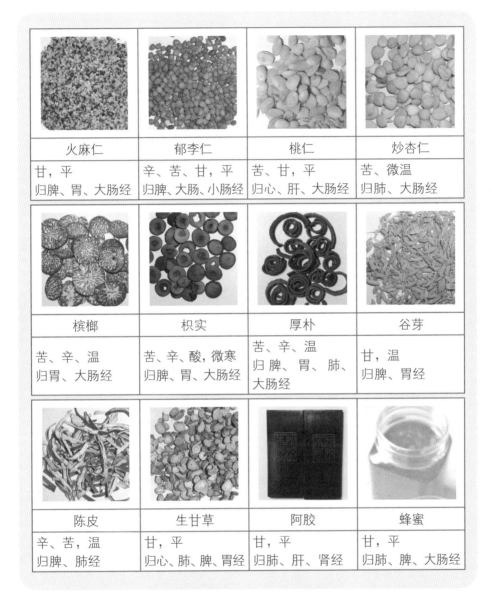

火麻仁	郁李仁	桃仁	炒杏仁
甘，平 归脾、胃、大肠经	辛、苦、甘，平 归脾、大肠、小肠经	苦、甘，平 归心、肝、大肠经	苦、微温 归肺、大肠经
槟榔	枳实	厚朴	谷芽
苦、辛、温 归胃、大肠经	苦、辛、酸，微寒 归脾、胃、大肠经	苦、辛、温 归脾、胃、肺、大肠经	甘，温 归脾、胃经
陈皮	生甘草	阿胶	蜂蜜
辛、苦，温 归脾、肺经	甘，平 归心、肺、脾、胃经	甘，平 归肺、肝、肾经	甘，平 归肺、脾、大肠经

【制法】 以上药除阿胶外，其余药物加水煎 3 次，滤汁去渣，合并滤液，加热浓缩为清膏，再将阿胶加适量黄酒浸泡后隔水炖烊，冲入清膏和匀，最后加蜂蜜 500g，收膏即成。

【用法】 每次 15 ～ 20g，每日 2 次，开水调服。

膏方二

【来源】 《实用膏方》姚卫海。

【组成】 黄芪 225g、火麻仁 200g、陈皮 90g、白术 100g、枸杞子 100g、当归 150g、生地 150g、党参 180g、麦冬 150g、鸡内金 100g、柴胡 100g、山药 150g、炙甘草 100g、五味子 100g、升麻 100g、白蜜 1 000g。

【图解】

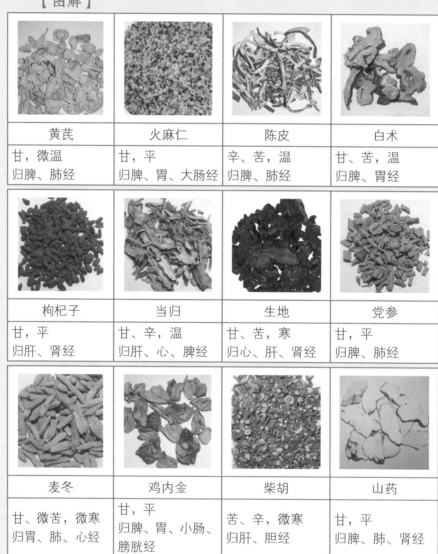

黄芪	火麻仁	陈皮	白术
甘，微温 归脾、肺经	甘，平 归脾、胃、大肠经	辛、苦，温 归脾、肺经	甘、苦，温 归脾、胃经
枸杞子	当归	生地	党参
甘，平 归肝、肾经	甘、辛，温 归肝、心、脾经	甘、苦，寒 归心、肝、肾经	甘，平 归脾、肺经
麦冬	鸡内金	柴胡	山药
甘、微苦，微寒 归胃、肺、心经	甘，平 归脾、胃、小肠、膀胱经	苦、辛，微寒 归肝、胆经	甘，平 归脾、肺、肾经

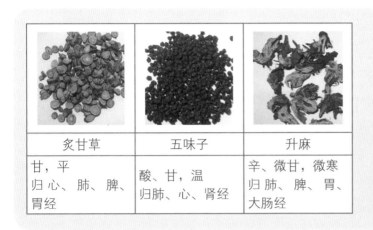

炙甘草	五味子	升麻
甘，平 归心、肺、脾、胃经	酸、甘，温 归肺、心、肾经	辛、微甘，微寒 归肺、脾、胃、大肠经

【制法】 以上各药煎汁去渣过滤，收清膏。每清膏 500g，兑白蜜 1 000g，收膏装瓶。

【用法】 每次服 30g，白开水冲服。

膏方三：芪香蜜膏

【来源】 《疾病食疗方》。

【组成】 黄芪 300g、木香 45g、蜂蜜适量。

【图解】

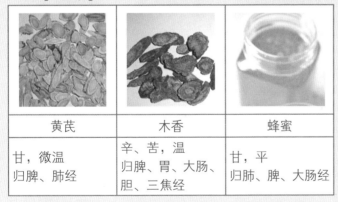

黄芪	木香	蜂蜜
甘，微温 归脾、肺经	辛、苦，温 归脾、胃、大肠、胆、三焦经	甘，平 归肺、脾、大肠经

【制法】 将诸药择净，研细，水煎 3 次，三液合并，文火浓缩，加入倍量蜂蜜煮沸收膏即成。

【用法】 每次 20mL，每日 2 次，温开水适量送服。

（五）血虚便秘

【症候】　大便干结，艰涩难下，面白无华，唇甲色淡，心悸目眩，舌质淡嫩，苔薄白，脉细弱，指纹淡。

【辨证要点】　大便干结，艰涩难下，面白无华，唇甲色淡。

【治法】　养血润肠通便。

【主方】　润肠丸《沈氏尊生方》加减。

膏方一

【来源】　《石学敏中医技法临证精讲丛书·石学敏膏方临证精讲》。

【组成】　当归150g、火麻仁200g、生地200g、白芍150g、黄芪100g、天冬200，麦冬200g、何首乌200g、玄参150g、石斛150g、枳壳100g、陈皮60g、厚朴90g、谷芽100g、炙甘草50g、阿胶200g、蜂蜜500g。

【图解】

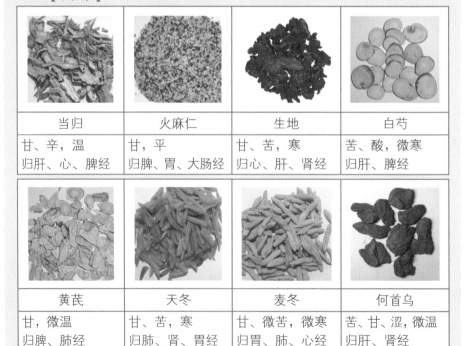

当归	火麻仁	生地	白芍
甘、辛，温 归肝、心、脾经	甘，平 归脾、胃、大肠经	甘、苦，寒 归心、肝、肾经	苦、酸，微寒 归肝、脾经
黄芪	天冬	麦冬	何首乌
甘，微温 归脾、肺经	甘、苦，寒 归肺、肾、胃经	甘、微苦，微寒 归胃、肺、心经	苦、甘、涩，微温 归肝、肾经

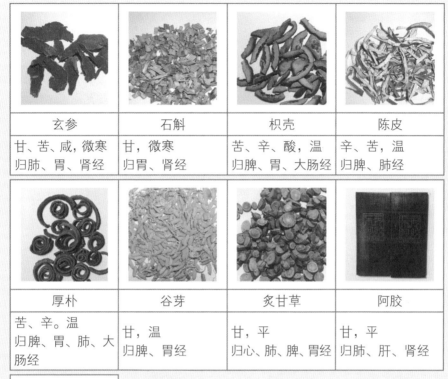

玄参	石斛	枳壳	陈皮
甘、苦、咸，微寒 归肺、胃、肾经	甘，微寒 归胃、肾经	苦、辛、酸，温 归脾、胃、大肠经	辛、苦，温 归脾、肺经
厚朴	谷芽	炙甘草	阿胶
苦、辛。温 归脾、胃、肺、大肠经	甘，温 归脾、胃经	甘，平 归心、肺、脾、胃经	甘，平 归肺、肝、肾经

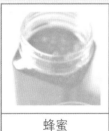

蜂蜜

甘，平
归肺、脾、大肠经

【制法】 以上药除阿胶外，其余药物加水煎 3 次，滤汁去渣，合并滤液，加热浓缩为清膏，再将阿胶加适量黄酒浸泡后隔水炖烊，冲入清膏和匀，最后加蜂蜜 500g，收膏即成。

【用法】 每次 15 ~ 20g，每日 2 次，开水调服。

【来源】 《实用膏方》。

【组成】 当归240g、生地180g、火麻仁200g、桃仁150g、枳壳150g、玄参150g、何首乌150g、枸杞子100g、白术100g、党参100g、黄芪120g、鸡内金100g、陈皮60g、杏仁100g、白蜜1000g。

【图解】

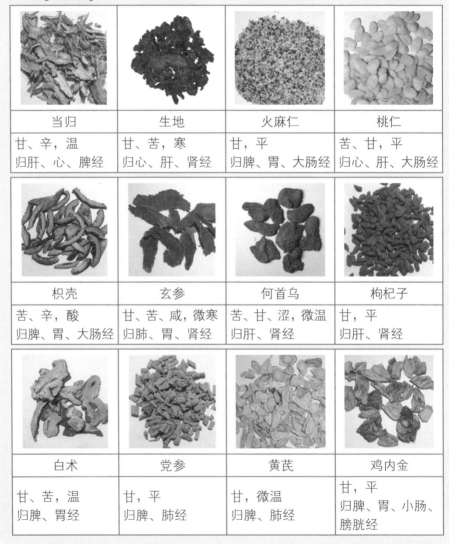

当归	生地	火麻仁	桃仁
甘、辛，温 归肝、心、脾经	甘、苦，寒 归心、肝、肾经	甘，平 归脾、胃、大肠经	苦、甘，平 归心、肝、大肠经
枳壳	玄参	何首乌	枸杞子
苦、辛，酸 归脾、胃、大肠经	甘、苦、咸，微寒 归肺、胃、肾经	苦、甘、涩，微温 归肝、肾经	甘，平 归肝、肾经
白术	党参	黄芪	鸡内金
甘、苦，温 归脾、胃经	甘，平 归脾、肺经	甘，微温 归脾、肺经	甘，平 归脾、胃、小肠、膀胱经

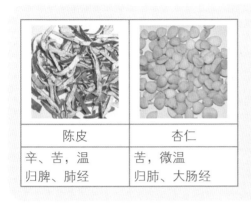

陈皮	杏仁
辛、苦，温 归脾、肺经	苦，微温 归肺、大肠经

【制法】 以上各药煎汁去渣过滤，收清膏。每清膏 500g，兑白蜜 1 000g，收膏装瓶。

【用法】 每次服 30g，白开水冲服。

膏方三：蜜脂膏

【来源】 《医学集成》。

【组成】 当归 30g、杏仁 15g。

【图解】

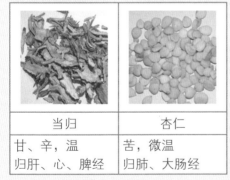

当归	杏仁
甘、辛，温 归肝、心、脾经	苦，微温 归肺、大肠经

【制法】 将诸药择净，水煎取汁，加蜂蜜、猪油、香麻油适量煮沸即可饮用。

【用法】 每次 20mL，每日 3 次。

1. 注意饮食调节，少食辛辣油腻，多食蔬菜、水果等富含膳食纤维的食物。

2. 增加体力活动，加强腹肌锻炼，避免久坐少动。应保持心情舒畅，戒忧思恼怒。

3. 培养小儿养成定时排便的习惯。

【重要提示】 儿童为"稚阴稚阳"之体，脾胃娇弱，本章节所引用部分膏方为成人使用剂量，儿童使用时；大黄酌情使用或减量。

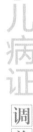

第四节　营养缺铁性贫血

营养性缺铁性贫血又名小细胞低色素性贫血，是小儿贫血中最常见的一种类型，因体内贮存铁的缺乏，使血红蛋白合成减少所致。该病多见于 6 个月至 3 岁的婴幼儿。临床以血清铁浓度、转铁蛋白饱和度和血清铁蛋白降低，采用铁剂治疗有效为特征，主要症状有皮肤黏膜苍白或萎黄、唇甲色淡、倦怠乏力、食欲不振等。轻、中度的营养性缺铁性贫血，一般预后较好；重度贫血或长期轻中度贫血，不仅影响儿童正常生长发育，还可使机体抗病能力下降，易罹患感染性疾病。营养性缺铁性贫血对患儿的智能、体格发育、免疫功能、消化吸收功能、神经系统等均有较大影响，严重危害小儿健康。我国卫生部（现更名为国家卫生健康委员会）将该病列为全国重点防治的儿科四大疾病之一。

一、临床表现

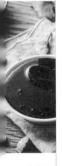

该病发病缓慢，其临床表现随病情的轻重而异。

1. 患儿一般表现为皮肤黏膜逐渐苍白，以口唇、口腔黏膜及甲床最为明显，神疲乏力，不爱活动，食欲减退。年长儿可诉头晕、眼前发黑、耳鸣等。

2. 出现髓外造血的表现，肝、脾可轻度肿大，年龄越小，病程越久，贫血越重者肝、脾肿大越明显。

3. 其他非造血系统症状，包括消化系统症状，例如食欲减退，少数有异食癖（如嗜食泥土、墙皮、煤渣等），呕吐、腹泻，口腔炎、舌炎或舌乳头萎缩，严重者可出现萎缩性胃炎或吸收不良综合征；神经系统症状，例如烦躁不安或萎靡不振，精神不集中、记忆力减退，智力低于同龄儿；心血管系统症状，如明显贫血时可出现心率增快，严重者会出现心脏扩大甚至发生心力衰竭；其他症状还包括因细胞免疫功能降低而出现感染，以及可因上皮组织异常而出现反甲。

二、实验室检查

1. 外周血象。血红蛋白降低比红细胞计数减少明显，呈小细胞低色素性贫血。外周血涂片可见红细胞大小不等，以小细胞为多，中央淡染区扩大。网织红细胞数正常或轻度减少。白细胞、血小板计数一般无改变，个别极严重者可有血小板减少。

2. 骨髓象。骨髓象显示增生活跃，以中、晚幼红细胞增生为主。各期红细胞均较小，胞浆少，染色偏蓝，显示胞浆成熟程度落后于胞核。粒细胞和巨核细胞系一般无明显异常。

3. 血清铁蛋白。血清铁蛋白可较敏感地反映体内铁储存情况，其在缺铁的铁减少期即已降低，在红细胞生成缺铁期和缺铁性贫血期降低更明显，因而是诊断缺铁的铁减少期的敏感指标。

4. 红细胞游离原卟啉。红细胞内缺铁时红细胞游离原卟啉（free erythroeyte protoporphyfin, FEP）不能完全与铁结合成血红素，血红素减少又反馈性地使 FEP 合成增多，未被利用的 FEP 在红细胞内堆积，导致 FEP 值增高。FEP 值增高还见于铅中毒、慢性炎症和先天性原卟啉增多症。

5. 血清铁、总铁结合力和转铁蛋白饱和度。这 3 项检查可反映血浆中的铁含量，通常在缺铁性贫血期才出现异常，即血清铁和转铁蛋白饱和度降低，总铁结合力（total iron binding capacity，TIBC）升高。

6. 骨髓可染铁。骨髓涂片用普鲁士蓝染色镜检查，缺铁时细胞外铁减少。

7. 血清转铁蛋白受体。血清转铁蛋白受体是近年来用于诊断缺铁性贫血的一项新指标。只有当铁缺乏成为主要原因时，血清转铁蛋白受体才升高，而慢性病引起的贫血，血清转铁蛋白受体降低。如果计算血清转铁蛋白受体与血清铁蛋白的比值，比值增高可提高诊断缺铁的敏感性，对鉴别缺铁性贫血与慢性病引起的贫血更有价值。

三、辨证膏方

该病总由脏腑虚损所致，《素问·阴阳应象大论篇》："因其衰而彰之,形不足者温之以气,精不足者补之以味。""治病必求于本。"《素问·三部九候论篇》："虚则补之"《素问·至真要大论篇》"劳者温之""损者温之"古代中医这些论述为营养性缺铁性贫血遣方用药确立了总的治疗原则。故治疗当补气生血为原则，病属虚证，主要涉及心、肝、脾、肾四脏之虚，尤以脾胃虚弱最为重要，治疗尤当注意健脾开胃，益气养血。盖脾胃为后天之本，气血生化之源，脾健胃和，纳食增多，化源充盈，则贫血自能改善和痊愈。临证时，尚须结合他脏虚损情况，灵活施以养心安神、滋养肝肾、温补脾肾等法。

（一）脾胃虚弱症

【症候】 面黄少华或淡白，食欲不振，神倦乏力，或有腹泻便溏。唇舌色淡，苔薄，脉弱。

【治法】　健运脾胃，益气养血。

膏方一：两仪膏

【来源】　《景岳全书》（张仲景）。

【组方】　人参 250g、熟地 500g、蜂蜜 300g。

【图解】

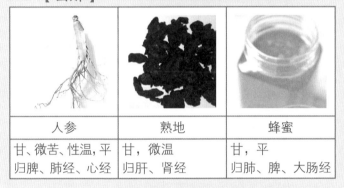

人参	熟地	蜂蜜
甘、微苦、性温，平 归脾、肺经、心经	甘，微温 归肝、肾经	甘，平 归肺、脾、大肠经

【制法】　以上药浓煎，以蜂蜜 300g 收膏。

【功效】　补中益气，滋阴补血。

【用法】　每服 15～30 克，日服 1～2 次，温水冲服。

【注意事项】　服药期间，应忌食生冷、油腻、辛辣等不易消化及有特殊刺激性的食物等。新近患有感冒、咳嗽之人，宜暂时停服。

膏方二：参芪归胶膏

【来源】　宁波市北仑区中医院。

【组方】　炙黄芪 80g、阿胶 50g、党参 50g、白术 50g、冰糖 50g、当归 30g、熟地 20g、鹿角 20g、陈皮 20g、枸杞子 20g、鸡内金 30g、焦山楂 30g、大枣 5 枚。

【图解】

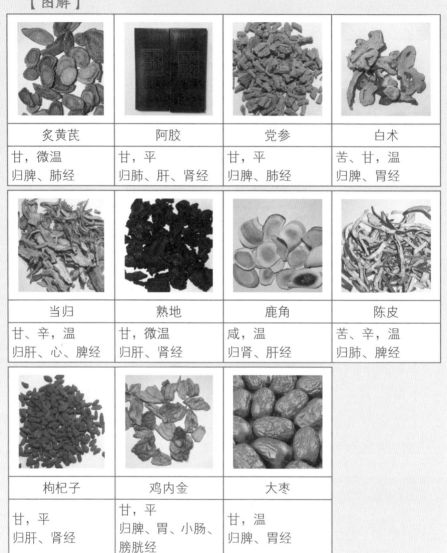

炙黄芪	阿胶	党参	白术
甘，微温 归脾、肺经	甘，平 归肺、肝、肾经	甘，平 归脾、肺经	苦、甘，温 归脾、胃经
当归	熟地	鹿角	陈皮
甘、辛，温 归肝、心、脾经	甘，微温 归肝、肾经	咸，温 归肾、肝经	苦、辛，温 归肺、脾经
枸杞子	鸡内金	大枣	
甘，平 归肝、肾经	甘，平 归脾、胃、小肠、膀胱经	甘，温 归脾、胃经	

【制法】 诸药加水 700mL，采用文火煎煮 1h，取汁 500mL，并加入阿胶及冰糖，然后让其自然成膏状，并放置于冰箱中保存。

【功效】 益气健脾养血。

【用法】 1 ~ 3 岁，5g/ 次；4 ~ 6 岁，10g/ 次；＞6 岁，20 g/ 次，每日 3 次，以温水冲服。

【注意事项】 服药期间，应忌食生冷、油腻、辛辣等不易消化及有特殊刺激性的食物等。新近患有感冒、咳嗽之人，宜暂时停服。

（二）心脾两虚症

【症候】 面色萎黄或淡白，发焦易脱，倦怠无力，食少纳呆，心悸气短，头晕，口唇黏膜苍白，爪甲色淡。舌质淡胖，苔薄，脉虚细。

【治法】 补脾养心，益气生血。

膏方一：益康膏

【来源】 四川省内江市中医院经验方。

【组方】 黄芪80g、炒白术80g、防风40g、桂枝20g、太子参60g、山药50g、茯苓30g、黄精30g、紫河车50g、白芍30g、补骨脂30g、仙灵脾25g、当归20g、五味子20g、菟丝子30g、鹿角胶30g、浮小麦30g、牡蛎30g。

【图解】

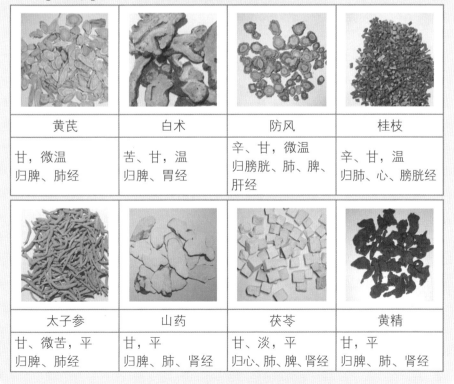

黄芪	白术	防风	桂枝
甘，微温 归脾、肺经	苦、甘，温 归脾、胃经	辛、甘，微温 归膀胱、肺、脾、肝经	辛、甘，温 归肺、心、膀胱经

太子参	山药	茯苓	黄精
甘、微苦，平 归脾、肺经	甘，平 归脾、肺、肾经	甘、淡，平 归心、肺、脾、肾经	甘，平 归脾、肺、肾经

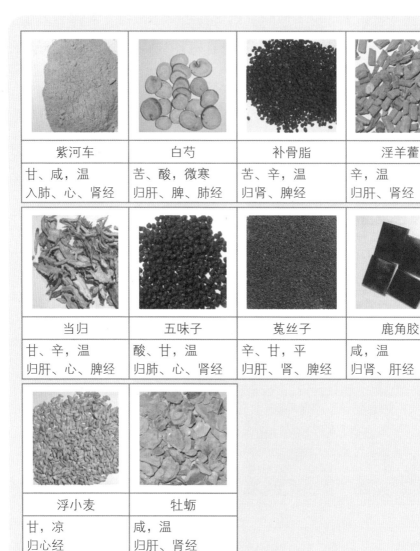

紫河车	白芍	补骨脂	淫羊藿
甘、咸，温 入肺、心、肾经	苦、酸，微寒 归肝、脾、肺经	苦、辛，温 归肾、脾经	辛，温 归肝、肾经
当归	五味子	菟丝子	鹿角胶
甘、辛，温 归肝、心、脾经	酸、甘，温 归肺、心、肾经	辛、甘，平 归肝、肾、脾经	咸，温 归肾、肝经
浮小麦	牡蛎		
甘，凉 归心经	咸，温 归肝、肾经		

【功效】　补益气血，养心健脾补肺。

【制法】　将紫河车打成粉末，鹿角胶用黄酒烊化，其余药浸泡 3 小时，连续熬 3 次，每次熬 40 分钟，3 次熬好的药加上紫河车粉和烊化后的鹿角胶，加入蜂蜜收方备用。

【用法】　每日早晚空腹服 1 次，每次 1 勺，20 天为 1 个疗程。

【注意事项】　服药期间，应忌食生冷、油腻、辛辣等不易消化及有特殊刺激性的食物等。新近患有感冒、咳嗽之人，宜暂时停服。

膏方二：岭南健脾生髓膏

【来源】　广州中医药大学第一附属医院临床经验方。

【组方】　龟板 200g、鳖甲 200g、鹿角霜 150g、党参 150g、枸杞 150g、黄精 150g、女贞子 200g、旱莲草 200g、陈皮 100g。

【图解】

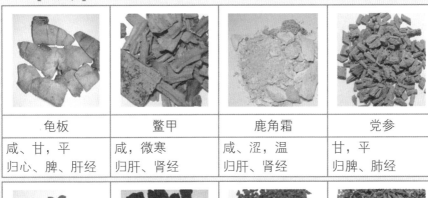

龟板	鳖甲	鹿角霜	党参
咸、甘，平 归心、脾、肝经	咸，微寒 归肝、肾经	咸、涩，温 归肝、肾经	甘，平 归脾、肺经
枸杞	黄精	女贞子	旱莲草
甘，平 归肝、肾经	甘，平 归脾、肺、肾经	甘、苦，凉 归肝、肾经	甘、酸，凉 归肝、肾经

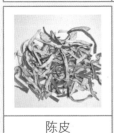

陈皮
苦、辛，性温 归肺、脾经

【功效】　健脾益气，理气消导，填精益髓。

【制法】　上药加水共煎，去渣浓缩，后加入饴糖收膏备用。

【用法】　每次20g，每日3次，开水冲服。

【注意事项】　服药期间，应忌食生冷、油腻、辛辣等不易消化及有特殊刺激性的食物等。新近患有感冒、咳嗽之人，宜暂时停服。

（三）肝肾阴虚症

【症候】　两颧嫩红，目眩耳鸣，腰腿酸软，潮热盗汗，口舌干燥，指甲枯脆，肌肤不泽。舌红，少苔，脉细数。

【治法】　滋养肝肾，益精生血。

膏方一：益肾养血扶正膏

【来源】　宜昌市中医医院院内制剂。

【组方】　黄芪250g、何首乌250g、当归150g、枸杞150g、益母草150g、川芎150g、炙甘草100g、鹿角胶100g、龟胶100g、阿胶200g、蜂蜜500g。

【图解】

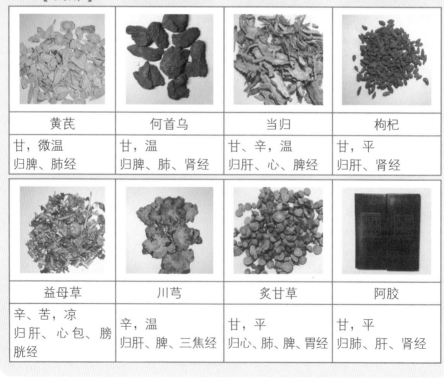

黄芪	何首乌	当归	枸杞
甘，微温 归脾、肺经	甘，温 归脾、肺、肾经	甘、辛，温 归肝、心、脾经	甘，平 归肝、肾经

益母草	川芎	炙甘草	阿胶
辛、苦，凉 归肝、心包、膀胱经	辛，温 归肝、脾、三焦经	甘，平 归心、肺、脾、胃经	甘，平 归肺、肝、肾经

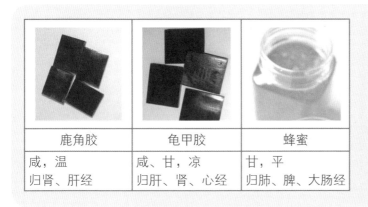

鹿角胶	龟甲胶	蜂蜜
咸，温 归肾、肝经	咸、甘，凉 归肝、肾、心经	甘，平 归肺、脾、大肠经

【功效】 益肾养精，补血活血。

【制法】 以上药共煎，去渣浓缩，后加入鹿角胶、龟胶、阿胶、蜂蜜收膏。

【用法】 每次 15mL，每日 3 次，口服，疗程 8 周。

【注意事项】 服药期间，应忌食生冷、油腻、辛辣等不易消化及有特殊刺激性的食物等。新近患有感冒、咳嗽之人，宜暂时停服。

膏方二：身健膏加减

【来源】 河南省内乡县人民院院内制剂。

【组方】 当归 2000g、黄芪 1000g、山萸肉 1000g、党参 300g、阿胶 500g、熟地 300g、枸杞 500g、女贞子 500g。

【图解】

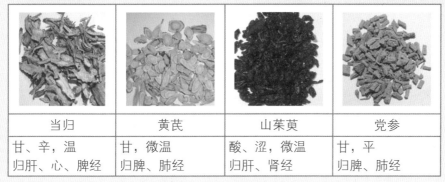

当归	黄芪	山茱萸	党参
甘、辛，温 归肝、心、脾经	甘，微温 归脾、肺经	酸、涩，微温 归肝、肾经	甘，平 归脾、肺经

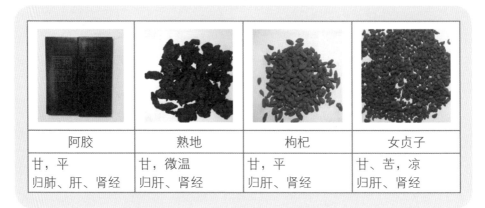

阿胶	熟地	枸杞	女贞子
甘，平 归肺、肝、肾经	甘，微温 归肝、肾经	甘，平 归肝、肾经	甘、苦，凉 归肝、肾经

【功效】 滋阴补肾，益气养血。

【制法】 全部药物煮沸至膏状。

【用法】 饭后服，每次 10g，每日 3 次，15 日为 1 个疗程。

【注意事项】 适用于 7 岁以上患儿。服药期间，应忌食生冷、油腻、辛辣等不易消化及有特殊刺激性的食物等。新近患有感冒、咳嗽之人，宜暂时停服。

（四）脾肾阳虚症

【症候】 面色、口唇淡白，畏寒肢冷，食少便溏，消瘦或浮肿，自汗神疲。舌质淡胖，脉沉细。

【治法】 温补脾肾，益阴养血。

膏方一：健脾益肾膏

【来源】 《中医膏方指南》（汪文娟）。

【组成】 生地 150g、熟地 150g、茯苓 300g、泽泻 150g、山药 300g、山茱萸 300g、菟丝子 150g、党参 150g、川牛膝 150g、车前子 300g、黄芪 300g、白术 150g、益母草 300g、丹参 150g、炙甘草 300g、阿胶 100g、龟板胶 200g、蜂蜜 300g。

【图解】

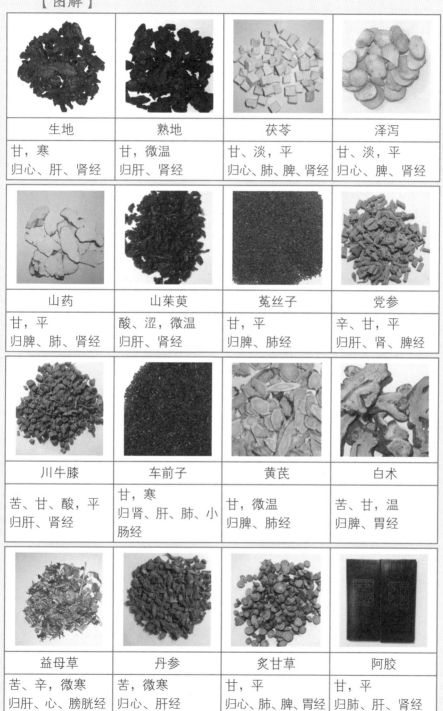

生地	熟地	茯苓	泽泻
甘，寒 归心、肝、肾经	甘，微温 归肝、肾经	甘、淡，平 归心、肺、脾、肾经	甘、淡，平 归心、脾、肾经

山药	山茱萸	菟丝子	党参
甘，平 归脾、肺、肾经	酸、涩，微温 归肝、肾经	甘，平 归脾、肺经	辛、甘，平 归肝、肾、脾经

川牛膝	车前子	黄芪	白术
苦、甘、酸，平 归肝、肾经	甘，寒 归肾、肝、肺、小肠经	甘，微温 归脾、肺经	苦、甘，温 归脾、胃经

益母草	丹参	炙甘草	阿胶
苦、辛，微寒 归肝、心、膀胱经	苦，微寒 归心、肝经	甘，平 归心、肺、脾、胃经	甘，平 归肺、肝、肾经

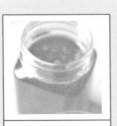

蜂蜜

甘，平
归肺、脾、大肠经

【制法】 以上药除阿胶、龟板胶外，余药加水煎煮3次，滤汁去渣，合并3次滤液，加热浓缩成清膏，再将阿胶、龟板胶加适量黄酒浸泡后隔水炖烊，冲入清膏和匀，然后加蜂蜜300g收膏即成；收贮备用。

【功效】 健脾益肾、养血活血。

【用法】 口服。每次服15～30g，每日服2次，开水调服。

【注意事项】 服药期间，应忌食生冷、油腻、辛辣等不易消化及有特殊刺激性的食物等。新近患有感冒、咳嗽之人；宜暂时停服。

膏方二：温肾补脾生血膏

【来源】 南京中医药大学临床经验方。

【组方】 菟丝子400g、肉苁蓉400g、巴戟天400g、白术400g、茯苓300g、党参300g、黄芪600g、当归600g、酸枣仁300g、炙甘草100g、陈皮300g、法半夏300g、砂仁100g、蜂蜜300g。

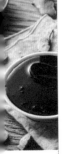

【图解】

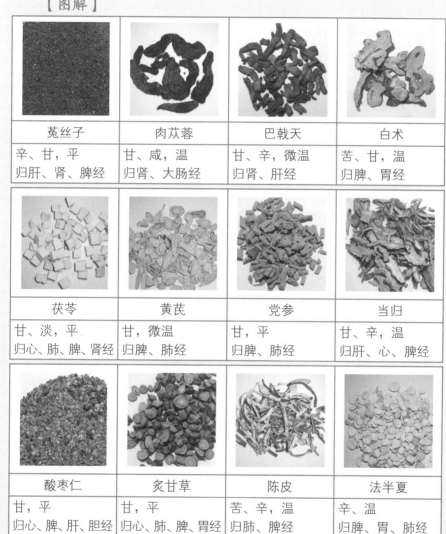

菟丝子	肉苁蓉	巴戟天	白术
辛、甘，平 归肝、肾、脾经	甘、咸，温 归肾、大肠经	甘、辛，微温 归肾、肝经	苦、甘，温 归脾、胃经
茯苓	黄芪	党参	当归
甘、淡，平 归心、肺、脾、肾经	甘，微温 归脾、肺经	甘，平 归脾、肺经	甘、辛，温 归肝、心、脾经
酸枣仁	炙甘草	陈皮	法半夏
甘，平 归心、脾、肝、胆经	甘，平 归心、肺、脾、胃经	苦、辛，温 归肺、脾经	辛，温 归脾、胃、肺经
砂仁	蜂蜜		
辛，温 归脾、胃、肾经	甘，平 归肺、脾、大肠经		

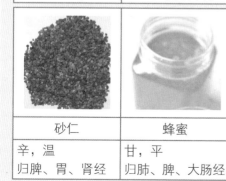

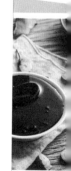

【制法】 以上药加水煎煮3次，滤汁去渣，合并滤液，加热浓缩成膏，最后加蜂蜜300g收膏即可。

【功效】 温肾补脾，补气生血。

【用法】 每次1匙，每日服用2次，12周为1个疗程。

【注意事项】 服药期间，应忌食生冷、油腻、辛辣等不易消化及有特殊刺激性的食物等。新近患有感冒、咳嗽之人，宜暂时停服。

膏方三：补肾阳膏

【来源】 山东中医药大学附属医院临床经验方。

【组方】 鹿角霜300g、补骨脂200g、骨碎补200g、肉苁蓉200g、菟丝子200g、巴戟天100g、墨旱莲150g、女贞子150g、肉桂20g、茯神100g、茯苓200g、白术150g、山药200g、白芍200g、天冬150g、麦冬150g、熟地200g、丹皮100g、泽泻100g、山茱萸200g、连翘100g、砂仁30g、山楂60g、神曲60g、麦芽60g。

【图解】

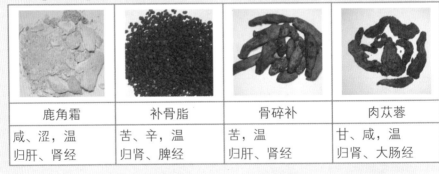

鹿角霜	补骨脂	骨碎补	肉苁蓉
咸、涩，温 归肝、肾经	苦、辛，温 归肾、脾经	苦，温 归肝、肾经	甘、咸，温 归肾、大肠经

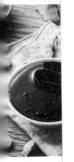

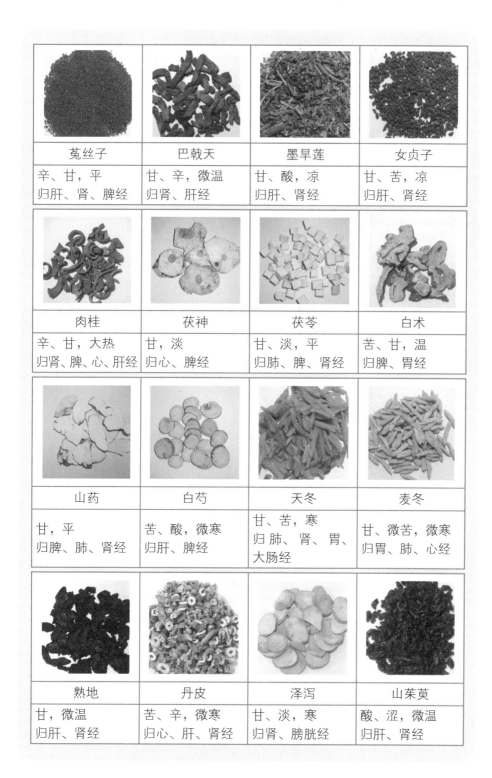

菟丝子	巴戟天	墨旱莲	女贞子
辛、甘，平 归肝、肾、脾经	甘、辛，微温 归肾、肝经	甘、酸，凉 归肝、肾经	甘、苦，凉 归肝、肾经
肉桂	茯神	茯苓	白术
辛、甘，大热 归肾、脾、心、肝经	甘、淡 归心、脾经	甘、淡，平 归肺、脾、肾经	苦、甘，温 归脾、胃经
山药	白芍	天冬	麦冬
甘，平 归脾、肺、肾经	苦、酸，微寒 归肝、脾经	甘、苦，寒 归肺、肾、胃、大肠经	甘、微苦，微寒 归胃、肺、心经
熟地	丹皮	泽泻	山茱萸
甘，微温 归肝、肾经	苦、辛，微寒 归心、肝、肾经	甘、淡，寒 归肾、膀胱经	酸、涩，微温 归肝、肾经

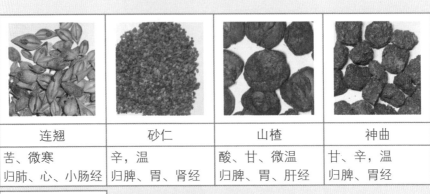

连翘	砂仁	山楂	神曲
苦、微寒 归肺、心、小肠经	辛，温 归脾、胃、肾经	酸、甘、微温 归脾、胃、肝经	甘、辛，温 归脾、胃经

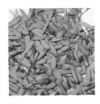

麦芽
甘，平 归脾、胃经

【制法】　以上药加水煎煮，滤汁去渣，加热浓缩成膏，最后加饴糖 400g 收膏。

【功效】　温肾助阳、填精益髓。

【用法】　每次 1 匙，每日服用 2 次。

【注意事项】　服药期间，应忌食生冷、油腻、辛辣等不易消化及有特殊刺激性的食物等。新近患有感冒、咳嗽之人，宜暂时停服。

第五节　复发性口疮

复发性口疮是一种反复发作、孤立的圆形或椭圆形小溃疡，以口腔黏膜病损、充血和疼痛为特征，好发于口腔黏膜上皮未显角化或角化较差的区域，如上下唇内侧、舌边缘、颊黏膜、口底黏膜等处，具有周期性反复发作的特点。西医学称为复发性阿弗他溃疡（RAU）。该病由于病因和发病机制不明，目前西医尚无特效疗法。我国医学认为复发性口疮与平素饮食不节、内伤七情、劳倦久伤、思虑过度等有关，其病因复杂，与脏腑经络关系密切。该病属中医"口疮""口疡""舌疮"等范畴。

一、临床表现及诊断

一般表现为反复发作的圆形或椭圆形溃疡，具有"黄、红、凹、痛"的临床特征，即溃疡表面覆盖黄色假膜、周围有红晕带、中央凹陷、疼痛明显。溃疡的发作周期长短不一，可分为发作期（前驱期、溃疡期）、愈合期、间歇期，且具有不治自愈的自限性。根据临床特征，可分为轻型、重型及疱疹型 3 种，见表 3-1。

表 3-1　各型 RAU 型的临床特征

RAU 分型	大小（mm）	个数	持续时间（d）	形成瘢痕	构成比（%）
轻型	5 ~ 10	< 10	10 ~ 14	否	75 ~ 85
重型	> 10	≥ 1	> 14，可 1 ~ 2 个月或更长	是	10 ~ 15
疱疹型	< 5	> 10	10 ~ 14	否	5 ~ 10

由于复发性口疮没有特异性的实验室检测指标，因此复发性口疮的诊断主要以病史特点（复发性、周期性、自限性）及临床特征（黄、红、凹、痛）为依据，一般不需要进行特殊的实验室检查。

二、辨证膏方

《圣济总录》曰："口疮者心脾有热，气冲上焦，重发口舌故作疮也。"《内经》曰："诸痛痒疮，皆属于心。"脾开窍于口，上唇属脾，下唇属肾，舌为心之苗，心开窍于舌，舌尖属心肺，舌

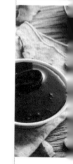

背中央属脾胃，边缘属肝胆，舌根属肾，颊及齿龈属胃与大肠经，故口疮与心、脾、胃、肝、肾诸脏腑密切相关。《寿世保元·口舌》曰："口疮，连年不愈者，此虚火也。阴津亏虚，虚火上炎，或因阳虚致无根之火上浮，腐蚀肌膜而溃烂。"

口疮病机变化总离不开"火"，或为实火，或为虚火，虚火之中可以是阴虚火旺，也可以是虚阳上越。在辨证上要首先分清虚证实证，既要注意病人禀赋素质，又要看病人的局部病损。在治疗中应注意标本缓急，如为虚火型，本虚标实，若邪盛明显时，就不应见虚就补，可以先清后补，或攻补结合。实火型以清为主，但应注意不宜一清到底，后期可以调理为主。虚证口疮往往此起彼伏，缠绵难愈，愈后常反复发作，可以迁延反复数十年，亦可过一段时间后又行复发。亦有不少患者病情随病程的加长而逐渐加重。所以在治疗上要坚持相当长一段时间，要注意巩固疗效，不可见口疮愈合即停止治疗，以免前功尽弃。治疗应随证加减，既不要频换方药，亦不要固执一方，要正确分析处理全身和局部病损的关系。病损局部治疗亦不可缺少，使药物直接作用于病损局部，充分发挥药效，有利于缓解疼痛和促进疮面愈合。

各型口疮可以相互转化，实火口疮可以转化为虚火口疮，虚火口疮可以转化为实火口疮。当实火口疮热毒未清，阴液又伤时，可以转变为虚火口疮。实火或阴虚火旺型口疮，在治疗上用苦寒清泻太过，削伐阳气，也可以变为阳虚口疮。所以在治疗过程中，要随时注意病情的变化，及时纠正治则治法。

随着发作期症状缓解，本病转为病程迁延的间歇期阶段。患病日久，由于外邪犯胃（如药物、饮酒等）、饮食不节、情志不畅、劳倦所伤等原因损伤脾胃。脾胃为后天之本、气血生化之源，脾胃虚弱，则脏腑经络得不到充分濡养灌溉，导致络脉气血不足。络脉虚损，进一步加重热毒、湿热、虚火、血瘀等诸邪瘀滞，导致"正虚邪恋"。病邪累及络脉日久，胶着聚积，凝聚为瘀毒、热毒或浊毒。

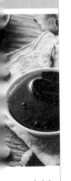

中医
小儿病证
调养膏方

这种毒邪难以经由脉络传输排出脉外，并上犯口舌，反复损伤口腔黏膜，成为该病反复发作、胶着难愈的重要病理因素。本期表现为"易滞易瘀、易出难入"的络病发病特征，以及瘀毒阻络的血分证特点，即叶天士所谓"久则血伤入络"。

故治疗应扶正与祛邪并用，阴阳气血同调。针对发作期和间歇期合理论治，其中，间歇期的治疗非常重要，是消除发病潜在因素、预防复发，继而达到根治的重要环节。

（一）阴虚火旺症

【症候】　口疮 1 ~ 2 个或 2 ~ 3 个，周围轻微充血，口内疼痛，口干，手足心热，乏力，舌红，苔少，脉细数。

【治法】　滋阴补肾。

膏方：六味地黄丸

【来源】　《寿世保元·口舌》（龚廷贤）（六味地黄丸出处《小儿药证直诀》）。

【组成】　熟地 160g、山茱萸 80g、牡丹皮 60g、山药80g、茯苓 60g、泽泻 60g、蜂蜜 500g。

【图解】

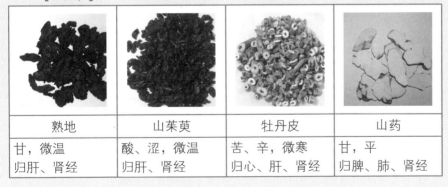

熟地	山茱萸	牡丹皮	山药
甘，微温 归肝、肾经	酸、涩，微温 归肝、肾经	苦、辛，微寒 归心、肝、肾经	甘，平 归脾、肺、肾经

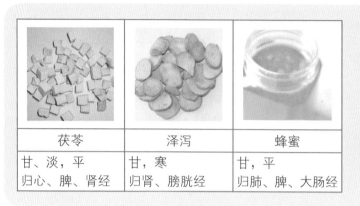

茯苓	泽泻	蜂蜜
甘、淡，平 归心、脾、肾经	甘，寒 归肾、膀胱经	甘，平 归肺、脾、大肠经

【制法】　加蜂蜜 500g 制膏。

【功效】　滋阴补肾。

【用法】　每次 10g，空腹含服或开水送下。

【注意事项】　脾虚泄泻者慎用。

（二）气血亏虚症

【症候】　口疮数量不多，周围黏膜不充血，口不渴，或伴畏寒，便溏，舌淡，苔薄白，脉细弱。

【治法】　温中祛寒，补气健脾。

膏方一：理中汤

【来源】　《景岳全书·卷之二十四心集·杂证谟·口舌·论证》（理中汤出处《伤寒论》）。

【组成】　人参、白术、干姜、炙甘草各 90g、蜂蜜 500g。

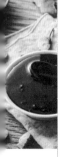

【图解】

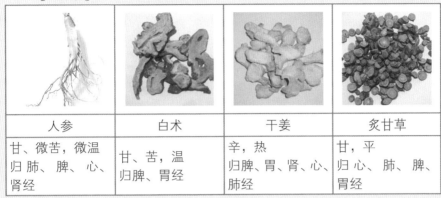

人参	白术	干姜	炙甘草
甘、微苦，微温 归肺、脾、心、肾经	甘、苦，温 归脾、胃经	辛，热 归脾、胃、肾、心、肺经	甘，平 归心、肺、脾、胃经

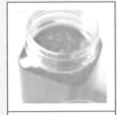

蜂蜜
甘，平 归肺、脾、大肠经

【制法】 加蜂蜜 500g 制膏。

【功效】 温中祛寒，补气健脾。

【用法】 每次 10g，空腹含服或开水送下。

【注意事项】 湿热内蕴或脾胃阴虚禁用。

膏方二：理阴煎

【来源】 《景岳全书·卷之二十四心集·杂证谟·口舌·论证》。

【组成】 熟地 30～60g、当归 15～21g、肉桂 30～60g、干姜（超黄）30～90g、炙甘草 30～60g、蜂蜜 500g。

【图解】

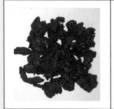	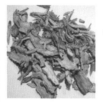	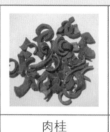	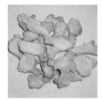
熟地	当归	肉桂	干姜
甘，微温 归肝、肾经	甘、辛，温 归肝、心、脾经	辛、甘，大热 归肾、心、脾、肝经	辛，热 归脾、胃、肾、心、肺经

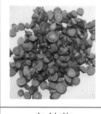	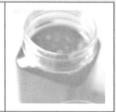
炙甘草	蜂蜜
甘，平 归心、肺、脾、胃经	甘，平 归肺、脾、大肠经

【制法】 加蜂蜜 500g 制膏。

【功效】 温阳健脾，益气生血。

【用法】 每次 10g，空腹含服或开水送下。

【注意事项】 阴虚发热及内热炽盛者忌用。

膏方三：补中益气汤

【来源】 《保婴撮要》（薛铠）、《寿世保元·口舌》（龚廷贤）（补中益气汤出处《内外伤辨惑论》）。

【组成】 黄芪 100g、白术 100g、陈皮 60g、升麻 30g、柴胡 65g、人参 75g、当归 50g、炙甘草 75g、生姜 10g、大枣 30 枚，蜂蜜 500g。

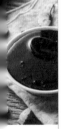

【图解】

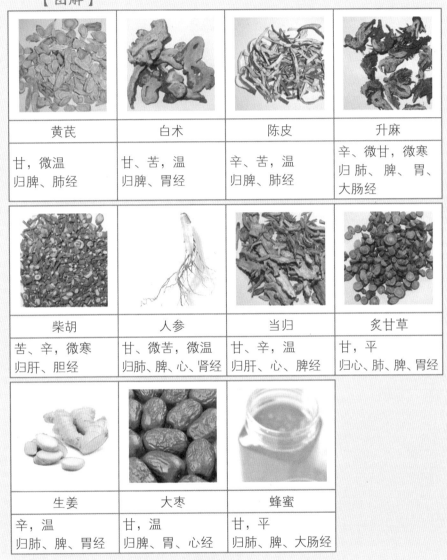

黄芪	白术	陈皮	升麻
甘，微温 归脾、肺经	甘、苦，温 归脾、胃经	辛、苦，温 归脾、肺经	辛、微甘，微寒 归肺、脾、胃、大肠经

柴胡	人参	当归	炙甘草
苦、辛，微寒 归肝、胆经	甘、微苦，微温 归肺、脾、心、肾经	甘、辛，温 归肝、心、脾经	甘，平 归心、肺、脾、胃经

生姜	大枣	蜂蜜
辛，温 归肺、脾、胃经	甘，温 归脾、胃、心经	甘，平 归肺、脾、大肠经

【制法】　加蜂蜜 500g 制膏。

【功效】　补中益气，升阳举陷。

【用法】　空腹时服用。

【注意事项】　阴虚发热及内热炽盛者忌用。

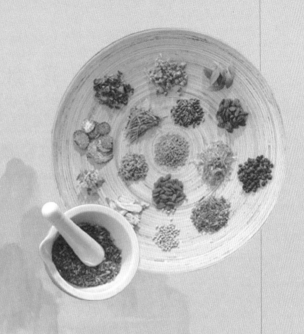

第四章

心肝系统病症

第一节 汗 症

汗症是指小儿由于阴阳失调、腠理不固，而致汗液外泄异常的一种病症。多发生于 5 岁以内的小儿。小儿由于形气未充、腠理稀薄，加之生机旺盛、清阳发越，在日常生活中，较成人更易出汗。小儿汗证，在西医学中常见于甲状腺功能亢进、自主神经功能紊乱、反复呼吸道感染、维生素 D 缺乏性佝偻病、结核病、风湿病等，应以原发病治疗为主。小儿汗证有虚实之分，临床常虚实夹杂。虚证常见表虚不固、营卫不和、气阴两虚；实证为心脾积热、脾胃湿热。虚实之间每可兼见或相互转化。

一、临床表现

1. 小儿在安静状态下及正常环境中，全身或局部出汗过多，甚则大汗淋漓。

2. 寐则汗出，醒时汗止者，称盗汗；不分寤寐，无故汗出而时时汗出者，称自汗。多汗常湿衣或湿枕。

3. 排除护理不当、气候变化等客观因素及其他疾病因素所引起的出汗。

二、理化检测

理化检测主要是排除其他相关疾病，如血常规、血沉、抗 O、血清钙磷测定、结核菌素试验、X 线胸片及腕骨片等。

三、辨证膏方

《素问·阴阳别论》云：阳加于阴谓之汗。汗发于阴而出于阳，其根本为阴中之营气，而启闭则赖阳中之卫气，所以汗证之因，总由阴阳失调所致。该病多属虚证，一般自汗以气虚、阳虚为主，盗汗以阴虚、血虚为主。但小儿饮食不节、食滞化火，或湿热内蕴，或心脾积热，亦可致实汗。小儿自汗、盗汗常同时并存，故该病辨证主要从汗出时间、性质、部位、颜色，以及伴随症状等方面辨别其虚实。

（一）表虚不固症

【症候】　以自汗为主，或伴盗汗，头部、肩背汗出明显，动则益甚，神疲乏力，面色少华，平素易患伤风感冒，舌质淡，苔薄白，脉虚无力，指纹淡。

【治法】　益气固表敛汗。

膏方：玉屏风散和牡蛎散加减

【来源】　玉屏风散来源于《医方类聚》，牡蛎散来源于《太平惠民和剂局方》。

【组方】　黄芪 150g、白术 100g、防风 30g、太子参 100g、茯苓 100g、牡蛎 150g、麻黄根 50g、浮小麦 100g、甘草 30g、蜂蜜 300g。

【图解】

黄芪	白术	防风	太子参
甘，微温 归脾、肺经	苦、甘，温 归脾、胃经	辛、甘，微温 归膀胱、肺、脾、肝经	甘、微苦，平 归脾、肺经

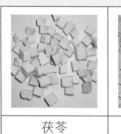	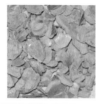	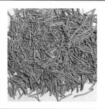	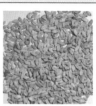
茯苓	牡蛎	麻黄根	浮小麦
甘、淡，平 归心、肺、脾、肾经	咸，温 归肝、肾经	甘、涩，平 归心、肺经	甘，凉 归心经

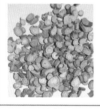	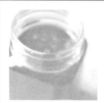	
甘草	蜂蜜	
甘，平 归心、肺、脾、胃经	甘，平 归肺、脾、大肠经	

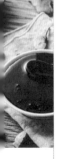
【制法】　以上药浓煎，以蜂蜜 300g 收膏。

【功效】　益气固表敛汗。

【用法】　每服 10 ～ 20 克，日服 1 ～ 2 次，温水冲服。

【注意事项】　服药期间，应忌食生冷，油腻，辛辣等不易消化及有特殊刺激性的食物等。新近患有感冒、咳嗽之人，宜暂时停服。

（二）营卫不和症

【症候】　以自汗为主或伴盗汗，汗出遍身，微微汗出，持续性汗出，或半身或局部出汗，轻微怕风，舌质淡红，苔薄白，脉缓。

【治法】　调和营卫。

膏方：黄芪桂枝五物汤加减

【来源】　《金匮要略》。

【组方】　黄芪 150g、桂枝 30g、芍药 100g、生姜 50g、

大枣 40 枚，浮小麦 100g、牡蛎 150g、五味子 50g、甘草 30g、
蜂蜜 300g。

【图解】

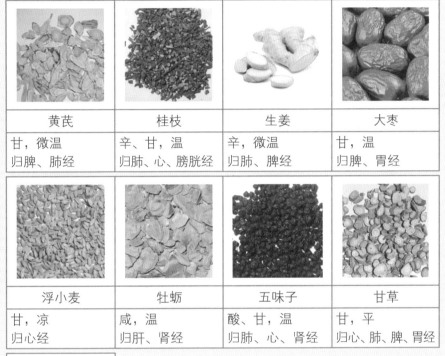

黄芪	桂枝	生姜	大枣
甘，微温 归脾、肺经	辛、甘，温 归肺、心、膀胱经	辛，微温 归肺、脾经	甘，温 归脾、胃经

浮小麦	牡蛎	五味子	甘草
甘，凉 归心经	咸，温 归肝、肾经	酸、甘，温 归肺、心、肾经	甘，平 归心、肺、脾、胃经

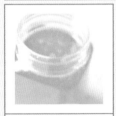

蜂蜜
甘，平 归肺、脾、大肠经

【制法】　以上药浓煎，以蜂蜜 300g 收膏。

【功效】　调和营卫。

【用法】　每服 10 ~ 20 克，日服 1 ~ 2 次，温水冲服。

【注意事项】　服药期间，应忌食生冷、油腻、辛辣等不易消

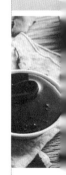

化及有特殊刺激性的食物等。新近患有感冒、咳嗽之人，宜暂时停服。

（三）气阴亏虚症

【症候】 以盗汗为主，也常伴自汗，汗出遍身，汗出较多，神疲乏力，手足心热，舌质淡红，苔少或见剥苔，脉细弱或细数。

【治法】 益气养阴。

膏方：生脉散加减

【来源】 《医学启源》。

【组方】 太子参100g、麦冬100g、五味子50g、浮小麦100g、茯苓100g、白术100g、甘草30g、牡蛎150g、生地50g、蜂蜜300g。

【图解】

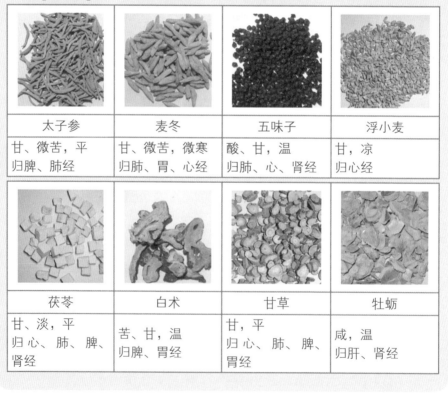

太子参	麦冬	五味子	浮小麦
甘、微苦，平 归脾、肺经	甘、微苦，微寒 归肺、胃、心经	酸、甘，温 归肺、心、肾经	甘，凉 归心经

茯苓	白术	甘草	牡蛎
甘、淡，平 归心、肺、脾、肾经	苦、甘，温 归脾、胃经	甘，平 归心、肺、脾、胃经	咸，温 归肝、肾经

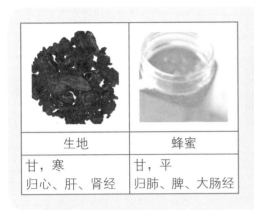

生地	蜂蜜
甘，寒 归心、肝、肾经	甘，平 归肺、脾、大肠经

【制法】　以上药浓煎，以蜂蜜 300g 收膏。

【功效】　益气养阴。

【用法】　每服 10 ~ 20 克，日服 1 ~ 2 次，温水冲服。

【注意事项】　服药期间，应忌食生冷、油腻、辛辣等不易消化及有特殊刺激性的食物等。新近患有感冒、咳嗽之人，宜暂时停服。

（四）脾胃积热症

【症候】　自汗或盗汗，以头部或四肢为多，汗出肤热，汗液黏稠或色黄染衣，口臭或口舌生疮，口渴不欲饮，面赤唇红，小便色黄，舌质红，苔黄或腻，脉滑数，指纹紫滞。

【治法】　清心泻脾，清利湿热。

膏方：导赤散合泻黄散加减

【来源】　《小儿药证直诀》。

【组方】　藿香 100g、栀子 50g、苍术 50g、生石膏 100g、防风 30g、甘草 30g、通草 30g、生地 50g、麻黄根 30g、淡竹叶 100g、连翘 30g、茯苓 100g、白术 60g。

【图解】

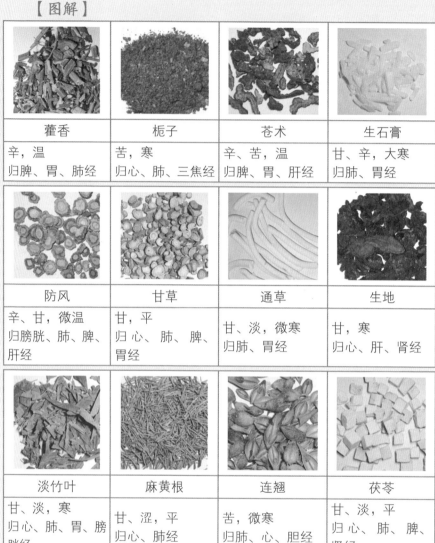

藿香	栀子	苍术	生石膏
辛，温 归脾、胃、肺经	苦，寒 归心、肺、三焦经	辛、苦，温 归脾、胃、肝经	甘、辛，大寒 归肺、胃经
防风	甘草	通草	生地
辛、甘，微温 归膀胱、肺、脾、肝经	甘，平 归心、肺、脾、胃经	甘、淡，微寒 归肺、胃经	甘，寒 归心、肝、肾经
淡竹叶	麻黄根	连翘	茯苓
甘、淡，寒 归心、肺、胃、膀胱经	甘、涩，平 归心、肺经	苦，微寒 归肺、心、胆经	甘、淡，平 归心、肺、脾、肾经

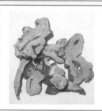

白术
苦、甘，温 归脾、胃经

【制法】　认上药浓煎，以蜂蜜 300g 收膏。

【功效】　清心泻脾，清利湿热。

【用法】　每服 10 ~ 20 克，日服 1 ~ 2 次，温水冲服。

【注意事项】　服药期间，应忌食生冷、油腻、辛辣等不易消化及有特殊刺激性的食物等。新近患有感冒、咳嗽之人，宜暂时停服。

第二节　病毒性心肌炎

病毒性心肌炎是由病毒侵犯心脏，引起以局限性或弥漫性心肌炎性病变为主的疾病，部分可累及心包或心内膜。临床可见心悸、胸闷、乏力、气短、面色苍白、肢冷、多汗等症。正气不足，外感风温、湿热邪毒为本病病因，心脉痹阻、气阴耗伤为主要病理变化，瘀血、痰浊为该病病理产物。常继发于感冒、麻疹、腹泻等病毒感染性疾病之后，多数患儿预后良好，但少数可发生心源性休克、心力衰竭，甚至猝死，也有的迁延不愈而形成顽固性心律失常。

一、临床表现

1. 症状：发病前有感冒、泄泻、风疹等病史，出现心功能不全、心源性休克或心脑综合征，有明显心悸、胸闷、乏力、气短、面色苍白、肢冷、多汗、脉结代等表现。

2. 体征：心脏听诊可有心音低钝、心率加快、心律不齐、奔马律等。

二、理化检测

1. X 线或超声心动图检查示心脏扩大。

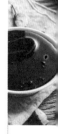

2. 心电图改变：病理性心肌炎，前半部分未见；后半部分以 R 波为主的 2 个或 2 个以上主要导联（Ⅰ、Ⅱ、aVF、V5）的 ST-T 改变持续 4 天以上伴动态变化，窦房传导阻滞、房室传导阻滞、完全性右或左束支阻滞，成联律、多形、多源、成对或并行性早搏，非房室结及房室折返引起的异位性心动过速，低电压（新生儿除外）及异常 Q 波。

3. 心肌酶 CK-MB 升高或心肌肌钙蛋白（cTnI 或 cTnT）阳性。

三、辨证膏方

小儿病毒性心肌炎的病因既有内因，又有外因。内因责之于素体正气亏虚，外因多为风温、湿热邪毒侵袭。病程中或邪实正虚，或以虚为主，或虚中夹实，病机演变多端，可发生心阳暴脱的危证。治疗上以扶正祛邪为基本治则。疾病初期以祛邪、养心通脉为要，"邪去则正安"，此期不适用膏方；后期以扶正、养心通脉为主，祛邪为辅，"养正则邪自祛"，此期可予膏方调理。

（一）风热犯心症

【症候】　胸闷胸痛，心悸，气短，咽痛，恶寒发热，鼻塞流涕，舌红苔薄，脉浮数或结代。

【治法】　疏风清热，解毒护心。

【膏方】　不适用膏方。

（二）湿热侵心症

【症候】　胸闷心悸，寒热起伏，恶心呕吐，腹泻，舌红，苔黄腻，脉濡数或结代。

【治法】　清热化湿，宁心通脉。

【膏方】　不适用膏方。

（三）气阴两虚症

【症候】　心悸胸闷，神疲乏力，头晕目眩，烦热口渴，自汗、盗汗，舌红少津，脉细数或结代。

【治法】　益气养阴，宁心安神。

膏方一：炙甘草汤合生脉散膏

【来源】　《中国膏方学》。

【组成】　炙甘草30g、桂枝45g、党参120g、生地180g、天冬90g、麦冬90g、五味子60g、淮小麦90g、熟地180g、玄参60g、茯苓120g、桃仁90g、酸枣仁90g、知母60g、黄柏60g、桔梗45g、柏子仁90g、丹参90g、麻子仁90g、大枣30g、龙骨180g、牡蛎180g、桑寄生90g、甘松90g。

【图解】

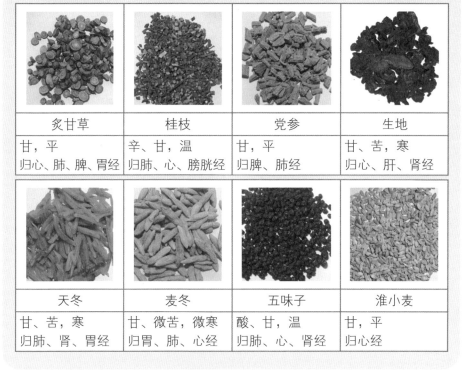

炙甘草	桂枝	党参	生地
甘，平 归心、肺、脾、胃经	辛、甘，温 归肺、心、膀胱经	甘，平 归脾、肺经	甘、苦，寒 归心、肝、肾经
天冬	麦冬	五味子	淮小麦
甘、苦，寒 归肺、肾、胃经	甘、微苦，微寒 归胃、肺、心经	酸、甘，温 归肺、心、肾经	甘，平 归心经

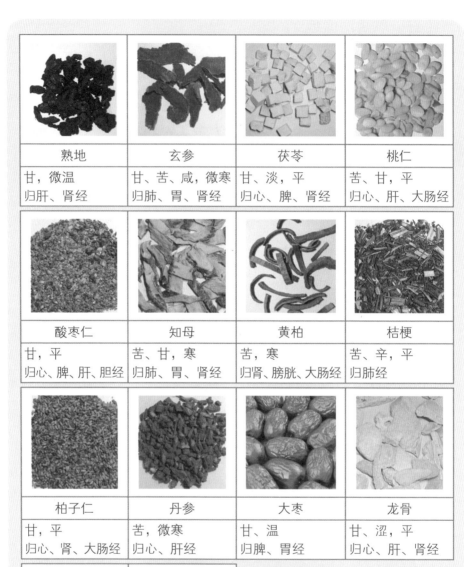

熟地	玄参	茯苓	桃仁
甘，微温 归肝、肾经	甘、苦、咸，微寒 归肺、胃、肾经	甘、淡，平 归心、脾、肾经	苦、甘，平 归心、肝、大肠经
酸枣仁	知母	黄柏	桔梗
甘，平 归心、脾、肝、胆经	苦、甘，寒 归肺、胃、肾经	苦，寒 归肾、膀胱、大肠经	苦、辛，平 归肺经
柏子仁	丹参	大枣	龙骨
甘，平 归心、肾、大肠经	苦，微寒 归心、肝经	甘，温 归脾、胃经	甘、涩，平 归心、肝、肾经

牡蛎	桑寄生
咸，微寒 归肝、肾经	苦、甘，平 归肝、肾经

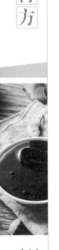

【制法】 以上药共煎，去渣浓缩，加入鳖甲胶 90g、龟板胶 90g、鹿角胶 90g、白纹冰糖 250g 收膏。

【功效】 益气养阴，宁心安神。

【用法】 每晨 1 匙，温水冲服。

【注意事项】 服药期间，应忌食生冷、油腻、辛辣等不易消化及有特殊刺激性的食物等。新近患有感冒、咳嗽之人，宜暂时停服。

膏方二：参地膏

【来源】 《实用膏方》。

【组成】 党参 150g、生地 150g、熟地 150g、黄芪 150g、白术 100g、茯苓 100g、甘草 100g、麦冬 100g、当归 100g、白芍 100g、远志 100g、阿胶 150g、五味子 100g、丹参 100g、益母草 100g、郁金 100g、五灵脂 60g。

【图解】

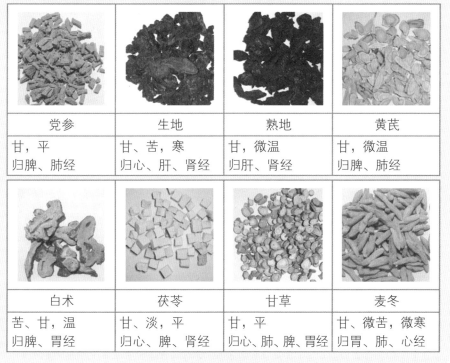

党参	生地	熟地	黄芪
甘，平 归脾、肺经	甘、苦，寒 归心、肝、肾经	甘，微温 归肝、肾经	甘，微温 归脾、肺经

白术	茯苓	甘草	麦冬
苦、甘，温 归脾、胃经	甘、淡，平 归心、脾、肾经	甘，平 归心、肺、脾、胃经	甘、微苦，微寒 归胃、肺、心经

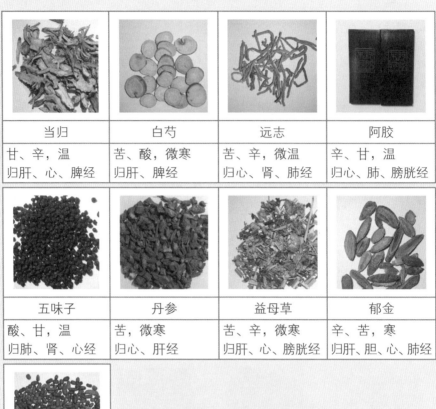

当归	白芍	远志	阿胶
甘、辛，温	苦、酸，微寒	苦、辛，微温	辛、甘，温
归肝、心、脾经	归肝、脾经	归心、肾、肺经	归心、肺、膀胱经
五味子	丹参	益母草	郁金
酸、甘，温	苦，微寒	苦、辛，微寒	辛、苦，寒
归肺、肾、心经	归心、肝经	归肝、心、膀胱经	归肝、胆、心、肺经

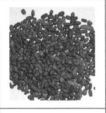

五灵脂

苦、咸、甘，温
归肝经

【制法】 以上各药熬汁去渣过滤，每500g兑蜜1 000g，收膏装瓶。

【功效】 益气养阴，宁心安神。

【用法】 每次服10～15g，每日2次，开水冲服。

【注意事项】 服药期间，应忌食生冷、油腻、辛辣等不易消化及有特殊刺激性的食物等。新近患有感冒、咳嗽之人，宜暂时停服。

（四）痰瘀互结症

【症候】　胸闷憋气，或心痛如针刺，脘腹满闷，唇甲青紫，舌质紫暗，舌边尖有瘀点，舌苔腻，脉滑或结代。

【治法】　活血化瘀，豁痰开痹。

膏方：祛痰通阳膏合冠心 2 号方

【来源】　《新编千家妙方》《治疗老年冠心病的6则膏方》。

【组成】　瓜蒌150g、薤白150g、姜半夏120g、天南星60g、白术150g、橘红100g、人参300g、茯苓200g、甘草600g、石菖蒲200g、陈皮100g、枳实100g、桂枝200g、细辛30g、干姜100g、补骨脂200g、淫羊藿200g、川芎250g、延胡索150g、赤芍250g、红花250g、降香250g、丹参500g、蜂蜜300g。

【图解】

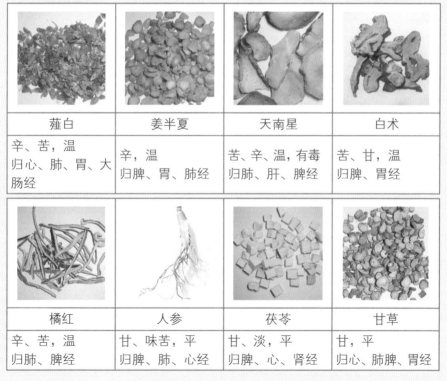

薤白	姜半夏	天南星	白术
辛、苦，温 归心、肺、胃、大肠经	辛，温 归脾、胃、肺经	苦、辛，温，有毒 归肺、肝、脾经	苦、甘，温 归脾、胃经

橘红	人参	茯苓	甘草
辛、苦，温 归肺、脾经	甘、味苦，平 归脾、肺、心经	甘、淡，平 归脾、心、肾经	甘，平 归心、肺脾、胃经

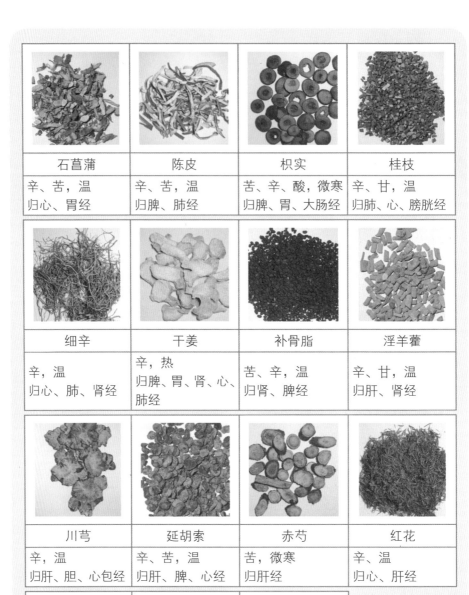

石菖蒲	陈皮	枳实	桂枝
辛、苦，温 归心、胃经	辛、苦，温 归脾、肺经	苦、辛、酸，微寒 归脾、胃、大肠经	辛、甘，温 归肺、心、膀胱经
细辛	干姜	补骨脂	淫羊藿
辛，温 归心、肺、肾经	辛，热 归脾、胃、肾、心、肺经	苦、辛，温 归肾、脾经	辛、甘，温 归肝、肾经
川芎	延胡索	赤芍	红花
辛，温 归肝、胆、心包经	辛、苦，温 归肝、脾、心经	苦，微寒 归肝经	辛，温 归心、肝经
降香	丹参	蜂蜜	
辛，温，归肝、脾经	苦，微寒 归心、肝经	甘，平 归肺、脾、大肠经	

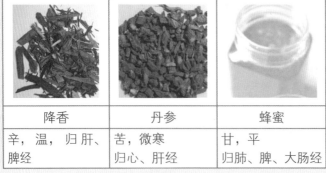

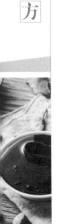

【制法】 以上各药熬汁去渣过滤，合并滤液，加热浓缩为膏。

【功效】 活血化瘀，豁痰开痹。

【用法】 每晨 1 匙，开水冲服。

【注意事项】 服药期间，应忌食生冷、油腻、辛辣等不易消化及有特殊刺激性的食物等。新近患有感冒、咳嗽之人，宜暂时停服。

（五）心阳虚衰症

【症候】 心悸乏力，面色苍白，四肢不温，自汗，呼吸浅促，脉细欲绝。

【治法】 温阳通脉、开痹散寒。

膏方一：蒌薤膏滋

【来源】 《实用膏方》。

【组成】 瓜蒌 300g、薤白 250g、丹参 250g、赤芍 180g、红花 180g、川芎 70g、降香 70g、桂枝 150g、仙灵脾 150g、生黄芪 300g。

【图解】

薤白	丹参	赤芍	红花
辛、苦，温 归心、肺、胃、大肠经	苦，微寒 归心、肝经	苦，微寒 归肝经	辛、温 归心、肝经

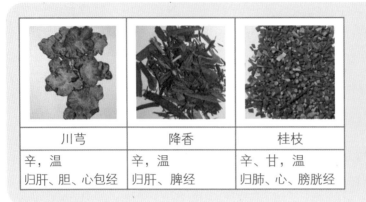

川芎	降香	桂枝
辛，温 归肝、胆、心包经	辛，温 归肝、脾经	辛、甘，温 归肺、心、膀胱经

【制法】 以上各药熬汁去渣过滤，合并滤液，收清膏，每清膏 500g 兑蜜 1000g，收膏装瓶。

【功效】 温阳通脉，开痹散寒。

【用法】 每次 10 ~ 15g，每日 2 次，开水冲服。

【注意事项】 本证急性期不适用膏方，急当益气回阳，救逆固脱，并结合西医治疗。本膏方适用于慢性期胸阳不振、心脉闭阻证。

膏方二：散寒通阳膏

【来源】 《中医临证膏方指南》。

【组成】 淡附片（附子）90g（另煎冲），野山参 30g、川桂枝 90g、淡干姜 24g、紫丹参 50g、细辛 90g、公丁香 24g、生蒲黄 90g（包），三七 30g（研冲），血竭粉 15g、净赤芍 90g、大白芍 90g、五灵脂 90g、桃仁 90g、川芎 90g、当归 90g、红花 90g、巴戟天 90g、怀山药 150g、补骨脂 90g、菟丝子 90g、熟地 300g、肥玉竹 150g、炙黄芪 300g、茯苓 150g、柴胡 90g、青皮 45g、陈皮 45g、潞党参 150g、木香 45g、炙甘草 45g、大枣 90g、枳壳 90g、苍术 90g、白术 90g。

【图解】

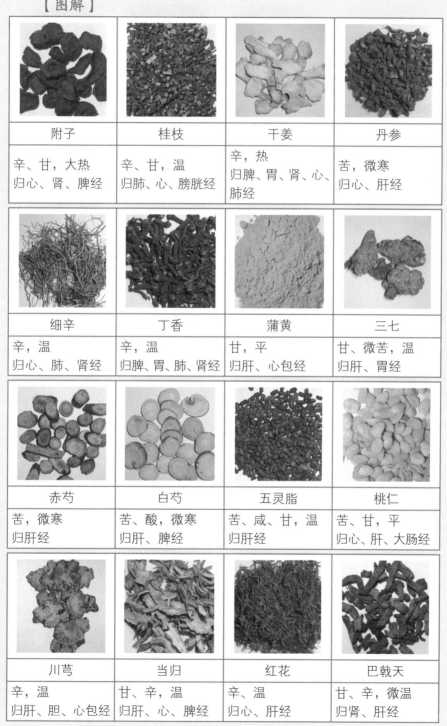

附子	桂枝	干姜	丹参
辛、甘，大热 归心、肾、脾经	辛、甘，温 归肺、心、膀胱经	辛，热 归脾、胃、肾、心、肺经	苦，微寒 归心、肝经
细辛	丁香	蒲黄	三七
辛，温 归心、肺、肾经	辛，温 归脾、胃、肺、肾经	甘，平 归肝、心包经	甘、微苦，温 归肝、胃经
赤芍	白芍	五灵脂	桃仁
苦，微寒 归肝经	苦、酸，微寒 归肝、脾经	苦、咸、甘，温 归肝经	苦、甘，平 归心、肝、大肠经
川芎	当归	红花	巴戟天
辛，温 归肝、胆、心包经	甘、辛，温 归肝、心、脾经	辛，温 归心、肝经	甘、辛，微温 归肾、肝经

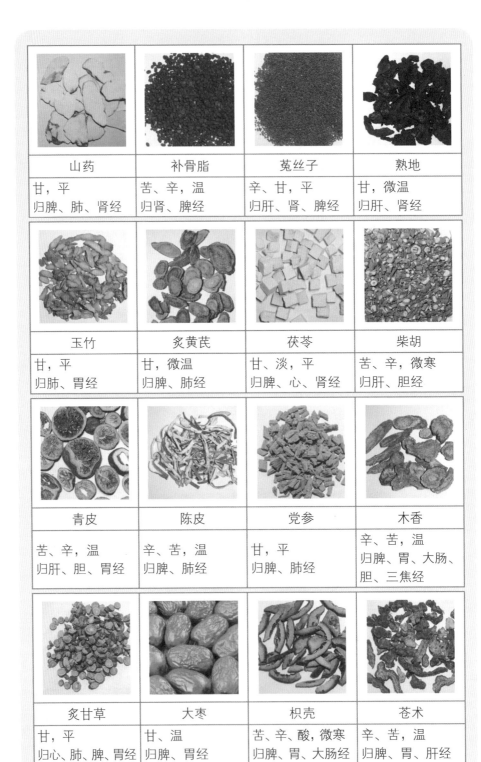

山药	补骨脂	菟丝子	熟地
甘，平 归脾、肺、肾经	苦、辛，温 归肾、脾经	辛、甘，平 归肝、肾、脾经	甘，微温 归肝、肾经
玉竹	炙黄芪	茯苓	柴胡
甘，平 归肺、胃经	甘，微温 归脾、肺经	甘、淡，平 归脾、心、肾经	苦、辛，微寒 归肝、胆经
青皮	陈皮	党参	木香
苦、辛，温 归肝、胆、胃经	辛、苦，温 归脾、肺经	甘，平 归脾、肺经	辛、苦，温 归脾、胃、大肠、 胆、三焦经
炙甘草	大枣	枳壳	苍术
甘，平 归心、肺、脾、胃经	甘，温 归脾、胃经	苦、辛、酸，微寒 归脾、胃、大肠经	辛、苦，温 归脾、胃、肝经

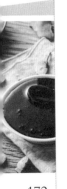

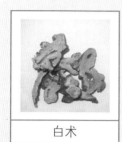

白术

苦、甘，温
归脾、胃经

【制法】　以上药物共煎3次，去渣后，文火煎糊，入龟板胶、鹿角胶各150g，熔化收膏。

【功效】　通阳化浊，开胸宣痹。

【用法】　每晨1匙，开水冲服。

【注意事项】　本证急性期不适用膏方，急当益气回阳，救逆固脱，并结合西医治疗。本膏方适用于寒凝心脉证。

第三节　注意缺陷与多动障碍

儿童多动症（简称多动症），又称注意缺陷与多动障碍（ADHD）。是一种常见的儿童行为异常问题。这类患儿的智力正常或接近正常，但学习、行为及情绪方面有缺陷，主要表现为与年龄和发育水平不相称的注意力不易集中、注意广度缩小、注意时间短暂、不分场合的活动过多、情绪易冲动等，并常伴有认知障碍和学习困难。该症于学龄前起病，呈慢性过程。该症不仅影响儿童的学校、家庭生活，而且容易导致儿童持久的学习困难、行为问题和自尊心低，此类患儿在家庭及学校均难与人相处。如不能得到及时治疗，部分患儿成

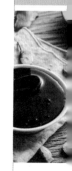

年后仍有症状，明显影响患者学业、身心健康以及成年后的家庭生活和社交能力。国内外调查发现该症患病率为 3% ~ 10%，男女比为（4 ~ 9）:1，早产儿童患此病较多。

该病于 1845 年初次被描述，1966 年病名为"轻微脑功能失调"，后又名"注意力缺陷障碍""注意力缺陷多动障碍"。1991 年 WHO（世界卫生组织）命名为"儿童多动综合征"。1994 年制定的国际诊断标准，为其命名为"儿童多动症"。

中医学没有相应具体病名。根据其好动、多动、冲动、学习困难等，中医把它归于"躁动""失聪""健忘"等范畴。

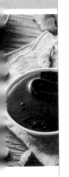

一、病因病机

1. 遗传因素。经过双胎研究发现，单卵双胞胎比双卵双胞胎发病率高。ADHD 儿童中同胞兄弟姐妹患病率高于对照组 3 倍，此类儿童父母童年期有多动历史的较多，此外多动症儿童父亲反社会人格、母亲患癔病的较多（即 ADHD 父母等亲属精神问题较多），有遗传倾向。

2. 环境因素。各种不良的环境因素造成脑功能轻微受伤。另外，不良的家庭环境和关系以及经济贫困、父母性格不良或患其他心理障碍者均可为此病诱因。

3. 其他。脑发育障碍（先天性）、儿茶酚胺代谢异常、轻度铅中毒、围产期窒息产伤等均可导致此病的发生。

人的正常精神情志活动，是阴阳统一的结果，所谓"阴平阳秘，精神乃治"。阴主柔静，阳主刚躁，阴阳平衡方能动静和谐。小儿的生理特点就是心肝有余、脾肾不足，阳常有余、阴常不足，兼之其生长发育旺盛，因而其所需精血津液相对不足，导致其心肝脾肾等脏腑功能受损而阴阳失调，出现"失聪、健忘、躁动"等诸多病症。

二、儿童多动症的典型表现

1. 注意不集中。

2. 活动过多。

3. 情绪不稳，冲动。

4. 其他：继发如学习困难等。

三、诊断

症状非特异性，缺乏具诊断意义的病因学及病理学改变；辅助诊断的客观体征及实验室资料少。

诊断主要依靠可靠的病史，对特殊行为症状的观察和检查（病史体检心理测试等）。

诊断标准：

（1）DSM-IV：美国精神障碍诊断标准，1994 年。

（2）ICD-10：WHO 国际疾病分类第 10 版。

（3）CCMD-3：中国精神障碍诊断标准，2002 年。

四、辨证膏方

1. 阴虚火旺证

【症候】 多动，难以静谧，吐弄舌头，偶耸肩动作，失眠盗汗，多动易惊，五心烦热，咽干口燥或头痛，面红，目干涩，溲赤便干，舌质红或舌尖红，舌苔薄或薄黄。

【治法】 滋阴降火。

膏方：知柏地黄汤加减

【来源】 《医宗金鉴》。

【组成】 知母 100g、黄柏 100g、丹皮 150g、石菖蒲 300g、生龙牡 300g、煅龙牡 300g、生地 150g、熟地黄 150g、麦冬 200g、

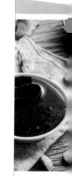

淮小麦 300g、甘草 60g、首乌 100g、五味子 150g、木香 30g、谷芽 150g、阿胶 200g、蜂蜜 300g。

【图解】

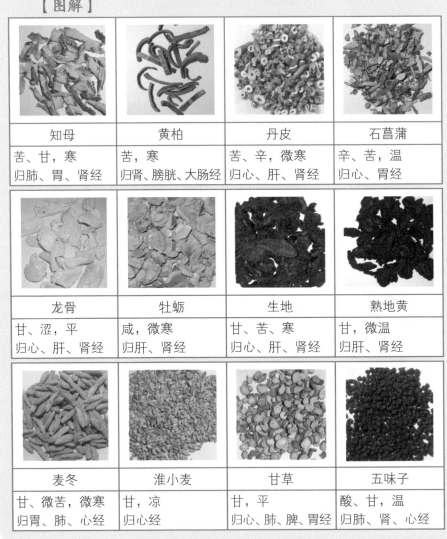

知母	黄柏	丹皮	石菖蒲
苦、甘，寒 归肺、胃、肾经	苦，寒 归肾、膀胱、大肠经	苦、辛，微寒 归心、肝、肾经	辛、苦，温 归心、胃经
龙骨	牡蛎	生地	熟地黄
甘、涩，平 归心、肝、肾经	咸，微寒 归肝、肾经	甘、苦，寒 归心、肝、肾经	甘，微温 归肝、肾经
麦冬	淮小麦	甘草	五味子
甘、微苦，微寒 归胃、肺、心经	甘，凉 归心经	甘，平 归心、肺、脾、胃经	酸、甘，温 归肺、肾、心经

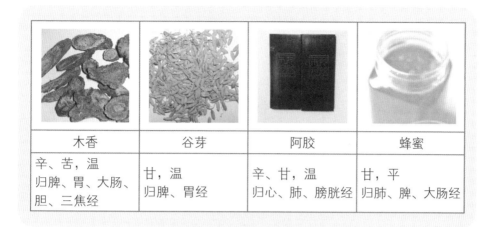

木香	谷芽	阿胶	蜂蜜
辛、苦，温 归脾、胃、大肠、胆、三焦经	甘，温 归脾、胃经	辛、甘，温 归心、肺、膀胱经	甘，平 归肺、脾、大肠经

【制法】　阿胶外其余药物加水煎煮3次，滤汁去渣，合并滤液，加热浓缩为清膏。再将阿胶加适量黄酒浸泡后隔水炖烊，冲入清膏和匀，最后加蜂蜜300g收膏即成。如多动少睡者，加远志100g、酸枣仁150g；如急躁易怒者，加焦山栀60g、川连30g。

【功效】　滋阴降火。

【用法】　口服，每日2次，每次15～30g，开水调服。

【注意事项】　服药期间，应忌食生冷、油腻、辛辣等不易消化及有特殊刺激性的食物等。新近患有感冒、咳嗽之人，宜暂时停服。

2. 肾虚肝亢症

【症候】　多动难静，急躁易怒，冲动任性，注意力不集中导致学习成绩低下。记忆力欠佳，或有遗尿，腰酸乏力或五心烦热，睡眠不宁。舌红，苔薄，脉弦细。

【治法】　滋水涵木，平肝潜阳。

膏方：杞菊地黄丸加减

【来源】　《医级》。

【组成】　枸杞子100g、菊花100g、熟地100g、山茱萸50g、牡丹皮50g、山药50g、茯苓100g、酸枣仁50g、五味子30g、淮小麦30g、煅龙骨300g、煅牡蛎300g。

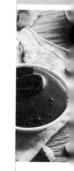

【图解】

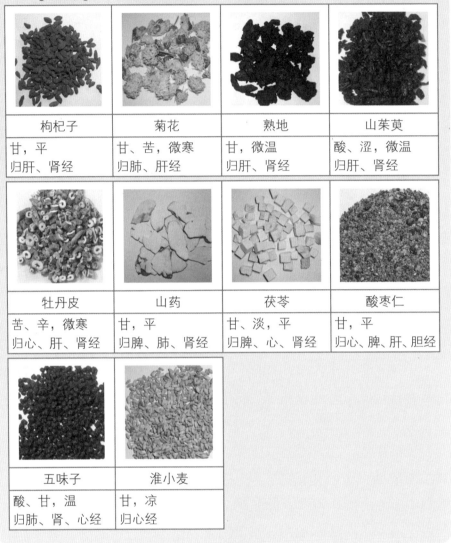

枸杞子	菊花	熟地	山茱萸
甘，平 归肝、肾经	甘、苦，微寒 归肺、肝经	甘，微温 归肝、肾经	酸、涩，微温 归肝、肾经

牡丹皮	山药	茯苓	酸枣仁
苦、辛，微寒 归心、肝、肾经	甘，平 归脾、肺、肾经	甘、淡，平 归脾、心、肾经	甘，平 归心、脾、肝、胆经

五味子	淮小麦
酸、甘，温 归肺、肾、心经	甘，凉 归心经

【制法】 将以上药物用清水浸泡一昼夜，其中煅龙骨、煅牡蛎类药物，应先煎30分钟左右，然后将其他药物放入同煎，以快火连煎三汁后，用细纱布过滤，去渣取汁，再放到文火上慢慢煎煮浓缩。加蜂蜜300g收膏即成。待冷却后便可服用。急躁易怒者加石决明100g、钩藤100g，记忆力差者加石菖蒲100g、远志100g。

【功效】 滋水涵木，平肝潜阳。

【用法】　口服，每日 2 次，每次 15 ～ 30g，用开水调服。

【注意事项】　服药期间，应忌食生冷、油腻、辛辣等不易消化及有特殊刺激性的食物等。新近患有感冒、咳嗽之人，宜暂时停服。

3. 心脾两虚症

【症候】　神思涣散，注意力不集中，多动而不暴躁。头晕健忘，神思缓慢，少寐多言，做事有头无尾，神疲肢倦，面色萎黄，食少便溏。舌淡，苔白，脉弱无力。

【治法】　健脾养心，益气安神。

膏方：归脾汤合甘麦大枣汤

【来源】　归脾汤源自《校注妇人良方》，甘麦大枣汤源自《金匮要略》。

【组成】　黄芪 200g、龙眼肉 150g、茯苓 100g、酸枣仁 50g、人参 50g、当归 50g、木香 30g、远志 50g、炙甘草 30g、生姜 30g、大枣 50g、小麦 100g。

【图解】

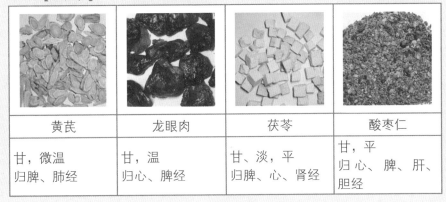

黄芪	龙眼肉	茯苓	酸枣仁
甘，微温 归脾、肺经	甘，温 归心、脾经	甘、淡，平 归脾、心、肾经	甘，平 归心、脾、肝、胆经

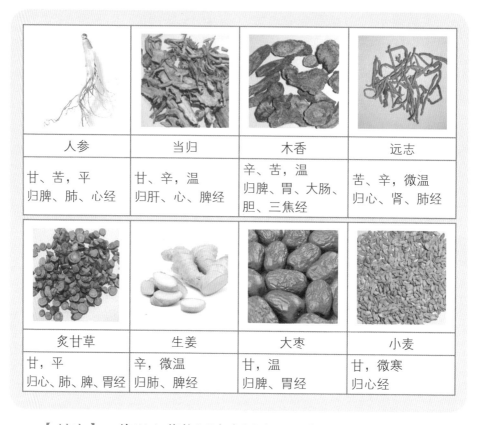

人参	当归	木香	远志
甘、苦，平 归脾、肺、心经	甘、辛，温 归肝、心、脾经	辛、苦，温 归脾、胃、大肠、胆、三焦经	苦、辛，微温 归心、肾、肺经

炙甘草	生姜	大枣	小麦
甘，平 归心、肺、脾、胃经	辛，微温 归肺、脾经	甘，温 归脾、胃经	甘，微寒 归心经

【制法】　将以上药物用清水浸泡一昼夜，以快火连煎三汁后，用细纱布过滤，去渣取汁，再放到文火上慢慢煎煮浓缩。加蜂蜜300g收膏即成。待冷却后便可服用。另神思涣散者加益智仁100g、龙骨300g。夜寐不宁者加五味子100g、夜交藤100g。记忆力差、动作笨拙、舌苔厚腻者加半夏100g、陈皮50g、石菖蒲150g。自汗出者加煅龙骨300g、煅牡蛎300g，此二者须先煎30分钟再下其他药。

【功效】　健脾养心，益气安神。

【用法】　口服，每日2次，每次15~30g，开水调服。

【注意事项】　服药期间，应忌食生冷、油腻、辛辣等不易消化及有特殊刺激性的食物等。新近患有感冒、咳嗽之人，宜暂时停服。

4. 痰火内扰症

【症候】　多动多语，烦躁不宁，冲动任性，难以制约，注意

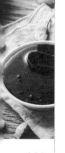

力不集中。胸闷烦热，懊憹不眠，口苦食少，溲赤便结，舌红，苔黄腻，脉滑数。

【治法】 清热泻火，化痰宁心。

膏方：黄连温胆汤

【来源】 《备急千金药方》。

【组成】 半夏100g、陈皮50g、茯苓150g、甘草50g、枳实100g、竹茹50g、黄连50g、大枣50g。

【图解】

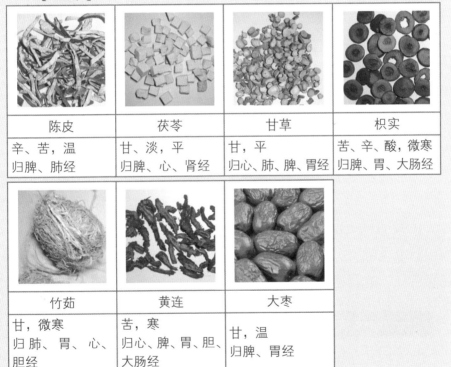

陈皮	茯苓	甘草	枳实
辛、苦，温 归脾、肺经	甘、淡，平 归脾、心、肾经	甘，平 归心、肺、脾、胃经	苦、辛、酸，微寒 归脾、胃、大肠经

竹茹	黄连	大枣
甘，微寒 归肺、胃、心、胆经	苦，寒 归心、脾、胃、胆、大肠经	甘，温 归脾、胃经

【制法】 将以上药物用清水浸泡一昼夜，以快火连煎三汁后，用细纱布过滤，去渣取汁，再放到文火上慢慢煎煮浓缩。加蜂蜜300g收膏即成。待冷却后便可服用。烦躁易怒者加钩藤150g、龙胆草100g。

【功效】　清热泻火，化痰宁心。

【用法】　口服，每日 2 次，每次 15 ~ 30g，开水调服。

【注意事项】　服药期间，应忌食生冷、油腻、辛辣等不易消化及有特殊刺激性的食物等。新近患有感冒、咳嗽之人，宜暂时停服。

第四节　抽 动 障 碍

抽动障碍，是起病于儿童或青少年时期的一种神经精神障碍性疾病。以不自主、反复、突发、快速的；重复、无节律性的一个或多个部位运动抽动和（或）发声抽动为主要特征。好发年龄在 5 ~ 10 岁，男孩多于女孩，男女比例为（3 ~ 5）：1。少数患儿至青春期可自行缓解，有的患儿可延续至成人。

抽动障碍属于中医"肝风证""慢惊风""抽搐""瘛疭""筋惕肉瞤"等范畴。《景岳全书·小儿则》载："凡惊风之实邪，唯痰火为最而风火次之。"《小儿药证直诀·肝有风甚》指出："风病或新或久皆引肝风，风动而上于头目，上下左右如风吹，不轻不重，儿不胜任，故目连扎也。"

一、临床表现

多发性抽动症以运动性抽动和发声性抽动为临床核心症状。

运动性抽动表现为不自主的肌肉抽动，可波及面部、颈部、肩部、躯干及四肢，具体表现为挤眉、眨眼、咧嘴、耸鼻、面肌抽动、仰头、甩头、扭肩、甩手、鼓腹、踢腿、踩脚等。

发声性抽动表现为异常的发音，如喉中吭吭、咯咯、吼叫声、呻吟声、秽语等。

抽动反复发作，有迅速、突发、刻板的特点，呈多发性、慢性、波动性，可受意志的暂时控制，也可因感受外邪、压力过大、精神紧张、情志失调、久看电视或久玩电子游戏等因素而加重或反复。

有的还伴有情绪行为症状，如急躁易怒，胆小，任性，自伤或伤人，也可共患一种或多种心理行为障碍，包括注意缺陷多动障碍、学习困难、强迫障碍、睡眠障碍、品行障碍等。

二、诊断标准

目前主要采用临床描述性诊断方法，依据患儿抽动症状及相关伴随精神行为表现进行诊断。目前参考 2013 年美国精神病学会出版的《精神障碍诊断与统计手册（第五版）》（DSM-V）抽动障碍诊断标准。

1. Tourette 氏障碍。①在疾病的某段时间内存在多种运动和一个或更多的发声抽动，尽管不一定同时出现。②抽动的频率可以有强有弱，但自第一次抽动发生起持续超过 1 年。③于 18 岁之前发生。④这种障碍不能归因于某种物质（例如可卡因）的生理效应或其他躯体疾病（例如亨廷顿氏舞蹈病、病毒后脑炎）。

2. 持续性（慢性）运动或发声抽动障碍。①单一或多种运动或发声抽动持续存在于疾病的过程中，但并非运动和发声两者都存在。②抽动的频率可以有强有弱，但自第一次抽动发生起持续至少 1 年。③于 18 岁之前发生。④这种障碍不能归因于某种物质（例如：可卡因）的生理效应或其他躯体疾病（例如亨廷顿氏舞蹈病、病毒后脑炎）。⑤从不符合 Tourette 氏障碍的诊断标准。

3. 暂时性抽动障碍。①单一或多种运动和 / 或发声抽动。②自第一次抽动发生起持续不超过 1 年。③于 18 岁之前发生。④这种障碍不能归因于某种物质（例如可卡因）的生理效应或其他躯体疾病（例如亨廷顿氏舞蹈病、病毒后脑炎）。⑤不符合 Tourette 氏障碍或持续性（慢性）运动或发声抽动障碍的诊断标准。

三、理化检测

可选择进行脑电图、头颅 MRI、血铅、抗链球菌溶血素"O"、铜蓝蛋白测定、神经系统体征等检查以利于鉴别诊断。

可测耶鲁综合抽动严重程度量表（YGTSS）、多发性抽动综合量表（TSGS）等以了解抽动病情轻重程度；必要时可进行多动症量表、儿童行为量表、学习困难量表、智商测定量表等测量以了解共患病情况。

四、需与多发性抽动症鉴别的病种

癫痫、结膜炎、咽喉炎、注意缺陷与多动障碍、肌阵挛、痉挛性斜颈、风湿性舞蹈病、肝豆状核变性、药源性抽动、心因性抽动、手足徐动症等疾病。

五、辨证膏方

该病治疗，以熄风止动为基本原则。应根据疾病的不同症候和阶段，分清正虚与邪实的关系，辨证论治。实证以平肝熄风，豁痰定抽为主；虚证以滋肾补脾，柔肝熄风为主；虚实夹杂治当标本兼顾，攻补兼施。由于本病具有慢性、波动性的特点，故需要较长时间的药物治疗，可配合心理行为指导等综合处理。

抽动症中肝亢风动证、外风引动证、痰火扰神证、气郁化火证处于疾病急性期或合并外感证，一般不适合服用膏方，故相关辨证不在此赘述。

1. 脾虚痰聚症

【症候】 抽动日久，发作无常，抽动无力，嘴角抽动，皱眉眨眼，喉中痰声，形体虚胖，食欲不振，困倦多寐，面色萎黄，大便溏，舌淡红，苔白腻，脉沉滑。

【治法】 健脾柔肝，行气化痰。

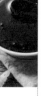

膏方：十味温胆汤（《世医得效方》）加减

【来源】 《世医得效方》（危亦林）。

【组成】 陈皮（去白)100g、法半夏 30g、枳实 60g、茯苓（去皮）100g、白术 100g、酸枣仁 50g、五味子 50g、熟地 50g、太子参 60g、党参 60g、远志 50g、瓜蒌 60g、薤白 60g、柴胡 60g、郁金 60g、白芍 60g、神曲 100g、炒麦芽 100g。

【图解】

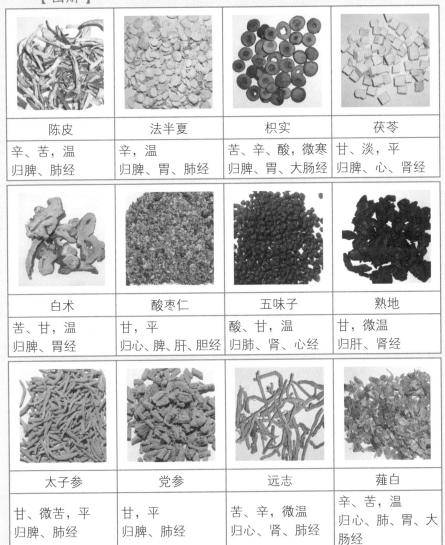

陈皮	法半夏	枳实	茯苓
辛、苦，温 归脾、肺经	辛，温 归脾、胃、肺经	苦、辛、酸，微寒 归脾、胃、大肠经	甘、淡，平 归脾、心、肾经
白术	酸枣仁	五味子	熟地
苦、甘，温 归脾、胃经	甘，平 归心、脾、肝、胆经	酸、甘，温 归肺、肾、心经	甘，微温 归肝、肾经
太子参	党参	远志	薤白
甘、微苦，平 归脾、肺经	甘，平 归脾、肺经	苦、辛，微温 归心、肾、肺经	辛、苦，温 归心、肺、胃、大肠经

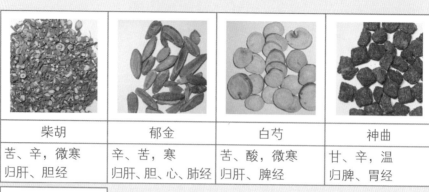

柴胡	郁金	白芍	神曲
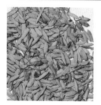			
苦、辛，微寒 归肝、胆经	辛、苦，寒 归肝、胆、心、肺经	苦、酸，微寒 归肝、脾经	甘、辛，温 归脾、胃经

麦芽
甘，平 归脾、胃经

【制法】　将以上药加水煎煮 3 次，滤汁去渣，加热浓缩为膏，加蜂蜜 300g 收膏即成。

【功效】　健脾柔肝，行气化痰，熄风安神。

【用法】　每次 15 ~ 20g，每日 2 次，在两餐之间，用温开水冲服。

【注意事项】　口服膏方注意不要与牛奶豆浆等饮料同时服用，如遇外感发热咳嗽、腹痛腹泻或者其他疾病急性期应停服，出现不适反应如药物过敏反应等立即停药，严重时需要到医院就诊。

2. 脾虚肝亢症

【症候】　腹部抽动明显，肌肉抽动无力，喉中发声，时发时止，时轻时重，性情急躁，烦躁易怒，注意力不集中，手脚多动，难于静坐，面色萎黄，精神倦怠，目赤口苦，叹息胁胀，食欲不振，睡眠不安或睡卧露睛，多梦，便溏，舌淡红，苔薄白，脉细弦。

【治法】　缓肝理脾，熄风止动。

膏方：钩藤异功散（经验方）加减

【来源】　《新世纪全国高等院校创新教材·中医儿科学》（徐荣谦）、《全国高等中医药院校规划教材·中医儿科学（第3版）》（汪受传，虞坚尔）。

【组成】　太子参 100g、茯苓 100g、白术 100g、天麻 100g、钩藤 100g、陈皮 60g、甘草 60g、龙骨 200g、牡蛎 200g、焦麦芽 60g、焦山楂 60g、焦神曲 60g、鸡内金 60g、珍珠母 200g、生石决明 200g。

【图解】

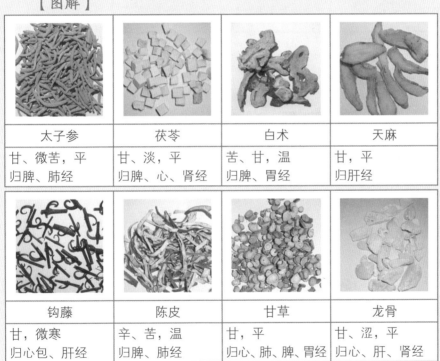

太子参	茯苓	白术	天麻
甘、微苦，平 归脾、肺经	甘、淡，平 归脾、心、肾经	苦、甘，温 归脾、胃经	甘，平 归肝经
钩藤	陈皮	甘草	龙骨
甘，微寒 归心包、肝经	辛、苦，温 归脾、肺经	甘，平 归心、肺、脾、胃经	甘、涩，平 归心、肝、肾经

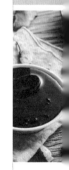

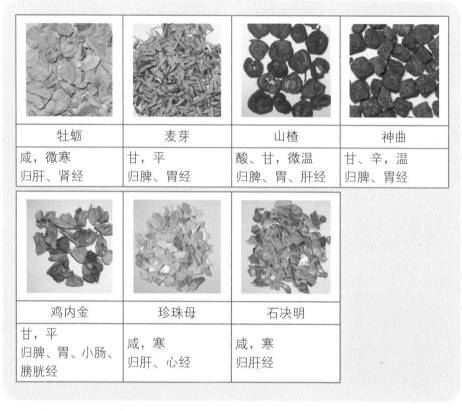

牡蛎	麦芽	山楂	神曲
咸，微寒 归肝、肾经	甘，平 归脾、胃经	酸、甘，微温 归脾、胃、肝经	甘、辛，温 归脾、胃经

鸡内金	珍珠母	石决明
甘，平 归脾、胃、小肠、膀胱经	咸，寒 归肝、心经	咸，寒 归肝经

【制法】 将以上药加水煎煮 3 次，滤汁去渣，加热浓缩为膏，加蜂蜜 300g 收膏即成。

【功效】 缓肝理脾，熄风止动。

【用法】 每次 15 ~ 20g，每日 2 次，在两餐之间，用温开水冲服。

【注意事项】 口服膏方注意不要与牛奶豆浆等饮料同时服用，如遇外感发热咳嗽、腹痛腹泻或者其他疾病急性期应停服，出现不适反应如药物过敏反应等立即停药，严重时需要到医院就诊。

3. 阴虚风动症

【症候】 肢体震颤，筋脉拘急，摇头耸肩，挤眉眨眼，口出秽语，咽干清嗓，形体消瘦，头晕耳鸣，两颧潮红，手足心热，睡眠不安，大便干结，尿频或遗尿，舌红绛，少津，苔少光剥，脉细数。

【治法】 滋阴养血，柔肝熄风。

膏方：大定风珠加减

【来源】 《温病条辨》。

【组成】 龟甲 100g、鳖甲 100g、牡蛎 200g、生地 150g、阿胶 50g、麦冬 100g、白芍 60g、甘草 60g、茯神 100g、钩藤 100g、生石决明 200g、煅磁石 200g、生龙骨 200g、石菖蒲 50g、远志 50g、益智仁 100g、丹参 50g。

【图解】

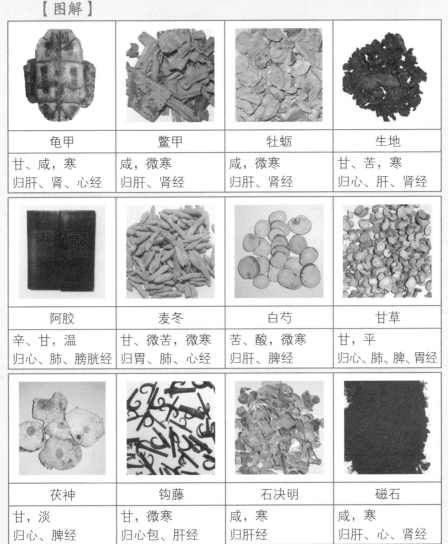

龟甲	鳖甲	牡蛎	生地
甘、咸，寒 归肝、肾、心经	咸，微寒 归肝、肾经	咸，微寒 归肝、肾经	甘、苦，寒 归心、肝、肾经
阿胶	麦冬	白芍	甘草
辛、甘，温 归心、肺、膀胱经	甘、微苦，微寒 归胃、肺、心经	苦、酸，微寒 归肝、脾经	甘，平 归心、肺、脾、胃经
茯神	钩藤	石决明	磁石
甘，淡 归心、脾经	甘，微寒 归心包、肝经	咸，寒 归肝经	咸，寒 归肝、心、肾经

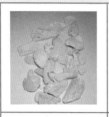	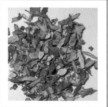	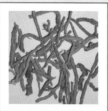	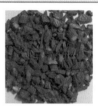
龙骨	石菖蒲	远志	丹参
甘、涩，平 归心、肝、肾经	辛、苦，温 归心、胃经	苦、辛，微温 归心、肾、肺经	苦，微寒 归心、肝经

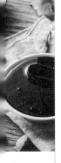

【制法】　以上药除阿胶外，其余药加水煎煮 3 次，滤汁去渣，加热浓缩为膏，再将阿胶加适量黄酒浸泡后隔水炖烊，冲入清膏和匀，最后加蜂蜜 300g 收膏即成。

【功效】　滋阴养血，柔肝熄风。

【用法】　每次 15 ~ 20g，每日 2 次，在两餐之间，用温开水冲服。

【注意事项】　口服膏方注意不要与牛奶豆浆等饮料同时服用，如遇外感发热咳嗽、腹痛腹泻或者其他疾病急性期应停服，出现不适反应如药物过敏反应等立即停药，严重时需要到医院就诊。

第五节　癫　痫

癫痫是以突然仆倒、昏不识人、口吐涎沫、两目上视、肢体抽搐、惊掣啼叫、喉中发出异声，发过即苏醒，醒后一如常人，时发时止为特征的一种发作性神志异常性疾病。多由先天因素、暴受惊恐、惊风频发、顽痰内伏、血滞心窍所致，我国《五十二病方》一书中已有"婴儿病痫"的记载。《素问·长刺节论》云："病初发，岁一发，不治月一发，不治月四五发，名曰癫病。"指出了该病间发的特点。痰阻窍道是发病主要原因。明代娄全善《医学纲目》载："癫痫者，痰邪逆上也。"指出了该病的病机特点。

西医学亦称为癫痫，是多种原因引起的一种脑部慢性疾病。根据发病原因不同，分为继发性癫痫和特发性癫痫两类。前者是指脑部有器质性病变，或由于代谢紊乱，或中毒性疾病等引起的癫痫；后者是指原因不明或遗传因素引起的癫痫。

一、临床表现

1. 症状：病程长，易于反复发作，由于异常放电所累及的脑功能区不同，临床表现多样，可表现为意识、运动、感觉、认知及自主神经功能等方面的障碍。

2. 体征：特发性癫痫常无阳性体征，症状性癫痫因病因而异。

二、理化检测

脑电图检查：对癫痫的诊断和分型具有重要价值，发作间期脑电图癫痫样放电常具有比较典型的波形，是最有价值的诊断方法。

长程监测脑电图：包括24小时便携式脑电图和录像脑电图监测。前者可明显提高阳性率，后者有助于判断癫痫发作类型和发作性质的鉴别。

神经影像学检查：主要用于病因诊断。

三、辨证膏方

癫痫分发作期和缓解期。发作期病情变化快常为实证，正盛邪实，治疗以病因辨证治标祛邪为主，着重豁痰化瘀、镇惊熄风，不宜用膏方；缓解期常为虚证，主要责之于肝、脾、肾，以病位辨证治本扶正为重，宜健脾化痰、柔肝缓急。故下面着重探讨癫痫缓解期的膏方治疗。

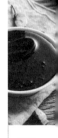

（一）脾虚痰盛症

【症候】 癫痫发作频繁或反复发作，神疲乏力，面色无华，时作眩晕，食欲欠佳，大便稀薄，舌质淡，苔薄腻，脉濡缓。

【治法】 健脾化痰。

膏方：六君子汤加减

【来源】 《医学正传》。

【组成】 党参100g、白术100g、茯苓100g、炙甘草60g、陈皮100g、法半夏60g、黄芪150g、山药100g、钩藤100，天麻60g。

【图解】

党参	白术	茯苓	炙甘草
甘，平 归肺、脾经	苦、甘，温 归脾、胃经	甘、淡，平 归心、肺、脾、肾经	甘，平 归心、肺、脾、胃经
陈皮	法半夏	黄芪	山药
辛、苦，温 归脾、肺经	辛，温 归脾、胃、肺经	甘，微温 归脾、肺经	甘、淡，平 归肺、脾、肾经

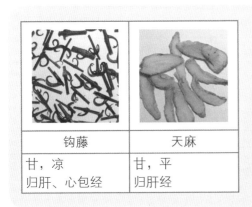	
钩藤	天麻
甘，凉 归肝、心包经	甘，平 归肝经

【制法】　以上各药加水煎煮 3 次，滤汁去渣，合并 3 次滤液，加热浓缩成清膏，再加蜂蜜 300g 收膏即成。贮瓶备用。

【功效】　健脾化痰。

【用法】　口服。每次 15 ～ 20 克，每日 2 次，开水调服。

【注意事项】　在服药治疗期间应做好自我调摄，合理安排生活、学习等。

（二）脾肾两虚症

【症候】　发病年久，屡发不止，瘛疭抖动，时有眩晕，智力迟钝，腰膝酸软，神疲乏力，少气懒言，四肢不温，睡眠不宁，大便稀溏，舌淡红，舌苔白，脉沉细无力。

【治法】　补益脾肾。

膏方：河车八味丸加减

【来源】　《幼幼集成》卷二。

【组成】　紫河车 50g、生地 100g、丹皮 30g、大枣 50g、茯苓 100g、泽泻 30g、山药 200g、麦冬 50g、五味子 100g、肉桂 50g、熟附片 30g、鹿茸 20g、益智仁 100g、天麻 50g。

【图解】

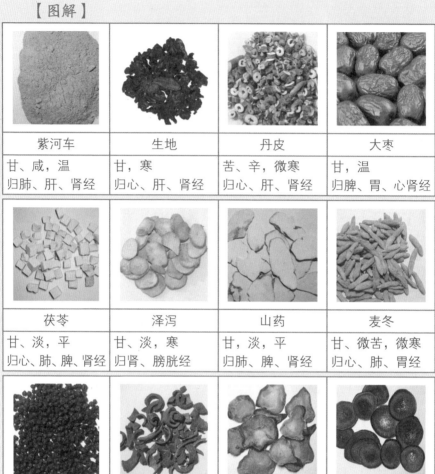

紫河车	生地	丹皮	大枣
甘、咸，温 归肺、肝、肾经	甘，寒 归心、肝、肾经	苦、辛，微寒 归心、肝、肾经	甘，温 归脾、胃、心肾经
茯苓	泽泻	山药	麦冬
甘、淡，平 归心、肺、脾、肾经	甘、淡，寒 归肾、膀胱经	甘，淡，平 归肺、脾、肾经	甘、微苦，微寒 归心、肺、胃经

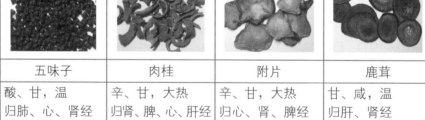

五味子	肉桂	附片	鹿茸
酸、甘，温 归肺、心、肾经	辛、甘，大热 归肾、脾、心、肝经	辛、甘，大热 归心、肾、脾经	甘、咸，温 归肝、肾经

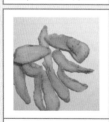

天麻
甘，平 归肝经

【制法】 以上药除紫河车、鹿茸外，余药加水煎煮3次，滤汁去渣，合并3次滤液，加热浓缩成清膏，再将紫河车、鹿茸研为细粉兑入和匀，然后加蜂蜜300g收膏即成。收贮备用。

【功效】 补益脾肾。

【用法】 口服。每次服10~20g，每日服2次，开水调服。

【注意事项】 在服药治疗期间应做好自我调摄，合理安排生活、学习等。

（三）肝肾阴虚症

【症候】 癫痫频发，神志恍惚，面色晦暗，头晕目眩，两目干涩，耳轮焦枯不泽，健忘失眠，腰膝酸软，大便干结，舌红，苔薄白或薄黄少津，脉沉细数。

【治法】 滋养肝肾，填精益髓。

膏方：大补元煎加减

【来源】 《景岳全书》。

【组成】 人参100g、炒山药150g、熟地60g、杜仲100g、枸杞子100g、山茱萸100g、当归60g、炙甘草60g、龟板胶100g、生鳖甲100g、石菖蒲60g、远志60g。

【图解】

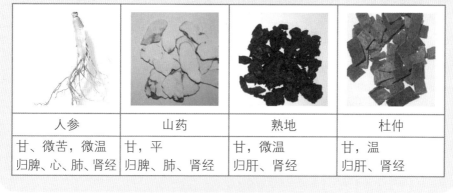

人参	山药	熟地	杜仲
甘，微苦，微温 归脾、心、肺、肾经	甘，平 归脾、肺、肾经	甘，微温 归肝、肾经	甘，温 归肝、肾经

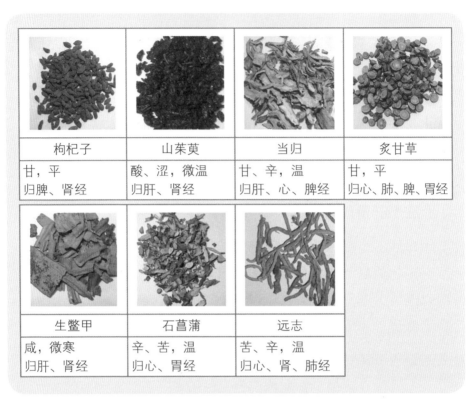

枸杞子	山茱萸	当归	炙甘草
甘，平 归脾、肾经	酸、涩，微温 归肝、肾经	甘、辛，温 归肝、心、脾经	甘，平 归心、肺、脾、胃经

生鳖甲	石菖蒲	远志
咸，微寒 归肝、肾经	辛、苦，温 归心、胃经	苦、辛，温 归心、肾、肺经

【制法】 以上药除龟板胶外，余药加水煎煮3次，滤汁去渣，合并3次滤液，加热浓缩成清膏，再将龟板胶加适量黄酒浸泡后隔水炖烊，冲入清膏和匀，然后加蜂蜜300g收膏即成。收贮备用。

【功效】 滋养肝肾，填精益髓。

【用法】 口服。每次服10~20g，每日服2次，开水调服。

【注意事项】 在服药治疗期间应做好自我调摄，合理安排生活、学习等。

第六节 慢 惊 风

惊风是小儿常见的一种危急重症,临床以抽搐、昏迷为主要症状。惊风分为急惊风、慢惊风两大类。凡起病急暴,八候表现急速强劲,病性属实属阳属热者,为急惊风;起病缓,病久中虚,八候表现迟缓无力,病性属虚属阴属寒者,为慢惊风。慢惊风临床以来势缓慢、抽搐无力、时作时止、反复难愈为特征,常伴昏迷、瘫痪等症。常见于西医水电解质平衡紊乱、代谢性疾病、中毒及各种原因引起的脑缺氧等疾病,凡上述疾病出现以惊厥为主症时,可参考本节内容进行相关膏方治疗。

一、临床表现

起病缓慢,病程较长。症见面色苍白、嗜睡无神、抽搐无力、时作时止,或两手颤动、筋惕肉瞤、脉细无力。

二、理化检测

可行血液生化、脑电图、脑脊液、头颅 CT 及核磁共振（MRI）等相关检测,以明确原发病。

三、辨证膏方

慢惊风多由大病、久病、如暴吐、暴泻,久吐等致脾胃虚弱,土虚木亢;或脾肾阳虚,失于温煦;或热病伤阴,筋脉失于濡养。其病位主要在脾、肾、肝,病性以虚为主。钱乙提出:"凡急慢惊,阴阳异证,切宜辨而治之。急惊合凉泻,慢惊合温补。"他提出慢惊风的病变部位在脾胃，症状描述是一种"脾虚生风无阳之证"，治疗当用温补为法，常用温中健脾、温阳逐寒、育阴潜阳、柔肝熄风等，若虚中夹实者，宜攻补兼施，标本兼顾。

1. 脾虚肝旺症

【症候】 抽搐无力，时作时止；精神萎靡，嗜睡露睛，倦怠无力，色萎黄，纳呆便溏，时有肠鸣，舌质淡，苔白，脉沉细。

【治法】 温中补虚，缓肝理脾。

膏方：缓肝理脾汤加减

【来源】 《医宗金鉴》卷五十一。

【组成】 桂枝100g、人参30g、白茯苓120g、白芍120g、白术120g、陈皮100g、山药180g、扁豆180g、炙甘草60g、钩藤90g、干姜60g、肉桂30g、大枣150g。

【图解】

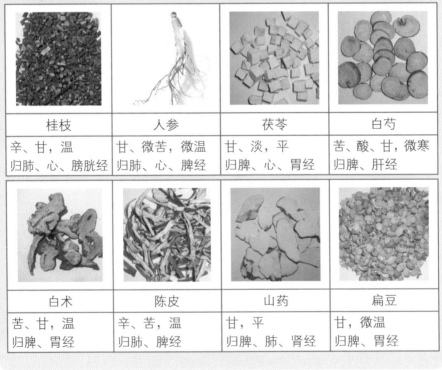

桂枝	人参	茯苓	白芍
辛、甘，温 归肺、心、膀胱经	甘、微苦，微温 归肺、心、脾经	甘、淡，平 归脾、心、胃经	苦、酸、甘，微寒 归脾、肝经
白术	陈皮	山药	扁豆
苦、甘，温 归脾、胃经	辛、苦，温 归肺、脾经	甘，平 归脾、肺、肾经	甘，微温 归脾、胃经

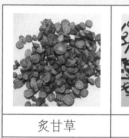	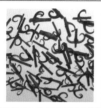	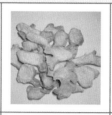	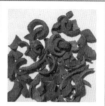
炙甘草	钩藤	干姜	肉桂
甘，平 归心、脾、肺、胃经	甘，微寒 归心包、肝经	辛，热 归脾、胃、心、肺经	辛、甘，热 归肾、脾、心、肝经

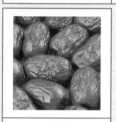
大枣
甘，温 归脾、胃经

【制法】 以上各药熬汁去渣过滤，合并滤液，加热浓缩加入蜂蜜为膏。

【功效】 温中补虚，缓肝理脾。

【用法】 每次 20g，每日 2 次，白开水冲服。

【注意事项】 服药期间，应忌食生冷、油腻、辛辣等不易消化及有特殊刺激性的食物等。新近患有感冒、咳嗽之人，宜暂时停服。肝功能异常者忌服。

2. 脾肾阳虚症

【症候】 手足震颤或蠕动；神萎昏睡，面白无华或灰滞，口鼻气冷，额汗不温，四肢厥冷，溲清便溏，舌质淡，苔薄白，脉沉微。

【治法】 温补脾肾，回阳救逆。

膏方一：固真汤加减

【来源】 《证治准绳》。

【组成】 党参100g、白术120g、山药180g、茯苓120g、黄芪200g、甘草60g、制附子15g、肉桂60g、炮姜90g、丁香60g、龙骨225g、牡蛎225g、五味子100g、姜半夏60g。

【图解】

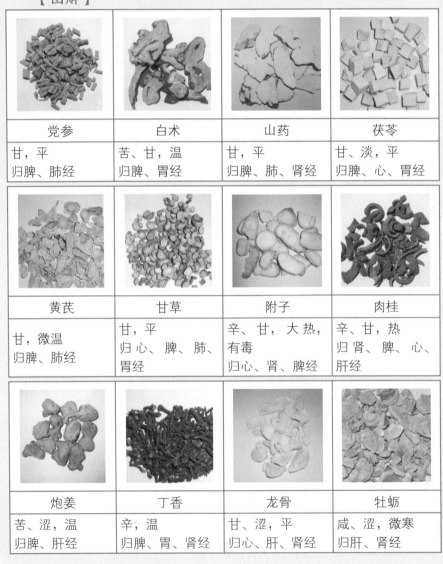

党参	白术	山药	茯苓
甘，平 归脾、肺经	苦、甘，温 归脾、胃经	甘，平 归脾、肺、肾经	甘、淡，平 归脾、心、胃经

黄芪	甘草	附子	肉桂
甘，微温 归脾、肺经	甘，平 归心、脾、肺、胃经	辛、甘，大热，有毒 归心、肾、脾经	辛、甘，热 归肾、脾、心、肝经

炮姜	丁香	龙骨	牡蛎
苦、涩，温 归脾、肝经	辛，温 归脾、胃、肾经	甘、涩，平 归心、肝、肾经	咸、涩，微寒 归肝、肾经

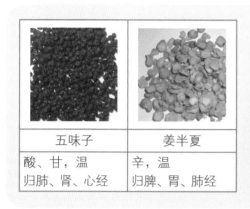

五味子	姜半夏
酸、甘，温 归肺、肾、心经	辛，温 归脾、胃、肺经

【制法】 将以上药加水共煎，去渣浓缩，后加入饴糖收膏备用。

【功效】 温补脾肾，回阳救逆。

【用法】 每次 20g，每日 2 次，用开水冲服。

【注意事项】 服药期间，应忌食生冷、油腻、辛辣等不易消化及有特殊刺激性的食物等。新近患有感冒、咳嗽之人，宜暂时停服。

膏方二：补肾丸

【来源】 《婴童百问·卷之二·发搐第十四问》。

【组方】 人参 120g、白术 200g、茯苓（炙）200g、甘草60g、白芍（酒炒）120g、黄芪（蜜炒）300g、陈皮 120g、当归身 200g、山药 180g、莲肉 180g、神曲 150g、肉桂 75g。

【图解】

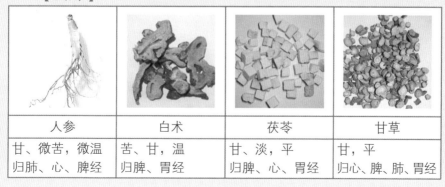

人参	白术	茯苓	甘草
甘、微苦，微温 归肺、心、脾经	苦、甘，温 归脾、胃经	甘、淡，平 归脾、心、胃经	甘，平 归心、脾、肺、胃经

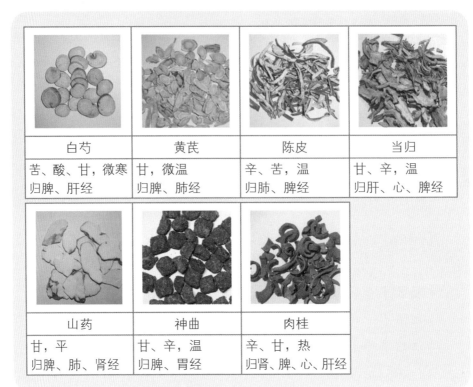

白芍	黄芪	陈皮	当归
苦、酸、甘，微寒 归脾、肝经	甘，微温 归脾、肺经	辛、苦，温 归肺、脾经	甘、辛，温 归肝、心、脾经

山药	神曲	肉桂
甘，平 归脾、肺、肾经	甘、辛，温 归脾、胃经	辛、甘，热 归肾、脾、心、肝经

【制法】 将以上药加水共煎，去渣浓缩，后加入饴糖收膏备用。

【功效】 温补脾肾。

【用法】 每次 20g，每日 2 次，开水冲服。

【注意事项】 服药期间，应忌食生冷、油腻、辛辣等不易消化及有特殊刺激性的食物等。新近患有感冒、咳嗽之人，宜暂时停服。

3. 阴虚风动症

【症候】 精神倦怠，面色潮红，身热消瘦，五心烦热，肢体拘挛或强直，抽搐时作，大便干结，舌绛少津，少苔或无苔，脉细数。

【治法】 滋补肝肾，育阴潜阳。

膏方一：大定风珠加减

【来源】 《温病条辨》。

【组方】 阿胶200g、生地180g、麦冬220g、白芍200g、龟甲100g、鳖甲100g、火麻仁180g、牡蛎220g、五味子150g、甘草60g。

【图解】

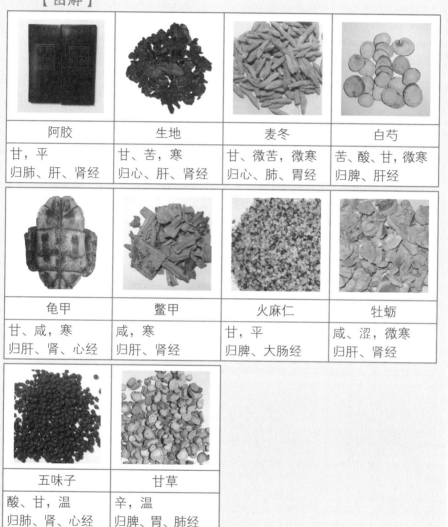

阿胶	生地	麦冬	白芍
甘，平 归肺、肝、肾经	甘、苦，寒 归心、肝、肾经	甘、微苦，微寒 归心、肺、胃经	苦、酸、甘，微寒 归脾、肝经
龟甲	鳖甲	火麻仁	牡蛎
甘、咸，寒 归肝、肾、心经	咸，寒 归肝、肾经	甘，平 归脾、大肠经	咸、涩，微寒 归肝、肾经
五味子	甘草		
酸、甘，温 归肺、肾、心经	辛，温 归脾、胃、肺经		

【制法】 以上药除阿胶、龟板胶外，余药加水煎煮3次，滤汁去渣，合并3次滤液，加热浓缩成清膏，再将阿胶、龟板胶加适量黄酒浸泡后隔水炖烊，冲入清膏和匀，然后加蜂蜜300g收膏即成。

收贮备用。

【功效】　滋补肝肾，育阴潜阳。

【用法】　口服。每次服 15 ~ 30g，每日服 2 次，开水调服。

【注意事项】　服药期间，应忌食生冷、油腻、辛辣等不易消化及有特殊刺激性的食物等。新近患有感冒、咳嗽之人，宜暂时停服。

膏方二：加味理中地黄汤加减

【来源】　《福幼篇》《医学衷中参西录》。

【组方】　熟地 210g、当归 150g、吴茱萸 150g、枸杞 180g、白术 180g、炮姜 60g、党参 90g、炙甘草 60g、酸枣仁 120g、肉桂 60g、补骨脂 180g、黄芪 100g、核桃肉 20 个。

【图解】

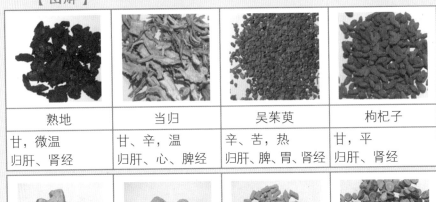

熟地	当归	吴茱萸	枸杞子
甘，微温 归肝、肾经	甘、辛，温 归肝、心、脾经	辛、苦，热 归肝、脾、胃、肾经	甘，平 归肝、肾经

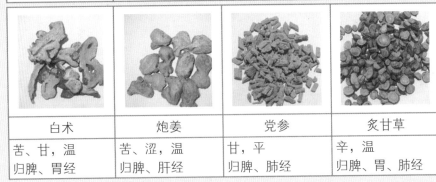

白术	炮姜	党参	炙甘草
苦、甘，温 归脾、胃经	苦、涩，温 归脾、肝经	甘，平 归脾、肺经	辛，温 归脾、胃、肺经

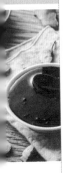

中医 小儿病证 调养膏方

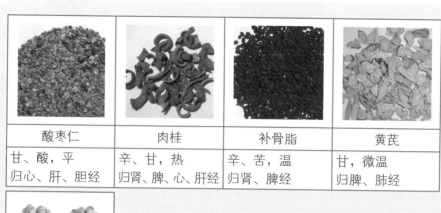

酸枣仁	肉桂	补骨脂	黄芪
甘、酸，平 归心、肝、胆经	辛、甘，热 归肾、脾、心、肝经	辛、苦，温 归肾、脾经	甘，微温 归脾、肺经

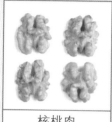

核桃肉
甘，温 归肺、大肠、肾经

【制法】 将以上药加水共煎，去渣浓缩，后加入饴糖收膏备用。

【功效】 滋补肝肾，补气养血。

【用法】 口服。每次服 15 ~ 30g，每日服 2 次，用开水调服。

【注意事项】 服药期间，应忌食生冷、油腻、辛辣等不易消化及有特殊刺激性的食物等。新近患有感冒、咳嗽之人，宜暂时停服。

第七节 不 寐

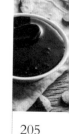

不寐是指脏腑机能紊乱，气血亏虚，阴阳失调，导致不能获得

正常睡眠。主要表现为睡眠时间和深度的不足，轻者入睡困难，或寐而不酣，时寐时醒，或醒后不能再寐，重者则彻夜不寐，影响人们正常的工作生活和健康。西医学称为失眠，是儿童常见的睡眠障碍之一，在学龄儿童，尤其青少年较为常见，婴幼儿和学龄前儿童中较少发生。婴幼儿期最常见的原因是睡眠时间无规律、入睡时饥饿或过饱、慢性疾病或身体不舒适、疼痛瘙痒、睡前活动过于刺激、与亲密抚养者分离而产生焦虑、睡眠环境不良等；年龄较大儿童的失眠原因除上述外，还常有因学习、考试、家庭、社交因素造成的心理紧张、焦虑、抑郁等。

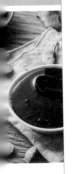

一、临床表现

1. 轻者入寐困难或寐而易醒、醒后不寐，重者彻夜难眠。
2. 常伴有多梦、梦惊、磨牙、遗尿等症。

二、理化检测

经各系统和实验室检查未发现异常，结合多导睡眠图检查，可作出诊断。

三、辨证膏方

明代万全提出小儿"阳常有余，阴常不足，心肝常有余，肺脾肾常不足"，即"三有余，四不足"的生理病理学说，又因小儿饮食不知自节，嗜食肥甘厚腻，易出现食积诸证，故中医认为导致儿童不寐的关键在于脾胃失调，《保婴撮要》曰："阳明胃脉也，胃为六腑之海，其气下行，阳明气逆，不得从其道，故不得卧也。"其次，小儿心肝有余，中学生因学业、家庭、社交因素等思虑过度，多见肝胆郁热、气机不畅，夹痰热扰心，其病位在心，发病则与脾胃、肝郁等密切相关。中医治疗以补虚泻实为原则，辨证论治，必要时结合消除认知和心理障碍的综合治疗方法。

（一）胃气失和症

【症候】 哭闹不宁，夜眠不安，不思乳食，嗳腐吞酸，脘腹胀满，大便酸臭，舌淡红，苔白垢腻，脉弦滑，指纹紫滞。

【治法】 消食导滞，和胃安神。

膏方：保和膏

【来源】 《中医膏方临床应用指南》。

【组成】 山楂 300g、神曲 100g、半夏 100g、茯苓 100g、陈皮 50g、连翘 50g、炒莱菔子 50g、麦芽 50g。

【图解】

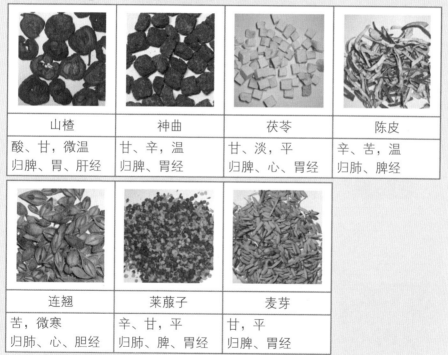

山楂	神曲	茯苓	陈皮
酸、甘，微温 归脾、胃、肝经	甘、辛，温 归脾、胃经	甘、淡，平 归脾、心、胃经	辛、苦，温 归肺、脾经

连翘	莱菔子	麦芽
苦，微寒 归肺、心、胆经	辛、甘，平 归肺、脾、胃经	甘，平 归脾、胃经

【制法】 将以上药粉碎成细粉；按每 100g 粉末加炼蜜 125 ~ 155g，再一起加热浓缩成稠膏状，滴水为度，收膏即成。贮瓶备用。

【功效】 消食导滞，和胃安神。

【用法】 口服，每次 20 ~ 30g，1 日 3 次，开水冲服。

【注意事项】 服用本药期间忌生冷油腻不易消化食物，体虚无积滞者不宜用。

（二）心脾两虚症

【症候】 多梦易醒，或朦胧不实，心悸，头晕目眩，注意力涣散，神疲乏力，食欲不振，面色不华。舌淡红，脉细弱，指纹淡红。

【治法】 养心健脾，安神定志。

膏方：养血归脾膏

【来源】 《冬令滋补进膏方》。

【组成】 党参250g、黄芪250g、炙远志125g、炒白术250g、当归250g、龙眼肉250g、生姜250g、茯苓250g、炒酸枣仁250g、木香125g、炙甘草125g、大枣125g。

【图解】

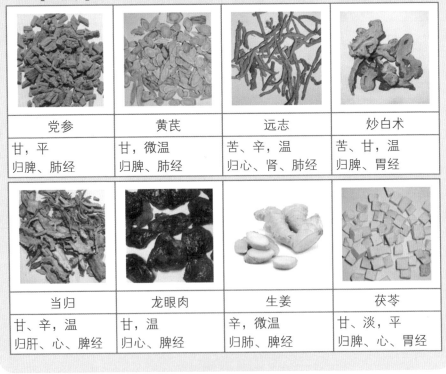

党参	黄芪	远志	炒白术
甘，平 归脾、肺经	甘，微温 归脾、肺经	苦、辛，温 归心、肾、肺经	苦、甘，温 归脾、胃经

当归	龙眼肉	生姜	茯苓
甘、辛，温 归肝、心、脾经	甘，温 归心、脾经	辛，微温 归肺、脾经	甘、淡，平 归脾、心、胃经

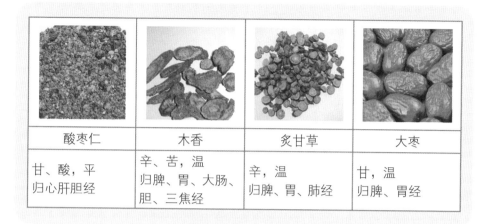

酸枣仁	木香	炙甘草	大枣
甘、酸，平 归心肝胆经	辛、苦，温 归脾、胃、大肠、胆、三焦经	辛，温 归脾、胃、肺经	甘，温 归脾、胃经

【制法】 以上各药熬汁去渣过滤，合并滤液，加热浓缩为膏。

【功效】 养心健脾，安神定志。

【用法】 每日1匙，开水冲服。

（三）肝郁化火症

【症候】 心烦不能入睡，烦躁易怒，胸闷胁痛，头痛面红，目赤，口苦，便秘尿黄。舌红，苔黄，脉弦数。

【治法】 清肝泻火，镇心安神。

膏方：安神膏

【来源】 《膏方辨证分型治疗失眠40例临床观察》。

【组成】 龙骨200g、牡蛎200g、酸枣仁200g、柏子仁120g、远志120g、五味子120g、夜交藤200g、合欢皮120g、琥珀30g、白芍120g、茯苓120g、灯心草20g、麦冬120g、黄芩120g、栀子120g、黄连30g、知母120g、黄柏120g、地骨皮120g、香附120g、枳壳120g、砂仁30g、豆蔻30g、玫瑰花50g、龟甲胶250g、阿胶250g、黄酒250g、冰糖250g。

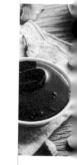

【图解】

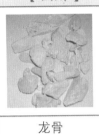	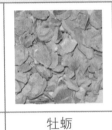	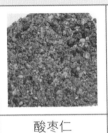	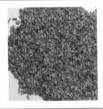
龙骨	牡蛎	酸枣仁	柏子仁
甘、涩，平 归心、肝、肾经	咸、涩，微寒 归肝、肾经	甘、酸，平 归心、肝、胆经	甘，平 归心、肾、大肠经
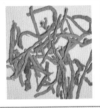	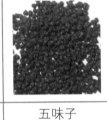	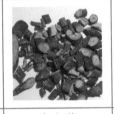	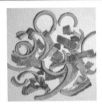
远志	五味子	夜交藤	合欢皮
苦、辛，温 归心、肾、肺经	酸、甘，温 归肺、肾、心经	甘，平 归心、肝经	甘，平 归心、肝、脾经
	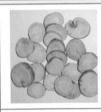	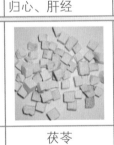	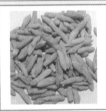
琥珀	白芍	茯苓	麦冬
甘，平 归心、肝、膀胱经	苦、酸、甘，微寒 归脾、肝经	甘、淡，平 归脾、心、胃经	甘、微苦，微寒 归心、肺、胃经
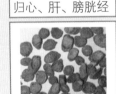	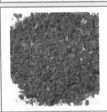	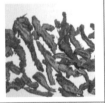	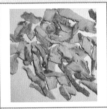
黄芩	栀子	黄连	知母
苦，寒 归肺、胆、脾、胃、大肠、小肠经	苦，寒 归心、肺、三焦经	苦，寒 归心、脾、胃、胆、大肠经	苦、甘，寒 归肺、胃、肾经

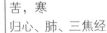

中医 小儿病证 调养膏方

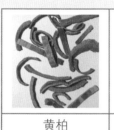	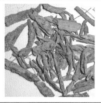	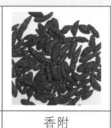	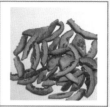
黄柏	地骨皮	香附	枳壳
苦，寒 归肾、膀胱、大肠经	甘，寒 归肺、肝、肾经	辛、苦，温 归脾、胃、大肠、胆、三焦经	苦、辛、酸 归脾、胃、大肠经

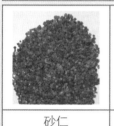	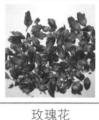	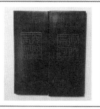
砂仁	玫瑰花	阿胶
辛，温 归脾、胃、肾经	甘、微苦，温 归肝、脾经	甘，平 归肺、肝、肾经

【制法】 以上各药熬汁去渣过滤，合并滤液，加热浓缩为膏。

【功效】 清肝泻火，镇心安神。

【用法】 早晚各 1 匙，开水冲服。

【注意事项】 遇感冒、食滞、腹泻或胃痛时，暂停服数日。

（四）痰热内扰症

【症候】 睡眠不安，心烦懊憹，胸闷脘痞，口苦痰多，头晕目眩。舌红，苔黄腻，脉滑或滑数。

【治法】 清化痰热，和中安神。

膏方：黄连温胆膏

【来源】 《膏方妙用》。

【组成】 法半夏 150g、陈皮 200g、淡竹茹 200g、枳实 200g、

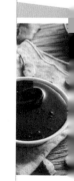

栀子 200g、黄连 100g、竹叶 100g、远志 100g、珍珠 100g、茯苓 300g、薏苡仁 300g、山楂 300g、冰糖 500g。

【图解】

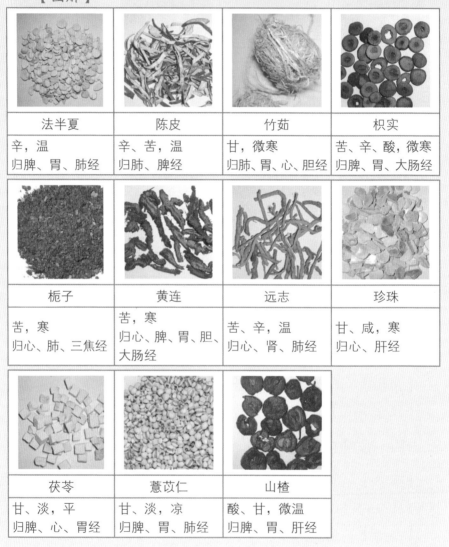

法半夏	陈皮	竹茹	枳实
辛，温 归脾、胃、肺经	辛、苦，温 归肺、脾经	甘，微寒 归肺、胃、心、胆经	苦、辛、酸，微寒 归脾、胃、大肠经
栀子	黄连	远志	珍珠
苦，寒 归心、肺、三焦经	苦，寒 归心、脾、胃、胆、大肠经	苦、辛，温 归心、肾、肺经	甘、咸，寒 归心、肝经
茯苓	薏苡仁	山楂	
甘、淡，平 归脾、心、胃经	甘、淡，凉 归脾、胃、肺经	酸、甘，微温 归脾、胃、肝经	

【制法】 以上各药熬汁去渣过滤，合并滤液，加热浓缩为膏。

【功效】 清化痰热，和中安神。

【用法】 每日1匙，开水冲服。

中医
小儿病证
调养膏方

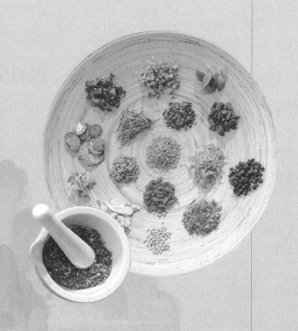

第五章

肾系病症

第一节 慢性肾小球肾炎

慢性肾小球肾炎（CGN）是由多种原因引起的、病情呈进行性但较缓慢的一组肾小球疾病。我国儿科肾脏病科研协作组将病程超过 1 年，或隐匿起病，有不同程度的肾功能不全或肾性高血压的肾小球肾炎称为慢性肾小球肾炎。由于该组疾病的病理类型及病期不同，主要临床表现可各不相同，疾病表现呈多样化。其病程长，呈缓慢进展；有资料表明，在引起终末期肾衰的各种病因中，慢性肾炎占64.1%，居于首位。该病与中医的"石水"相似，可归属"水肿""虚劳""腰痛""尿血"等范畴。

一、临床表现

1. 症状

（1）水肿：在慢性肾炎整个疾病的过程中，多数患者有不同程度的水肿，轻者仅见面部、眼睑等组织疏松部位，晨起时比较明显，进而发展至足踝、下肢，重者可见全身水肿，并可伴有腹水。

（2）高血压：部分患者以高血压为首发症状，高血压的程度差异较大，轻者仅 120 ~ 140/80 ~ 90mmHg，重者超过 180/100mmHg（学龄儿童 ≥ 130/90mmHg，学龄前儿童 ≥ 120/80mmHg），持续的高血压会导致心功能受损，加速肾功能恶化，其程度与预后密切相关。高血压的临床常表现为头痛、头胀、眩晕、眼花、耳鸣、失眠多梦等。

（3）尿异常改变：是慢性肾炎的基本标志。水肿期间，尿量减少，无水肿者，尿量接近正常。常有夜尿及低比重尿，至尿毒症期即可出现少尿或无尿；有不同程度的尿蛋白，一般在 1 ~ 3g/ 天，

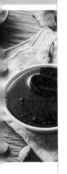

也可出现大量蛋白尿；还会有不同程度的血尿，在急性发作期可出现镜下血尿甚至肉眼血尿。

（4）贫血：患者呈现中度以上贫血，表明肾单位损伤及肾功能损害已十分严重，发展到终末期出现严重贫血。患者可有头晕、乏力、心悸、面色苍白、唇甲色淡等症状体征。

（5）肾功能不全：主要表现为肾小球滤过率下降，肌酐清除率（Ccr）降低。轻中度肾功能受损患者可无任何临床症状，当 Ccr 低于 10ml/ 分钟，临床上可见少尿或者无尿、恶心呕吐、纳呆、乏力、嗜睡、皮肤瘙痒等症。

2. 体征

患者具有贫血貌，唇甲苍白，眼睑及颜面甚至双下肢浮肿，严重者可有胸水、腹水。

二、理化检查

1. 尿液检查。尿常规检查有尿蛋白，镜下血尿及管型尿；尿比重降低，红细胞形态为变形红细胞。

2. 血常规检查。轻度贫血常见，肾功能衰竭时可见严重贫血。

3. 肾功能测定。肾功能不同程度受损，血尿素氮、血肌酐升高，内生肌酐清除率下降，浓缩稀释功能异常。

4. 影像检查 B 超。双肾可缩小，双肾实质病变。

5. 肾活检病理检查。诊断不明确时，可进行肾活检确诊。

三、辨证膏方

该病的中医病机特点为本虚标实，虚实相兼。肺、脾、肾虚为本；风寒湿热浊毒侵袭、瘀血交阻为标。脏腑虚损与外邪侵袭为该病的中心环节，故慢性肾小球肾炎的治疗，以治本和治标相兼为原则。脏腑虚损以脾肾两脏为主，故以培补脾肾、温阳化气为基本治疗方法。

标证主要包括水湿、湿热、瘀血、湿浊等证，因标证以邪实为主，

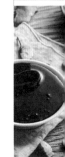

而膏方较为滋腻易助邪生湿生热，且标证病情变化较快，膏方药力偏缓，而汤剂能更加灵活应对病情的变化，故对于以标实为主的患儿，不建议使用膏方。

1. 脾肾气虚症

【症候】 腰脊酸痛，疲倦乏力，或浮肿，纳少或脘腹胀满，大便溏薄，尿频或者夜尿多，舌质淡红、有齿痕，舌苔薄白，脉细。

【治法】 健脾益肾。

膏方一：人参养荣丸加减

【来源】 《秦伯未膏方集》。

【组成】 党参120g、炒熟地（砂仁18g、拌）120g、清炙黄芪120g、炒白术90g、当归45g、淮山药90g、何首乌60g、仙半夏45g、炒白芍45g、陈皮45g、云茯神120g、炒枳壳45g、炙款冬45g、浙贝母90g、炙远志45g、炒酸枣仁90g、山茱萸45g、炒泽泻90g、补骨脂45g、薏苡仁90g、枸杞45g、炒川断90g、光杏仁90g、清炙甘草120g、大红枣120g、核桃仁120g、阿胶120g、霞天膏（黄牛肉熬成膏）120g、冰糖240g。

【图解】

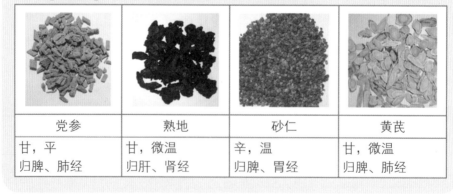

党参	熟地	砂仁	黄芪
甘，平 归脾、肺经	甘，微温 归肝、肾经	辛，温 归脾、胃经	甘，微温 归脾、肺经

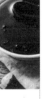

白术	当归	山药	何首乌
甘、苦，温 归脾、胃经	辛、甘，温 归心、肝、脾经	甘，平 归脾、肾、肺经	甘、苦、涩，微温 归肝、肾经
白芍	陈皮	茯神	酸枣仁
辛，温 归肝、脾经	甘、苦，微寒 归心、肺经	辛、苦，微温 归肺、心经	甘，平 归心、肝经
山茱萸	泽泻	补骨脂	薏苡仁
酸，微温 归肝、肾经	甘、淡，寒 归肾、膀胱经	苦，温 归肺、胃、肾经	甘、淡，凉 归脾、胃、肺经
枸杞	续断	杏仁	炙甘草
甘，平 归肝、肾、肺经	辛，温 归脾、胃经	苦，微温 归肺、大肠经	甘，平 归心、肺、脾、胃经

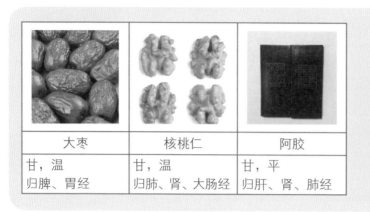

大枣	核桃仁	阿胶
甘，温 归脾、胃经	甘，温 归肺、肾、大肠经	甘，平 归肝、肾、肺经

【制法】 以上药材除阿胶、霞天膏、冰糖外，其余药加水煎煮3次，滤汁去渣，加热浓缩为膏，再将阿胶加适量的黄酒浸泡后隔水炖烊，冲入清膏和匀，最后加入蜂蜜300g收膏即成。

【功效】 健脾益肾，利水消肿。

【用法】 每日早晚空腹各服10~15g。

【注意事项】 ①忌与萝卜同服；②若出现发热或其他疾病的情况，咨询医生；③服药期间出现食欲不振、胃脘不适等症状时，应停药并咨询医生；④按照用法用量服用，不可过量服用；⑤妥善保存，以免变质；⑥药品性状发生改变时禁止服用。

膏方二：补脾益肾方

【来源】 《古今名方》。

【组成】 丹参150g、山药180g、党参150g、黄芪300g、杜仲150g、当归150g、淫羊藿150g、制何首乌150g、益母草100g、泽泻90g。

【图解】

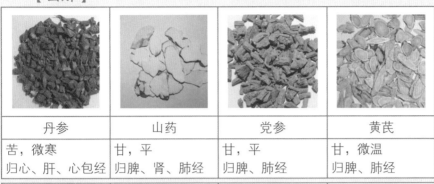

丹参	山药	党参	黄芪
苦，微寒 归心、肝、心包经	甘，平 归脾、肾、肺经	甘，平 归脾、肺经	甘，微温 归脾、肺经

杜仲	当归	淫羊藿	制何首乌
甘，温 归肝、肾经	辛、苦，微寒 归心、肝、脾经	辛、甘，温 归肝、肾经	甘、苦、涩，微温 归肝、肾经

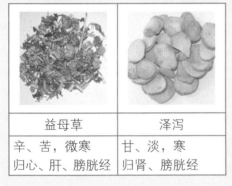

益母草	泽泻
辛、苦，微寒 归心、肝、膀胱经	甘、淡，寒 归肾、膀胱经

【制法】 以上药材加水煎煮 3 次，滤汁去渣，将滤汁加热浓缩为膏，最后加入蜂蜜 300g 收膏即成。

【功效】 补脾益肾。

【用法】 每日早晚空腹各服 10 ~ 15g。

【注意事项】 患儿感染疾病或传染病等急性期可先暂停服用。

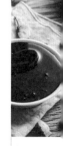

2. 肺肾气虚症

【症候】 颜面浮肿或肢体肿胀，面目为著，小便减少，面白身重，气短乏力，纳呆便溏，易感冒，或有上气喘息，面黄无华，舌淡苔白，脉细弱。

【治法】 益气健脾，宣肺利水。

膏方一

【来源】 《中医膏方在慢性肾病中的运用》（邓跃毅、王元，中国中西医结合肾病杂志）。

【组方】 生晒参100g、黄精150g、白术120g、黄芪300g、防风120g、葛根150g、山药150g、川芎120g、姜半夏120g、白芍150g、陈皮90g、茯苓150g、黄连60g、忍冬藤300g、炙乳香60g、炙没药60g、丹参300g、谷芽300g、麦芽300g、仙灵脾150g、山茱萸150g、巴戟天150g、白果90g、煅龙骨300g、煅牡蛎300g、白蒺藜120g、僵蚕120g、阿胶150g、龟板胶100g。

【图解】

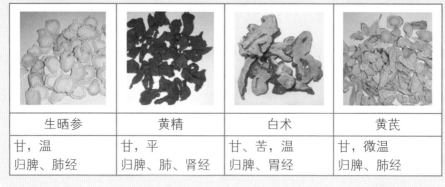

生晒参	黄精	白术	黄芪
甘，温 归脾、肺经	甘，平 归脾、肺、肾经	甘、苦，温 归脾、胃经	甘，微温 归脾、肺经

中医
小儿病证
调养膏方

防风	葛根	山药	川芎
辛、甘，微温 归肝、脾、膀胱经	辛、甘，凉 归脾、胃经	甘，平 归脾、肾、肺经	辛，温 归肝、肾经
姜半夏	白芍	陈皮	茯苓
辛、甘，温 归脾、胃、肺经	苦、酸，微寒 归脾、肝经	辛、苦，温 归脾、肺经	甘、淡，平 归心、脾、肾经
黄连	忍冬藤	乳香	没药
苦，寒 归心、肝、胃、大肠经	甘，寒 归肺、胃、大肠经	辛、苦，温 归心、肝、脾经	苦，平 归肝、心、脾经
丹参	谷芽	麦芽	山茱萸
苦，微寒 归心、肝、心包经	甘，平 归脾、胃经	甘，平 归肝、脾、胃经	酸，微温 归肝、肾经

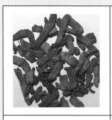	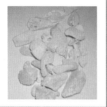	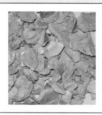	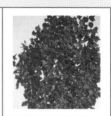
巴戟天	龙骨	牡蛎	白蒺藜
辛、甘，微温 归肝、肾经	甘、涩，微寒 归心、肝经	咸，微寒 归肝、肾经	辛、苦，平 归肝经

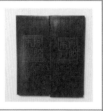
阿胶
甘，平 归肝、肾、肺经

【制法】 以上药材除龟板胶、阿胶、生晒参、冰糖外，其余药加水煎煮 3 次，滤汁去渣，加热浓缩为膏，生晒参另煎合并滤汁，再将阿胶、龟胶加适量的黄酒浸泡后隔水炖烊，冲入清膏和匀，最后加入蜂蜜 300g 收膏即成。

【功效】 补脾益肾。

【用法】 每日早晚空腹各服 10 ~ 15g。

【注意事项】 患儿感染疾病或传染病等急性期可先暂停服用，忌与萝卜同服。

膏方二：防己黄芪汤加减

【来源】 《金匮要略》。

【组成】 防己 150g、黄芪 150g、白术 120g、枇杷叶 90g、桑白皮 150g、金樱子 300g、菟丝子 150g、玉米须 150g。

【图解】

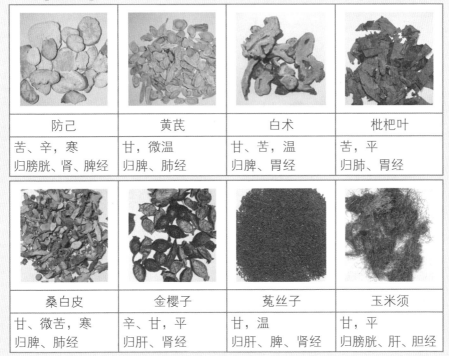

防己	黄芪	白术	枇杷叶
苦、辛，寒 归膀胱、肾、脾经	甘，微温 归脾、肺经	甘、苦，温 归脾、胃经	苦，平 归肺、胃经
桑白皮	金樱子	菟丝子	玉米须
甘、微苦，寒 归脾、肺经	辛、甘，平 归肝、肾经	甘，温 归肝、脾、肾经	甘，平 归膀胱、肝、胆经

【制法】　以上药材加水煎煮 3 次，滤汁去渣，将滤汁加热浓缩为膏，最后加入蜂蜜 300g 收膏即成。

【功效】　补益脾肾。

【用法】　每日早晚空腹各服 10 ~ 15g。

【注意事项】　患儿感染疾病或传染病等急性期可先暂停服用。

3. 脾肾阳虚症

【症候】　全身浮肿，面色苍白，畏寒肢冷，腰脊冷痛或酸痛，纳少或便溏或五更泄泻，膝酸腿软，食少纳呆，精神倦怠，足跟作痛，大便溏薄，舌质淡胖，边有齿痕，脉沉偏细或沉迟无力。

【治法】　温肾健脾，利水消肿。

【来源】 《秦伯末膏方》。

【组成】 红参30g、白附片45g、白术90g、黄芪90g、云茯苓120g、炙甘草15g、淮山药90g、炒当归45g、甘枸杞45g、炒熟地90（砂仁24g伴）、大芡实120g、煨益智30g、补骨脂45g、川厚朴24g、白蔻仁（杵）24g、炒泽泻45g、广陈皮45g、薏苡仁120g、大红枣120g、龟胶90g、鹿角胶90g、阿胶120g。

【图解】

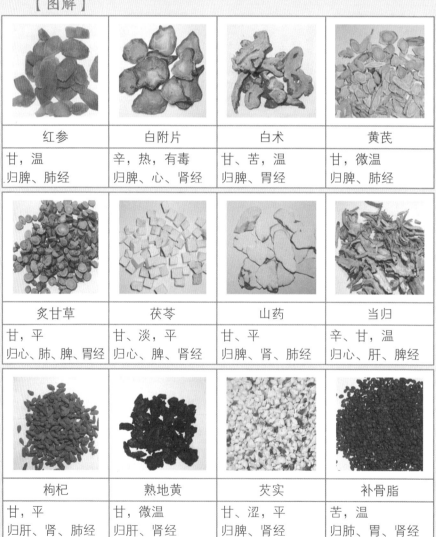

红参	白附片	白术	黄芪
甘，温 归脾、肺经	辛，热，有毒 归脾、心、肾经	甘、苦，温 归脾、胃经	甘，微温 归脾、肺经
炙甘草	茯苓	山药	当归
甘，平 归心、肺、脾、胃经	甘、淡，平 归心、脾、肾经	甘，平 归脾、肾、肺经	辛、甘，温 归心、肝、脾经
枸杞	熟地黄	芡实	补骨脂
甘，平 归肝、肾、肺经	甘，微温 归肝、肾经	甘、涩，平 归脾、肾经	苦，温 归肺、胃、肾经

中医
小儿病证
调养膏方

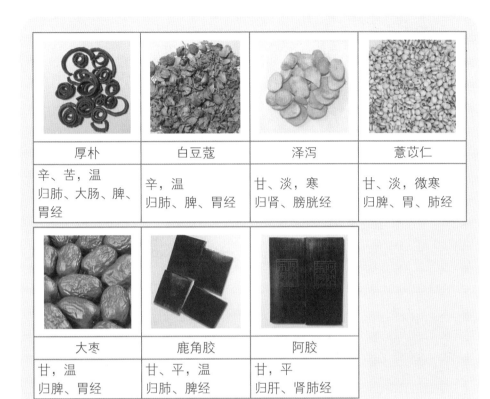

厚朴	白豆蔻	泽泻	薏苡仁
辛、苦，温 归肺、大肠、脾、胃经	辛，温 归肺、脾、胃经	甘、淡，寒 归肾、膀胱经	甘、淡，微寒 归脾、胃、肺经

大枣	鹿角胶	阿胶
甘，温 归脾、胃经	甘、平，温 归肺、脾经	甘，平 归肝、肾肺经

【制法】 以上药材除阿胶、龟胶、鹿角胶，其余药加水煎煮3次，滤汁去渣，红参另煎合并滤汁加热浓缩为膏，再将阿胶等加适量的黄酒浸泡后隔水炖烊，冲入清膏和匀，最后加入蜂蜜300g收膏即成。

【功效】 温肾健脾，利水消肿。

【用法】 每日早晚空腹各服 10 ~ 15g。

【注意事项】 ①忌与萝卜同服；②若出现发热或其他疾病的情况，咨询医生；③服药期间出现食欲不振、胃脘不适等症状时，应停药并咨询医生；④按照用法用量服用，不可过量服用；⑤妥善保存，以免变质；⑥药品性状发生改变时禁止服用。

膏方二：补肾 2 号膏

【来源】 湖北省中医院儿科刘晓鹰，由六味地黄丸、二仙汤加减而成，自 1998 年起运用至今，经过多年的临床实践，证明有效。

【组成】 淫羊藿 100g、仙茅 80g、益智仁 120g、覆盆子 120g、补骨脂 100g、当归 80g、熟地 100g、生地 100g、山茱萸 100g、山药 200g、茯苓 150g、泽泻 60g、薏苡仁 300g、肉苁蓉 100g、太子参 150g、炒白术 120g、砂仁 50g、蒲公英 100g、防风 60g、黄芪 240g、丹参 150g、炙甘草 80g、蜂蜜 500g。

【图解】

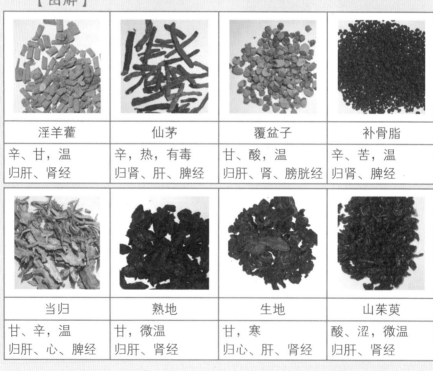

淫羊藿	仙茅	覆盆子	补骨脂
辛、甘，温 归肝、肾经	辛，热，有毒 归肾、肝、脾经	甘、酸，温 归肝、肾、膀胱经	辛、苦，温 归肾、脾经
当归	熟地	生地	山茱萸
甘、辛，温 归肝、心、脾经	甘，微温 归肝、肾经	甘，寒 归心、肝、肾经	酸、涩，微温 归肝、肾经

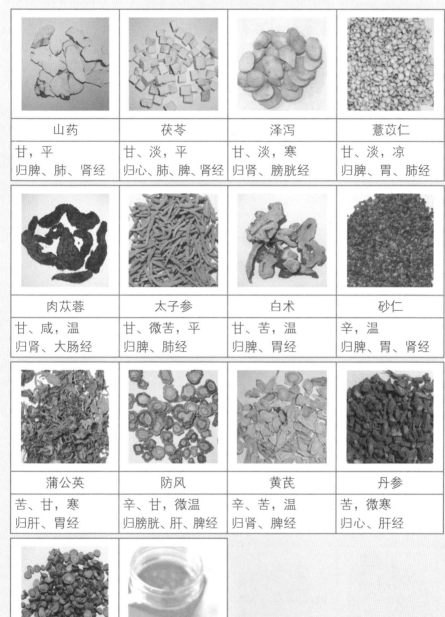

山药	茯苓	泽泻	薏苡仁
甘，平 归脾、肺、肾经	甘、淡，平 归心、肺、脾、肾经	甘、淡，寒 归肾、膀胱经	甘、淡，凉 归脾、胃、肺经
肉苁蓉	太子参	白术	砂仁
甘、咸，温 归肾、大肠经	甘、微苦，平 归脾、肺经	甘、苦，温 归脾、胃经	辛，温 归脾、胃、肾经
蒲公英	防风	黄芪	丹参
苦、甘，寒 归肝、胃经	辛、甘，微温 归膀胱、肝、脾经	辛、苦，温 归肾、脾经	苦，微寒 归心、肝经

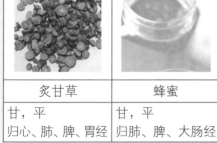

炙甘草	蜂蜜
甘，平 归心、肺、脾、胃经	甘，平 归肺、脾、大肠经

【制法】　以上药材加水煎煮 3 次，滤汁去渣，将滤汁加热浓缩为膏，最后加入蜂蜜 500g 收膏即成。

【功效】　温肾健脾，培元固精。

【用法】　每日早晚空腹各服 10 ~ 15g。

【注意事项】　①忌与萝卜同服；②若出现发热或其他疾病的情况，咨询医生；③服药期间出现食欲不振、胃脘不适等症状时，应停药并咨询医生；④按照用法用量服用，不可过量服用；⑤妥善保存，以免变质；⑥药品性状发生改变时禁止服用。

4. 肝肾阴虚症

【症候】　目睛干涩或视物模糊，头晕耳鸣，五心烦热，或手足心热，口干咽燥，腰脊酸痛，或月经失调，舌红少苔，脉弦或细数。

【治法】　滋补肝肾，滋阴清热。

膏方一

【来源】　《膏方妙用》（贾跃进）。

【组成】　生地 300g、熟地 300g、黄精 300g、桑寄生 300g、山药 200g、枸杞 200g、狗脊 200g、杜仲 200g、怀牛膝 200g、龟板胶 200g、茯神 200g、桑葚 200g、白术 200g、白蒺藜 200g、菊花 100g、陈皮 100g、牡丹皮 150g、车前子 150g、泽泻 150g、佛手 60g、冰糖 300g。

【图解】

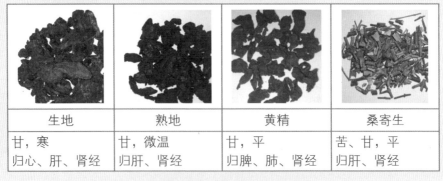

生地	熟地	黄精	桑寄生
甘，寒 归心、肝、肾经	甘，微温 归肝、肾经	甘，平 归脾、肺、肾经	苦、甘，平 归肝、肾经

山药	枸杞	杜仲	怀牛膝
甘，平 归脾、肺、肾经	甘，平 归肝、肾经	甘，温 归肝、肾经	甘、苦，温 归脾、胃经
茯神	桑葚子	白术	白蒺藜
甘、淡，平 归心、肺、脾、肾经	甘、酸，寒 归心、肝、肾经	甘、苦，温 归脾、胃经	苦、辛，平 归肝经
菊花	陈皮	牡丹皮	车前子
甘、苦，微寒 归肺、肝经	苦、辛，温 归脾、肺经	苦、辛，微寒 归心、肝、肾经	甘，寒 归肝、肾、肺、小肠经
泽泻	佛手		
甘、淡，寒 归肾、膀胱经	辛、苦、酸，温 归肝、脾胃、肺经		

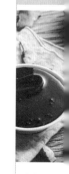

【制法】　以上药材除龟甲胶外，其余药加水煎煮3次，滤汁去渣，西洋参、白参另煎合并滤汁加热浓缩为膏，再将龟甲胶加适量的黄酒浸泡后隔水炖烊，冲入清膏和匀，最后加入冰糖300g收膏即成。

【功效】　滋养肝肾。

【用法】　每日早晚空腹各服1汤匙。

【注意事项】　①忌与萝卜同服；②若出现发热或其他疾病的情况，咨询医生；③服药期间出现食欲不振、胃脘不适等症状时，应停药并咨询医生；④按照用法用量服用，不可过量服用；⑤妥善保存，以免变质；⑥药品性状发生改变时禁止服用。

膏方二：杞菊地黄丸合大补阴煎

【来源】　《中国药典》《罗氏会约医镜》。

【组成】　熟地180g、龟板胶（先煎）150g、黄柏120g、知母120g、生地黄150g、山药150g、茯苓150g、牡丹皮90g、泽泻90g、山茱萸90g、枸杞150g、菊花100g、蜂蜜300g。

【图解】

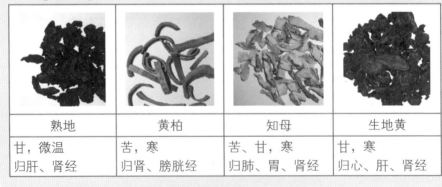

熟地	黄柏	知母	生地黄
甘，微温 归肝、肾经	苦，寒 归肾、膀胱经	苦、甘，寒 归肺、胃、肾经	甘，寒 归心、肝、肾经

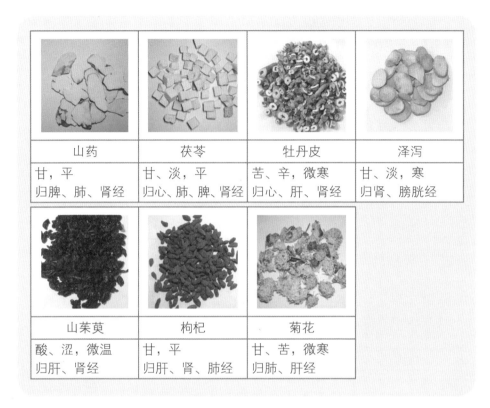

山药	茯苓	牡丹皮	泽泻
甘，平 归脾、肺、肾经	甘、淡，平 归心、肺、脾、肾经	苦、辛，微寒 归心、肝、肾经	甘、淡，寒 归肾、膀胱经

山茱萸	枸杞	菊花
酸、涩，微温 归肝、肾经	甘，平 归肝、肾、肺经	甘、苦，微寒 归肺、肝经

【制法】　以上药材加水煎煮 3 次，滤汁去渣，将滤汁加热浓缩为膏，最后加入蜂蜜 300g 收膏即成。

【功效】　滋补肝肾，滋阴清热。

【用法】　每日早晚空腹各服 1 汤匙（10 ～ 15g）。

【注意事项】　小儿若发生急性感染、传染病或危急症状，可先暂停服用。饮食中避食过于肥甘厚腻及辛辣、刺激的食物。

5. 气阴两虚症

【症候】　面色无华，少气乏力，或易感冒，或有浮肿，头晕耳鸣，手足心热，腰痛或浮肿，口干咽燥或咽部暗红，咽痛，舌质红或偏红，少苔，脉细或弱。

【治法】　益气养阴，固表祛邪。

膏方一：补肾1号膏

【来源】　湖北省中医院儿科刘晓鹰。由六味地黄丸加减而成，自1998年起运用至今，经过多年的临床实践，证明有效。

【组成】　黄芪240g、当归60g、生地100g、熟地100g、山茱萸100g、山药200g、茯苓150g、泽泻60g、薏苡仁300g、肉苁蓉100g、太子参150g、炒白术120g、砂仁50g、蒲公英300g、防风100g、炙甘草60g、蜂蜜300g。

【图解】

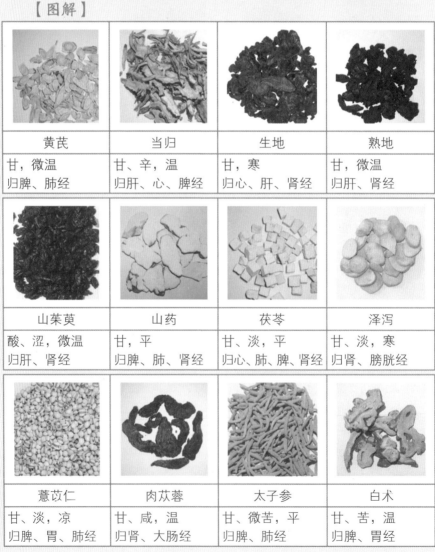

黄芪	当归	生地	熟地
甘，微温 归脾、肺经	甘、辛，温 归肝、心、脾经	甘，寒 归心、肝、肾经	甘，微温 归肝、肾经

山茱萸	山药	茯苓	泽泻
酸、涩，微温 归肝、肾经	甘，平 归脾、肺、肾经	甘、淡，平 归心、肺、脾、肾经	甘、淡，寒 归肾、膀胱经

薏苡仁	肉苁蓉	太子参	白术
甘、淡，凉 归脾、胃、肺经	甘、咸，温 归肾、大肠经	甘、微苦，平 归脾、肺经	甘、苦，温 归脾、胃经

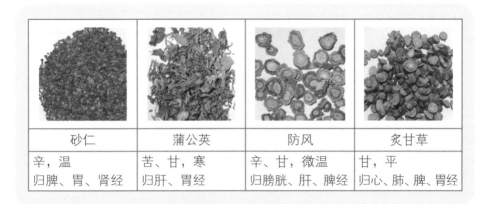

砂仁	蒲公英	防风	炙甘草
辛，温 归脾、胃、肾经	苦、甘，寒 归肝、胃经	辛、甘，微温 归膀胱、肝、脾经	甘，平 归心、肺、脾、胃经

【制法】　以上药材加水煎煮 3 次，滤汁去渣，将滤汁加热浓缩为膏，最后加入蜂蜜 300g 收膏即成。

【功效】　益气养阴，补肾健脾。

【用法】　每日早晚空腹各服 1 汤匙（10 ～ 15g）。

【注意事项】　小儿若发生急性感染、传染病或危急症状可先暂停服用，忌与萝卜同服。

膏方二：六味地黄丸合生脉散

【来源】　《医学起源》《小儿药证直诀》。

【组成】　生地 150g、山药 150g、茯苓 150g、牡丹皮 90g、泽泻 90g、山茱萸 90g、北沙参 150g、麦冬 90g、五味子 90g、蜂蜜 300g。

【图解】

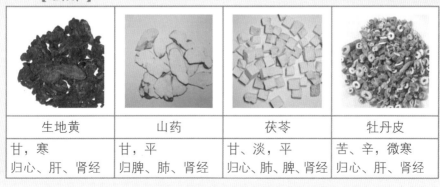

生地黄	山药	茯苓	牡丹皮
甘，寒 归心、肝、肾经	甘，平 归脾、肺、肾经	甘、淡，平 归心、肺、脾、肾经	苦、辛，微寒 归心、肝、肾经

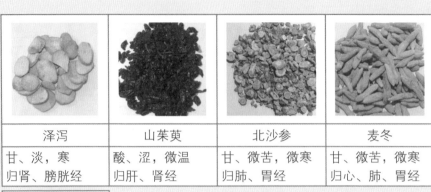

泽泻	山茱萸	北沙参	麦冬
甘、淡，寒 归肾、膀胱经	酸、涩，微温 归肝、肾经	甘、微苦，微寒 归肺、胃经	甘、微苦，微寒 归心、肺、胃经

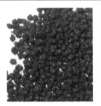

五味子
酸、甘，温 归肺、心、肾经

【制法】　以上药材加水煎煮 3 次，滤汁去渣，将滤汁加热浓缩为膏，最后加入蜂蜜 300g 收膏即成。

【用法】　每日早晚空腹各服 10 ~ 15g。

【注意事项】　小儿若发生急性感染、传染病或危急症状可先暂停服用。饮食中避食过于肥甘厚腻及辛辣、刺激的食物，避免服用萝卜之类的食物。

第二节　肾病综合征

水肿是小儿时期常见的病症，以头面、眼睑、四肢，甚至全身浮肿及小便短少为特征，而阴水水肿，其肿多先起于下肢，由下而上，渐及全身，或腰以下肿甚，肿处皮肤松弛，按之凹陷不易恢复。该病病因包括感受风邪、水湿或疮毒等外因以及禀赋不足、久病劳倦所致脾肾亏虚等内因，肺、脾、肾三脏功能失调，气化失常，水液内停，泛溢肌肤。小儿时期本病常见于西医的肾病综合征，多发于 2～8 岁，男多于女，临床易反复发作。

一、临床表现

1. 症状：水肿可轻可重，可为眼睑、颜面浮肿，甚至水肿遍及四肢全身。水肿为凹陷性，严重者可出现浆膜腔积液，如胸水、腹水，男孩常有显著阴囊水肿。体重可增加，严重水肿时，可伴有尿量减少、尿液中夹有大量泡沫，大腿和腹部皮肤可见白纹或紫纹。同时可出现精神萎靡、倦怠无力、食欲减退，腹泻等症状。

2. 体征：水肿患儿特异性体征表现为头面部、四肢、腹背或全身水肿。或伴有高血压。

二、理化检测

1. 尿常规：尿蛋白定性多在 +++ 以上，或者 24 小时尿蛋白定量 ≥ 50mg/（kg·天），或者尿蛋白／肌酐 ≥ 2.0。

2. 血浆蛋白：血浆总蛋白低于正常，白蛋白下降更明显，常 < 25g/L，白蛋白、球蛋白比例倒置。

3. 血脂：血浆胆固醇 ≥ 5.7mmol/L，其他脂类如三酰甘油酯、磷脂等也可增高。

4. 其他血液检测：血沉增快，部分患儿可有血清补体 C3 降低，可出现氮质血症。

5. 肾脏彩超、肾脏病理检查可助明确诊断。

三、辨证膏方

小儿肾病综合征多属于阴水范畴，以肺脾肾三脏虚弱为本，尤以脾肾亏虚为主。《诸病源候论·小儿杂病诸候·肿满候》："小儿肿满，由将养不调，脾肾两脏俱虚也。肾主水，其气下通于阴；脾主土，候肌肉而克水。肾虚不能传其水液，脾虚不能克制于水，故水气流溢于皮肤，故令肿满。"《证治汇补·水肿》："治水之法，行其所无事，随表里寒热而下，因其势而利导之，故宜汗、宜下、宜渗、宜燥、宜温，六者之中，变化无拘。"肾病的本证以正虚为主，治疗原则应根据"本虚标实"之病机，以扶正固本为主，重在益气健脾补肾，调和阴阳。

肾病综合征之标证以邪实为患，有外感、水湿、湿热、血瘀及湿浊，当邪实突出时应先祛邪，急则治其标，而膏方较为滋腻，易助邪生湿生热，且标证病情变化较快，故对于以标实为主的患儿，不建议使用膏方。

1. 肺脾气虚症

【症候】 全身浮肿，面目为著，小便减少，面色㿠白，气短乏力，纳呆便溏，自汗出易感冒，或有上气喘息，咳嗽，舌淡胖，脉虚弱。

【治法】 补益肺脾，通阳利水。

膏方：防己黄芪汤合五苓散加减

【来源】 防己黄芪汤出自《金匮要略》，五苓散出自《伤寒论》。

【组方】 防己120g、黄芪200g、白术90g、猪苓（去皮）90g、茯苓90g、泽泻150g、桂枝（去皮）60g、五味子100g、菟丝子100g、炙甘草60g。

【图解】

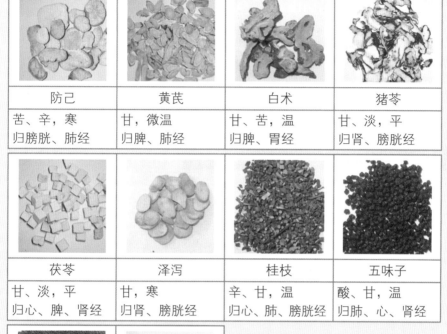

防己	黄芪	白术	猪苓
苦、辛，寒 归膀胱、肺经	甘，微温 归脾、肺经	甘、苦，温 归脾、胃经	甘、淡，平 归肾、膀胱经
茯苓	泽泻	桂枝	五味子
甘、淡，平 归心、脾、肾经	甘，寒 归肾、膀胱经	辛、甘，温 归心、肺、膀胱经	酸、甘，温 归肺、心、肾经

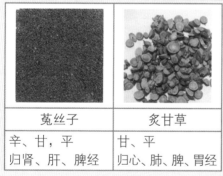

菟丝子	炙甘草
辛、甘，平 归肾、肝、脾经	甘，平 归心、肺、脾、胃经

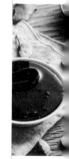

【制法】 将以上药熬汁，滤汁去渣，合并滤液，加热浓缩加蜂蜜为膏。

【功效】 补益肺脾，通阳利水。

【用法】 每次 10～15g，每日 2 次，开水调服。

【注意事项】 ①忌辛辣肥厚之品；②若出现发热或其他疾病的情况，咨询医生；③服药期间出现食欲不振、胃脘不适等症状时，应停药并咨询医生；④按照用法用量服用，不可过量服用；⑤妥善保存，以免变质；⑥药品性状发生改变时禁止服用。

2. 脾虚湿困症

【症候】 全身浮肿，以肢体为著，面色萎黄，倦怠乏力，纳少便溏，小便减少，或兼腹胀、胸闷、四肢欠温，舌淡胖，苔薄白，脉沉缓。

【治法】 健脾益气，利水化湿。

膏方：防己茯苓汤合参苓白术散加减

【来源】 防己茯苓汤出自《金匮要略》，参苓白术散出自《太平惠民和剂局方》。

【组方】 防己 90g、黄芪 120g、桂枝 90g、茯苓 200g、莲肉 100g、薏苡仁 200g、砂仁 50g、桔梗 80g、白扁豆 100g、人参 100g、白术 200g、山药 200g、炙甘草 60g。

【图解】

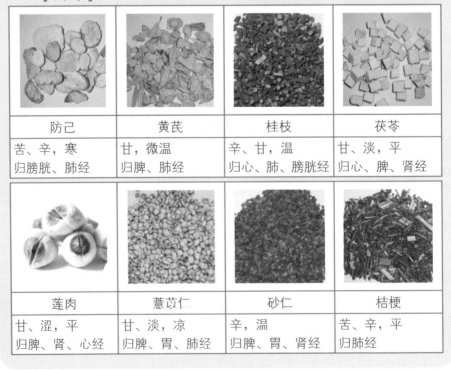

防己	黄芪	桂枝	茯苓
苦、辛，寒 归膀胱、肺经	甘，微温 归脾、肺经	辛、甘，温 归心、肺、膀胱经	甘、淡，平 归心、脾、肾经

莲肉	薏苡仁	砂仁	桔梗
甘、涩，平 归脾、肾、心经	甘、淡，凉 归脾、胃、肺经	辛，温 归脾、胃、肾经	苦、辛，平 归肺经

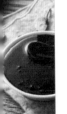

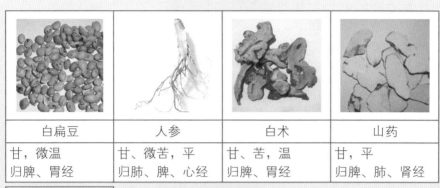

白扁豆	人参	白术	山药
甘，微温 归脾、胃经	甘、微苦，平 归肺、脾、心经	甘、苦，温 归脾、胃经	甘，平 归脾、肺、肾经

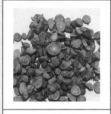

炙甘草
甘，平 归心、肺、脾、胃经

【制法】　将以上药熬汁，滤汁去渣，合并滤液，加热浓缩加蜂蜜为膏。

【功效】　健脾益气，利水化湿。

【用法】　每次 10 ~ 15g，每日 2 次，开水调服。

【注意事项】　①忌辛辣肥厚之品；②若出现发热或其他疾病的情况，咨询医生；③服药期间出现食欲不振、胃脘不适等症状时，应停药并咨询医生；④按照用法用量服用，不可过量服用；⑤妥善保存，以免变质；⑥药品性状发生改变时禁止服用。

3. 脾肾阳虚症

【症候】　全身浮肿明显，按之深陷难起，腰腹下肢尤甚，面白无华，畏寒肢冷，神疲喜卧，小便短少不利，纳少便溏，恶心呕吐，舌淡胖或有齿痕，苔白滑，脉沉细无力。

【治法】　温肾健脾，化气利水。

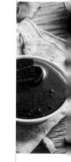

膏方一：真武汤合黄芪桂枝五物汤加减

【来源】 真武汤出自《伤寒论》，黄芪桂枝五物汤出自《金匮要略》。

【组方】 茯苓150g、白芍150g、附子（炮，去皮，破8片）90g、白术120g、黄芪200g、桂枝100g、生姜60g、大枣60g、仙灵脾100g、杜仲100g。

【图解】

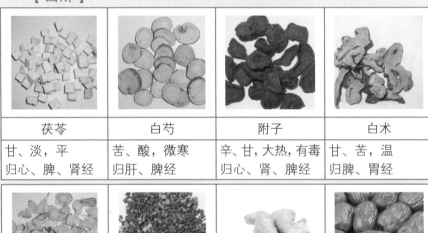

茯苓	白芍	附子	白术
甘、淡，平 归心、脾、肾经	苦、酸，微寒 归肝、脾经	辛、甘，大热，有毒 归心、肾、脾经	甘、苦，温 归脾、胃经

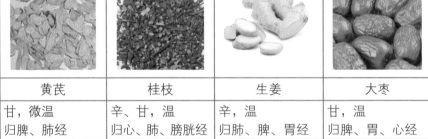

黄芪	桂枝	生姜	大枣
甘，微温 归脾、肺经	辛、甘，温 归心、肺、膀胱经	辛，温 归肺、脾、胃经	甘，温 归脾、胃、心经

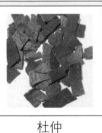

杜仲
甘，温 归肝、肾经

【制法】　将以上药熬汁,滤汁去渣,合并滤液,加热浓缩为膏。

【功效】　温肾健脾,化气利水。

【用法】　每次 10 ～ 15g,每日 2 次,开水调服。

【注意事项】　①若出现发热或其他疾病的情况,咨询医生;②服药期间出现食欲不振、胃脘不适等症状时,应停药并咨询医生;③按照用法用量服用,不可过量服用;④妥善保存,以免变质;⑤药品性状发生改变时禁止服用。

膏方二：实脾饮加减

【来源】　《济生方》。

【组成】　白术 120g、厚朴 60g、木瓜 60g、木香 30g、草果 30g、槟榔 60g、茯苓 150g、干姜 60g、制附子 60g、炙甘草 30g、生姜 30g、大枣 30g。

【图解】

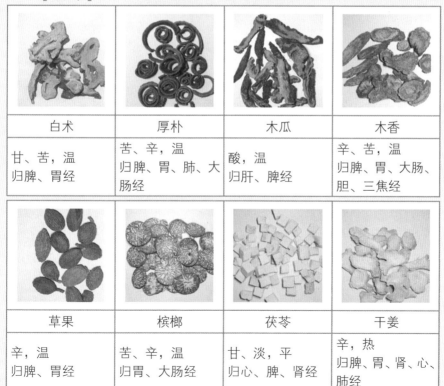

白术	厚朴	木瓜	木香
甘、苦,温 归脾、胃经	苦、辛,温 归脾、胃、肺、大肠经	酸,温 归肝、脾经	辛、苦,温 归脾、胃、大肠、胆、三焦经
草果	槟榔	茯苓	干姜
辛,温 归脾、胃经	苦、辛,温 归胃、大肠经	甘、淡,平 归心、脾、肾经	辛,热 归脾、胃、肾、心、肺经

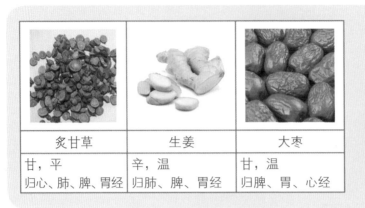

炙甘草	生姜	大枣
甘，平 归心、肺、脾、胃经	辛，温 归肺、脾、胃经	甘，温 归脾、胃、心经

【制法】 将以上药熬汁，滤汁去渣，合并滤液，加热浓缩为膏。

【功效】 温肾健脾，化气利水。

【用法】 每次 10 ~ 15g，每日 2 次，开水调服。

【注意事项】 ①若出现发热或其他疾病的情况，咨询医生；②服药期间出现食欲不振、胃脘不适等症状时，应停药并咨询医生；③按照用法用量服用，不可过量服用；④妥善保存，以免变质；⑤药品性状发生改变时禁止服用。

膏方三：补肾2号膏

【来源】 湖北省中医院儿科刘晓鹰。由六味地黄丸、二仙汤加减而成，自 1998 年起运用至今，经过多年的临床实践，证明有效。

【组成】 淫羊藿 100g、仙茅 80g、益智仁 120g、覆盆子 120g、补骨脂 100g、当归 80g、熟地 100g、生地 100g、山茱萸 100g、山药 200g、茯苓 150g、泽泻 60g、薏苡仁 300g、肉苁蓉 100g、太子参 150g、炒白术 120g、砂仁 50g、蒲公英 100g、防风 60g、黄芪 240g、丹参 150g、炙甘草 80g、蜂蜜 500g。

【图解】

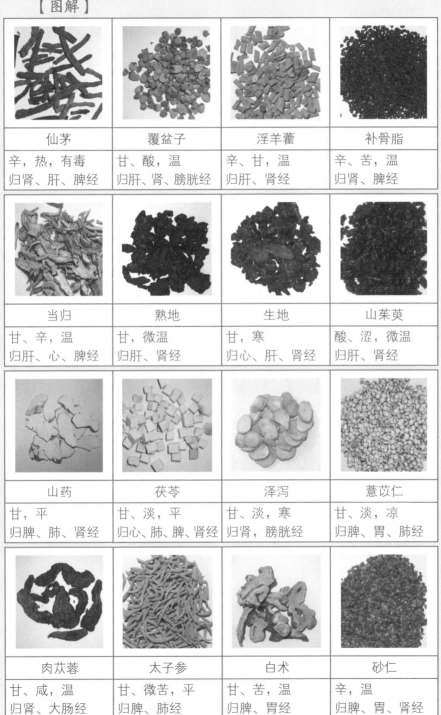

仙茅	覆盆子	淫羊藿	补骨脂
辛，热，有毒 归肾、肝、脾经	甘、酸，温 归肝、肾、膀胱经	辛、甘，温 归肝、肾经	辛、苦，温 归肾、脾经
当归	熟地	生地	山茱萸
甘、辛，温 归肝、心、脾经	甘，微温 归肝、肾经	甘，寒 归心、肝、肾经	酸、涩，微温 归肝、肾经
山药	茯苓	泽泻	薏苡仁
甘，平 归脾、肺、肾经	甘、淡，平 归心、肺、脾、肾经	甘、淡，寒 归肾、膀胱经	甘、淡，凉 归脾、胃、肺经
肉苁蓉	太子参	白术	砂仁
甘、咸，温 归肾、大肠经	甘、微苦，平 归脾、肺经	甘、苦，温 归脾、胃经	辛，温 归脾、胃、肾经

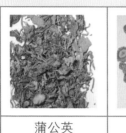	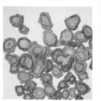	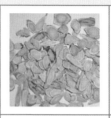	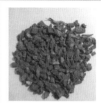
蒲公英	防风	黄芪	丹参
苦、甘，寒 归肝、胃经	辛、甘，微温 归膀胱、肝、脾经	辛、苦，温 归肾、脾经	苦，微寒 归心、肝经

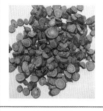	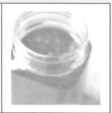
炙甘草	蜂蜜
甘，平 归心、肺、脾、胃经	甘，平 归肺、脾、大肠经

【制法】　将上述药材加水煎煮3次，滤汁去渣，将滤汁加热浓缩为膏，最后加入蜂蜜500g收膏即成。

【功效】　温肾健脾，培元固精。

【用法】　每日早晚空腹各服10～15g。

【注意事项】　①若出现发热或其他疾病的情况，咨询医生；②服药期间出现食欲不振、胃脘不适等症状时，应停药并咨询医生；③按照用法用量服用，不可过量服用；④妥善保存，以免变质；⑤药品性状发生改变时禁止服用。

4. 肝肾阴虚症

【症候】　浮肿或轻或重，头痛头晕，心烦燥扰，口干咽燥，手足心热或有面色潮红，目睛干涩或视物不清，痤疮，失眠多汗，舌红苔少，脉弦细数。

【治法】　滋阴补肾，平肝潜阳。

膏方：知柏地黄丸加减

【来源】 《景岳全书》。

【组方】 知母 100g、熟地 200g、黄柏 100g、山茱萸 100g、山药 150g、牡丹皮 100g、茯苓 150g、泽泻 100g、女贞子 100g、墨旱莲 100g、生地 100g。

【图解】

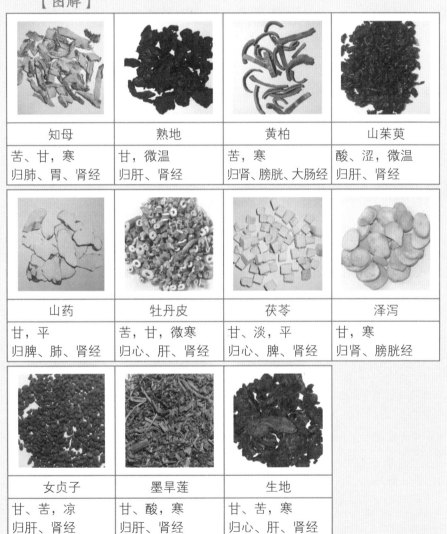

知母	熟地	黄柏	山茱萸
苦、甘，寒 归肺、胃、肾经	甘，微温 归肝、肾经	苦，寒 归肾、膀胱、大肠经	酸、涩，微温 归肝、肾经
山药	牡丹皮	茯苓	泽泻
甘，平 归脾、肺、肾经	苦、甘，微寒 归心、肝、肾经	甘、淡，平 归心、脾、肾经	甘，寒 归肾、膀胱经
女贞子	墨旱莲	生地	
甘、苦，凉 归肝、肾经	甘、酸，寒 归肝、肾经	甘、苦，寒 归心、肝、肾经	

【制法】 将以上药熬汁，滤汁去渣，合并滤液，加热浓缩加

蜂蜜为膏。

【功效】 滋阴补肾，平肝潜阳。

【用法】 每次 10 ~ 15g，每日 2 次，开水调服。

【注意事项】 ①辛辣、肥厚之品；②若出现发热或其他疾病的情况下咨询医生；③服药期间出现食欲不振、胃脘不适等症状时，应停药并咨询医生；④按照用法用量服用，不可过量服用；⑤妥善保存，以免变质；⑥药品性状发生改变时禁止服用。

5. 气阴两虚症

【症候】 面色无华，神疲乏力，汗出，易感冒，或有浮肿，头晕耳鸣，口干咽燥或长期咽痛，咽部暗红，手足心热，舌质稍红，苔少，脉细弱。

【治法】 益气养阴，化湿清热。

膏方一：六味地黄丸加黄芪

【来源】 《小儿药证直诀》。

【组方】 黄芪 200g、熟地 200g、山药 150g、山茱萸 100g、茯苓 200g、泽泻 100g、牡丹皮 100g、党参 100g、白术 100g。

【图解】

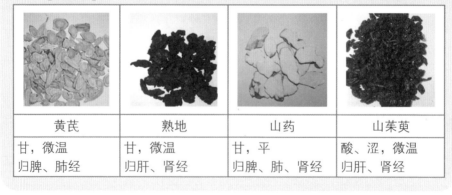

黄芪	熟地	山药	山茱萸
甘，微温 归脾、肺经	甘，微温 归肝、肾经	甘，平 归脾、肺、肾经	酸，涩，微温 归肝、肾经

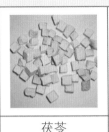	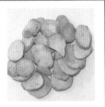	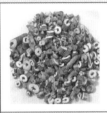	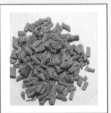
茯苓	泽泻	牡丹皮	党参
甘、淡，平 归心、脾、肾经	甘，寒 归肾、膀胱经	苦、甘，微寒 归心、肝、肾经	甘，平 归脾、肺经

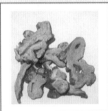
白术
甘、苦，温 归脾、胃经

【制法】 将以上药熬汁，滤汁去渣，合并滤液，加热浓缩加蜂蜜为膏。

【功效】 益气养阴，化湿清热。

【用法】 每次 10 ~ 15g，每日 2 次，开水调服。

【注意事项】 ①忌辛辣肥厚之品；②若出现发热或其他疾病的情况，咨询医生；③服药期间出现食欲不振、胃脘不适等症状时，应停药并咨询医生；④按照用法用量服用，不可过量服用；⑤妥善保存，以免变质；⑥药品性状发生改变时禁止服用。

膏方二：补肾1号膏

【来源】 湖北省中医院儿科刘晓鹰。由六味地黄丸加减而成，自1998年起运用至今，经过多年的临床实践，证明有效。

【组成】 黄芪240g、当归60g、生地100g、熟地100g、

山茱萸 100g、山药 200g、茯苓 150g、泽泻 60g、薏苡仁 300g、肉苁蓉 100g、太子参 150g、炒白术 120g、砂仁 50g、蒲公英 300g、防风 100g、炙甘草 60g、蜂蜜 300g。

【图解】

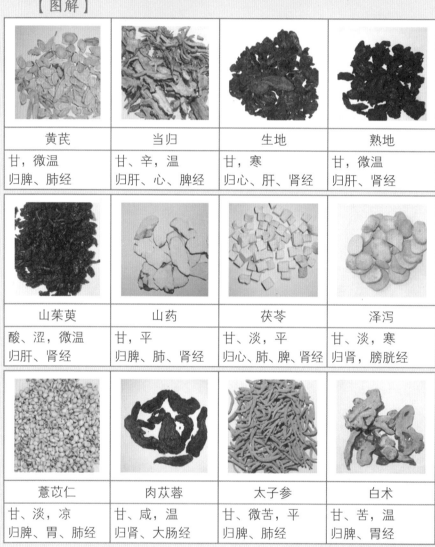

黄芪	当归	生地	熟地
甘，微温 归脾、肺经	甘、辛，温 归肝、心、脾经	甘，寒 归心、肝、肾经	甘，微温 归肝、肾经
山茱萸	山药	茯苓	泽泻
酸、涩，微温 归肝、肾经	甘，平 归脾、肺、肾经	甘、淡，平 归心、肺、脾、肾经	甘、淡，寒 归肾，膀胱经
薏苡仁	肉苁蓉	太子参	白术
甘、淡，凉 归脾、胃、肺经	甘、咸，温 归肾、大肠经	甘、微苦，平 归脾、肺经	甘、苦，温 归脾、胃经

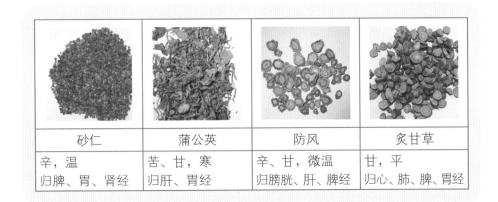

砂仁	蒲公英	防风	炙甘草
辛，温 归脾、胃、肾经	苦、甘，寒 归肝、胃经	辛、甘，微温 归膀胱、肝、脾经	甘，平 归心、肺、脾、胃经

【制法】 以上药材加水煎煮 3 次，滤汁去渣，将滤汁加热浓缩为膏，最后加入蜂蜜 300g 收膏即成。

【功效】 益气养阴，补肾健脾。

【用法】 每日早晚空腹各服 1 汤匙（10 ~ 15g）。

【注意事项】 ①忌辛辣肥厚之品；②若出现发热或其他疾病的情况，咨询医生；③服药期间出现食欲不振、胃脘不适等症状时，应停药并咨询医生；④按照用法用量服用，不可过量服用；⑤妥善保存，以免变质；⑥药品性状发生改变时禁止服用。

第三节　血　尿

尿血在传统医学中归属"血证"范畴，当各种原因致使脉络受损或血液妄行，血不归经，血液溢于脉外而形成血证，下泄于膀胱则为尿血。

中医虽无与之相对应的明确的中医病名，但在两千多年前就有与血尿相关的论述记载。在《素问》中又称为"溺血""溲血"等称谓。《灵枢·热病》则曰："热病七日八日，脉微小，病者溲血。"

可见很早就已经对血尿有了初步的认识。"尿血"这一病名最早是由张仲景在《金匮要略·五脏风寒积聚病脉证》中首次提出，其曰"热在上焦者……，在下焦者，则尿血……"。

而现代中医除了肉眼血尿以外，对出血量少，尿色无显著异常，用显微镜才能发现的镜下血尿也包括在尿血的范围内进行论治。

《中华人民共和国国家标准·中医临床诊疗术语》统一命名为"尿血"。主要指尿液中混有血或挟夹血块、血丝，而无其他尿频、尿急、尿痛等不适表现。

现代医学将这种尿中红细胞异常增多的临床症状，统称为血尿。尿红细胞 > 3 个 /HP，且 2 ~ 3 周内重复 2、3 次尿检仍异常时，考虑有病理意义。

小儿血尿病因很多，根据血尿来源分为肾小球性和非肾小球性血尿 2 大类。肾小球性血尿指血尿来源于肾小球，见于：①原发性肾小球疾病，如急性、急进性、慢性及迁延性肾小球肾炎、肾病综合征及 IgA 肾病等；②继发性肾小球疾病，如系统性红斑狼疮（SLE）、紫癜性肾炎、乙型肝炎相关性肾炎、Goodpasture 综合征等；③家族遗传性肾小球疾病，如遗传性肾炎（A1port 综合征，As）、薄基底膜肾病（家族性良性血尿）等；④部分剧烈运动后一过性血尿。非肾小球性血尿指血尿来源于肾小球以下泌尿系统，包括：①泌尿道急性或慢性感染、结核；②药物致肾及膀胱损伤，如环磷酰胺、磺胺、庆大霉素；③肾盂、输尿管、膀胱结石、特发性高钙尿症；④特发性肾出血（左肾静脉受压综合征，LRVE）；⑤先天性尿路畸形，如肾囊肿、积水、膀胱憩室；⑥先天或后天性肾血管疾病，如肾静脉血栓、肾球门血管病、动静脉瘘、血管瘤；⑦肿瘤、外伤及异物；⑧全身性疾病引起出血，如血小板减少性紫癜、血友病。血尿形成机制复杂，一般而言，非肾小球性血尿主要是各种病因导致小血管直接破裂出血所致；而肾小球性血尿与免疫损伤性或先天性肾小球基底膜异常及红细胞膜阴离子量减少（合成障碍、丢失、被中和）有关。

一、临床特点

（一）肾小球性血尿常见疾病

（1）孤立性血尿

凡尿中红细胞超过正常而无明显的临床症状、实验室改变及肾功能异常者称为孤立性血尿，又名单纯性血尿、无症状性血尿、良性再发性血尿。主要表现为反复发作性肉眼血尿，通常发作前有上呼吸道感染，1～3天后出现，血尿持续1～2天，很少超过5天，肉眼血尿消失后尿检可正常或间断有镜下血尿，发作间隔不等。无链球菌感染的证据，不伴浮肿、高血压、肾功能异常。

（2）Alport综合征

本病特征是遗传方式的多相性和临床的多变异性，男女表现不同，男性早期即有进行性血尿，学龄期出现神经性耳聋，20岁以后出现眼异常（白内障，圆锥性晶状体）及肾功能不全。女性则轻重悬殊，轻者至老年无症状，重者与男性相同，中年即进入肾功能不全。电镜有特征性的改变：基底膜厚薄不一，致密层分裂为多层网状，内有致密颗粒。

（3）薄基底膜肾病

又称家族性良性再发性血尿。为常染色体显性或隐性遗传，任何年龄均可发病，一般多在5岁以前发病，女性略多于男性，主要表现为间歇或持续性血尿，可因感冒和运动后加重或诱发血尿，无或轻微蛋白尿，无高血压，肾功能正常。电镜肾小球基底膜广泛变薄（＜250nm）。

（4）IgA肾病

是儿童孤立性血尿常见原因，男多于女，年长儿发病率高，可见肉眼血尿或镜下血尿，上呼吸道感染易诱发肉眼血尿，约1/3儿童血IgA升高。病理为系膜增殖性肾炎，免疫荧光显示系膜区以IgA沉积为主。

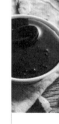

（5）急性肾炎

典型病例不难诊断，表现为血尿，浮肿和高血压，少数病例无明显前驱感染，故在病程4周内检测血清C3降低，恢复期则恢复正常可帮助诊断。其病理特点为弥漫性毛细血管内皮细胞增生性肾炎。

（6）紫癜性肾炎

典型的病例易判断，一般过敏性紫癜起病后1～8周内出现尿异常，可表现为血尿或蛋白尿。

（7）狼疮性肾炎

多系统损害，血尿，蛋白尿，血高丙种球蛋白，C3下降，血色素下降，白细胞下降，血小板下降，抗核抗体阳性，抗双键DNA阳性等可确诊。

（二）非肾小球性血尿

（1）尿路感染

尿路感染早期可有血尿而后出现脓尿，伴尿路刺激症状，但小婴儿可仅表现为发热，拒食，哭闹及体重不增等。

（2）特发性高钙尿症

为常染色体显性遗传，肉眼血尿发生率很高，空腹尿钙/肌酐＞0.21，或24小时尿钙＞4mg/kg可确诊。

（3）左肾静脉压迫综合征（胡桃夹现象）

此系左肾静脉在腹主动脉与肠系膜上动脉之间受压，淤积的静脉血在静脉窦下肾盏之间形成异常交通而发生血尿。一般发生于学龄期的儿童，身材较瘦者，活动后比较明显，常伴随左侧腰腹痛，男性精索静脉曲张。B超或CT见扩张部的左肾静脉与狭窄部位相比达2倍以上。

另外，泌尿系畸形、结石、肿瘤、外伤、肾盂积水等均可引起血尿，作相关检查可诊断。

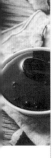

二、辅助检查

（一）定位诊断检查

血尿病因诊断中的一个关键环节是鉴别肾小球性血尿和非肾小球性血尿。

尿沉渣中的管型：尿中观察到红细胞管型及颗粒管型等主要见于肾小球肾炎，用相位差显微镜检查阳性率较高。

尿蛋白检测：尿蛋白检测对血尿病因的定位诊断极有帮助。下列结果通常提示肾小球病变：①尿蛋白定性显示镜下血尿时 > +、肉眼血尿时 > ++；②尿蛋白定量显示镜下血尿时 ≥ 0.5g/d、肉眼血尿时 > 1.0g/d。

尿红细胞相位差镜检：在新鲜离心尿 RBC 计数 ≥ 3/HP 或 > 10000/ml 的基础上，采用相位差显微镜观察，目前，多数学者认为异形红细胞数量应超过 0.60 ~ 0.80，才能考虑是肾小球性血尿。

（二）进一步实验室检查明确病因诊断

（1）确定为肾小球性血尿者：尿微量蛋白检查、尿蛋白定量、蛋白电泳明确是否蛋白尿存在、定量及性质。血 ASO、补体、白蛋白／球蛋白、血脂、抗核抗体、抗中性粒细胞胞浆抗体、乙型肝炎相关抗原等可鉴别肾炎性质。血 BUN、Cr 及肌酐清除率说明肾损害程度。B超观察肾脏大小及内部回声等。皮肤活检Ⅳ型胶原染色除外 X 连锁 As。肾活检能明确肾小球性血尿病因，对指导治疗和判断预后有很大帮助。

（2）确定为非肾小球性血尿者：尿钙／肌酐比值，达 0.21 时测定 24h 尿钙。中段尿培养寻找泌尿系感染证据。疑为结核时须行红细胞沉降率、PPD、X 线及抗结核菌抗体检查。疑为全身出血性疾病时则需行相关血液检查如血小板、凝血酶原时间等。影像学检查：一般应常规检查 B超，可观察肾脏形态，有无结石、畸形、肿物、左肾静脉受压及肾静脉血栓等；腹平片可观察不透 X 线的结石和钙化灶；静脉肾盂造影、排尿性膀胱造影及逆行尿路造影则根据需要选用；CT 诊断占位病变敏感性强；数字减影血管造影可明确有无动静脉瘘、血管瘤及血栓等；膀胱镜检查可直接观察血尿来自肾脏哪一侧或膀胱的出血部位、范围和病变性质，并可取组织作病检。

三、辨证膏方

目前现代医学对血尿仍缺乏有效的治疗方法和控制措施，而中医治疗血尿在临床上积累了丰富的经验，并取得了较好的临床疗效，在改善临床症状，消除肉眼血尿，或镜下血尿方面有着不可替代的优势，现将中医对血尿的认识及辨治概述如下。

尿血的病位主要在肾和膀胱，与脾、肺、心关系密切。病因，主要责之于外感和内伤两方面。

外感因素多为感受风热、湿热之邪：风热之邪侵犯肺卫，伤于太阳经脉，传入阳明，结于下焦，下迫膀胱，灼伤脉络而致尿血；《灵枢·热病篇》曰："热病七日八日，脉微小，病者溲血。"外感之邪侵于肌表，太阳受病，表邪化热，传经入里，热结膀胱而致尿血。《伤寒论》第 293 条："少阴病，八九日，一身手足尽热者，以热在膀胱，必便血也。"病入少阴，邪从热化，肾移热于膀胱，动伤其血，故便血（小便血）。《诸病源候论·小便血候》："下部脉急而弦者，风邪入于少阴，则尿血。"

外感或内生湿热之邪蕴结下焦，下注膀胱，热伤血络，亦可导致尿血。李用粹《证治汇补·溺血》曰："胞中或脾经湿热之邪，乘所胜而下传水府……俱使热乘下焦，血随火溢。"

内伤因素多为肾阴亏损、脾失统摄、心火亢盛。

《诸病源候论·小便血候》："心主于血，与小肠合。若心家有热，结于小肠，故小便血也。"张介宾《景岳全书·血证》说："溺孔之血，其来远者，出自小肠，其症则溺孔不痛，而血随溺出……

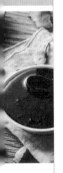

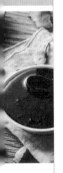中医

小儿病证

调养膏方

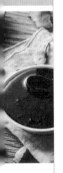

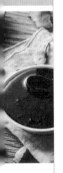
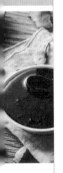

盖小肠与心为表里，此丙火气化之源，清浊所由以分也。故无论焦心劳力，或厚味酒浆，而上、中二焦，五志口腹之火凡从清道以降者，必皆由小肠以达膀胱也。"虞抟《医学正传·血证》云："凡诸见血症，皆是阳盛阴虚，君相二火亢甚，煎迫其血而出诸窍也，悉宜四物汤加知母、黄柏补阴降火之剂为主治。……如小便出血不痛者，此心移热于小肠，故血从精窍中出也……"。可见，无论情志过极，思虑过度，都会耗伤心血，导致心阴不足，心火亢盛，移热于小肠，结于膀胱，损伤血络而尿血。

《丹溪手镜·溺血》曰："溺血，热也，又因房劳过度，忧思气结，心肾不交。"龚廷贤《寿世保元·溺血》说："尿血，因心肾气结所致，或忧劳房室过度而得之，实由精气滑脱，阴虚火动，营血妄行耳。"李梴《医学入门·脏腑条分》："肾纳气收血化精而为封藏之本。"若肾气亏虚，封藏失司，血渗水道，就会导致尿血的发生。《张氏医通·溲血》说："多欲之人，肾阴亏损，下焦结热，血随溺出，脉必洪数无力。"可见无论忧思、房劳过度伤及肾精，或久病不愈损及肾阴，都可导致肾阴亏耗，水火不济，相火妄动，虚火灼伤膀胱血络，血随尿出。

周慎斋《慎斋遗书·尿血》曰："尿血久不愈，阳陷于阴者，补中益气汤。"罗美《古今名医汇粹·诸血证》："力役过度，中气劳伤，脾不统血而从下焦出者，补中汤升以举之。"沈明宗《沈注金匮要略》云："夫人五脏六腑之血，全赖脾气统摄。"脾气虚弱，脾失统摄，中气下陷，血随气陷，发为尿血。张锡纯《医学衷中参西录·理血汤》曰："中气虚弱，不能摄血，又兼命门相火衰弱，乏吸摄之力，以致肾脏不能封固，血随小便而脱出也。"可见，脾肾亏虚，失于固藏亦是尿血的主要病机之一。

因此，尿血辨证，当分外感、内伤、虚实、寒热。一般来说，外感所致者，发病较急，初起多见恶寒、发热、咽痛等表证或皮肤疮疡，多属实证、热证；内伤所致者，发病较慢，常兼脏腑亏虚之里证，多属虚热证、虚寒证或虚实挟杂证。其次，当辨血色。尿血鲜红，多为实证；尿血淡红，多为虚证；尿中挟有血丝血块者，多为瘀血内滞。

而尿血一证，以火热居多，亦有寒热错杂，虚实兼挟者。

故实证多以清法为主，例如风热证，临床表现为病程短，尿血鲜红，眼睑或周身浮肿，伴发热，咳嗽，咽红肿痛，舌红，苔薄黄，脉浮数，多以银翘散加减来疏风清热、凉血止血；下焦湿热证，临床表现为尿色鲜红，小便频数短涩，尿道有灼热感，滴沥不爽，可伴有发热，肢体困重，腰部酸痛，少腹作胀，大便黏腻，舌质红，苔黄腻，脉滑数或弦数，多以八正散加减来清热利湿，凉血止血；心火亢盛证表现为尿血鲜红，小便短赤，有灼热感，心烦不寐，口舌生疮，面红口干，渴喜冷饮，甚或吐血衄血，大便干结，舌质红，舌尖起刺，苔黄，脉数有力多以导赤散合小蓟饮子加减来清心泻火、凉血止血。

而对于血尿之虚证，尤其是尿血频发者，膏方调理完全适宜。

（一）阴虚火旺症

【症候】　尿血屡发，迁延日久，头晕目眩，耳鸣心悸，咽干口渴，颧红潮热，盗汗，手足心热，五心烦热，虚烦不寐，舌红少苔，脉细数。

【治法】　滋阴清热，凉血止血。

膏方：知柏地黄丸合二志丸加减

【来源】　知柏地黄丸出自《医方考》，二至丸出自《医方集解》。

【组方】　熟地黄240g、山药120g、山茱萸120g、茯苓90g、泽泻90g、牡丹皮90g、知母60g、黄柏60g、女贞子500g、墨旱莲500g、小蓟150g、白茅根150g。

【图解】

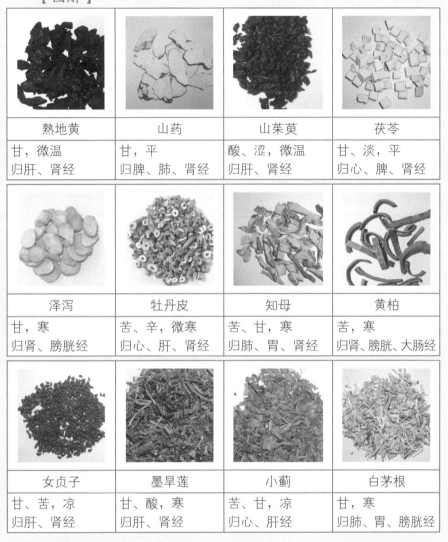

熟地黄	山药	山茱萸	茯苓
甘，微温 归肝、肾经	甘，平 归脾、肺、肾经	酸、涩，微温 归肝、肾经	甘、淡，平 归心、脾、肾经
泽泻	牡丹皮	知母	黄柏
甘，寒 归肾、膀胱经	苦、辛，微寒 归心、肝、肾经	苦、甘，寒 归肺、胃、肾经	苦，寒 归肾、膀胱、大肠经
女贞子	墨旱莲	小蓟	白茅根
甘、苦，凉 归肝、肾经	甘、酸，寒 归肝、肾经	苦、甘，凉 归心、肝经	甘，寒 归肺、胃、膀胱经

【制法】　将以上药熬汁，滤汁去渣，合并滤液，加热浓缩加蜂蜜为膏。

【功效】　滋阴清热，凉血止血。

【用法】　每次 10 ～ 15g，每日 2 次，开水调服。

【注意事项】　①忌辛辣、肥厚之品；②若出现发热或其他疾病的情况，咨询医生；③服药期间出现食欲不振、胃脘不适等症状时，应停药并咨询医生；④按照用法用量服用，不可过量服用；⑤妥善保存，以免变质；⑥药品性状发生改变时禁止服用。

（二）脾不统血症

【症候】 久病尿血，颜色淡红，面色萎黄，神疲乏力，气短懒言，纳呆便溏，或兼齿衄、肌衄、便血，舌质淡，苔薄，脉细弱。

【治法】 益气健脾，养血止血。

膏方：归脾汤加减

【来源】 归脾汤出自《正体类要》。

【组方】 人参60g、黄芪120g、当归90g、茯神90g、酸枣仁120g、远志60g、白术90g、木香60g、龙眼肉120g、生姜60g、大枣100g、甘草30g、藕节炭90g、三七60g、蒲黄60g、阿胶100g、陈皮90g、焦山楂60g。

【图解】

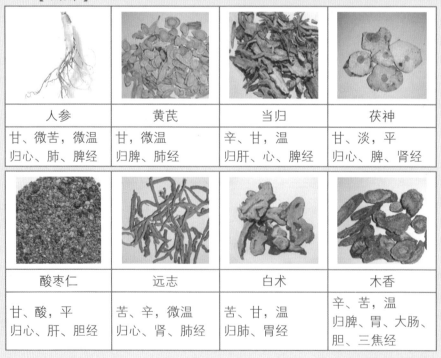

人参	黄芪	当归	茯神
甘、微苦，微温 归心、肺、脾经	甘，微温 归脾、肺经	辛、甘，温 归肝、心、脾经	甘、淡，平 归心、脾、肾经

酸枣仁	远志	白术	木香
甘、酸，平 归心、肝、胆经	苦、辛，微温 归心、肾、肺经	苦、甘，温 归肺、胃经	辛、苦，温 归脾、胃、大肠、胆、三焦经

藕节炭	蒲黄	三七	陈皮
甘、涩，平 归心、肝、胃经	甘，平 归心、肝经	微苦、甘，温 归肝、胃经	辛、苦，温 归脾、胃、大肠、 胆、三焦经

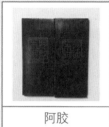

阿胶
甘，平 归肺、肝、肾经

【制法】 将以上药熬汁，滤汁去渣，合并滤液，加热浓缩加蜂蜜为膏。

【功效】 益气健脾，养血止血。

【用法】 每次 10 ~ 15g，每日 2 次，开水调服。

【注意事项】 ①忌辛辣、肥厚之品；②若出现发热或其他疾病的情况，咨询医生；③服药期间出现食欲不振、胃脘不适等症状时，应停药并咨询医生；④按照用法用量服用，不可过量服用；⑤妥善保存，以免变质；⑥药品性状发生改变时禁止服用。

（三）肾气不固症

【症候】 尿血迁延，小便频数，色淡红或清长，夜尿频多，神疲乏力，头晕耳鸣，腰膝酸软，微寒怯冷，手足不温，便溏或五更泻，舌质淡，苔薄白，脉沉细无力。

【治法】 益气补肾，养血止血。

膏方：无比山药丸加减

【来源】 无比山药丸出自《太平惠民和剂局方》。

【组方】 熟地黄200g、山药250g、山茱萸150g、牛膝150g、肉苁蓉150g、菟丝子200g、杜仲150g、巴戟天100g、仙鹤草60g、炒蒲黄60g、藕节60g、煅龙骨90g、煅牡蛎90g、阿胶100g。

【图解】

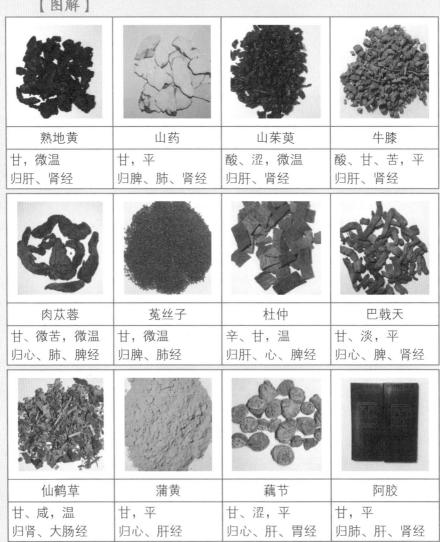

熟地黄	山药	山茱萸	牛膝
甘，微温 归肝、肾经	甘，平 归脾、肺、肾经	酸、涩，微温 归肝、肾经	酸、甘、苦，平 归肝、肾经

肉苁蓉	菟丝子	杜仲	巴戟天
甘、微苦，微温 归心、肺、脾经	甘，微温 归脾、肺经	辛、甘，温 归肝、心、脾经	甘、淡，平 归心、脾、肾经

仙鹤草	蒲黄	藕节	阿胶
甘、咸，温 归肾、大肠经	甘，平 归心、肝经	甘、涩，平 归心、肝、胃经	甘，平 归肺、肝、肾经

【制法】　上药熬汁，滤汁去渣，合并滤液，加热浓缩为膏。

【功效】　益气健脾，养血止血。

【用法】　每次 10 ~ 15g，每日 2 次，开水调服。

【注意事项】　①忌辛辣肥厚之品；②若出现发热或其他疾病的情况，咨询医生；③服药期间出现食欲不振、胃脘不适等症状时，应停药并咨询医生；④按照用法用量服用，不可过量服用；⑤妥善保存，以免变质；⑥药品性状发生改变时禁止服用。

第四节　遗　　尿

遗尿症又称为小儿夜遗，是指到自主排尿年龄不能控制而随意排尿，或是睡中小便自遗醒后方知的一种病证。一般是指 5 岁以上儿童持续 3 个月以上，每周夜间不自主排尿 2 次以上。中医认为遗尿多为虚证，多因小儿先天禀赋未充，后天发育迟滞，肺脾肾三脏功能失调、心肾不交、肝经湿热下注。小儿素体虚弱，肾与膀胱俱虚，下焦虚冷，膀胱失于温煦，气化失职，或是后天肺脾气虚，脾不散津，肺不通调水道，膀胱失去约束功能。其中以肾气不固，下元虚寒所致的遗尿最为常见。该病的发生，男孩多于女孩，病程较长，易反复发作。常分为原发性、继发性、单症状性、非单症状性，本章着重讨论单纯性遗尿的膏方治疗。

一、临床表现

1. 症状：表现为儿童夜间尿量增多，每周有 2 次以上夜间不自主排尿，且与正常儿童相比，遗尿患儿夜间睡眠深不易唤醒，因受到家长责备，患儿常有羞愧、自卑的心理倾向，但患儿白天无伴随

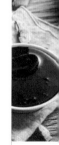

症状，不伴有泌尿系统解剖和功能异常。此外，遗尿患儿常伴见慢性便秘、平素精神不佳、思维迟钝、注意力不集中。

2. 体征：患儿常见膀胱功能紊乱，如膀胱功能性容量减少、不完全排空残余尿量，以及膀胱壁增厚。

二、理化检测

1. 连续 7 夜记录排尿日记，记录遗尿量和发生次数。

2. 泌尿系超声：可有膀胱容量增大、不完全排空残余尿量、膀胱壁增厚。双肾、输尿管、膀胱、最大储尿量、残余尿量检查以排除器质性病变。

3. 尿液检测：尿蛋白、尿糖、尿比重等。

4. 尿流率、尿流动力学全套：以明确是否存在下尿路功能障碍。

5. 腰骶部 X 线片：排除隐形脊柱裂。

三、辨证膏方

遗尿有虚实寒热之分，虚寒者多，实热者少。虚寒者病程长，实热者病程短。虚寒者为命门不足，肾阳虚衰，肺脾气虚，肾阴亏乏，实热者为肝经湿热。《诸病源候论》："膀胱为津液之府，俯即虚冷，阳气虚弱，不能约于水，故令遗尿也。夫人有睡眠不觉尿出者，是其禀质阴气偏胜，阳气偏虚，肾与膀胱俱冷，不能温制于水，则小便多或不禁而遗尿。"以肾阳偏虚为主，因此大多遗尿为虚证，故常因虚立治，从肾治，固本培元，收敛固涩为主法。《景岳全书》中曾云："盖小水虽利于肾，而肾上连与肺，若肺气无权，肾水终不能摄，故治水者，必先治气，治肾者，必先治肺。"故本病其本在肾，其标在膀胱，其治在肺脾。处方用药中常加用宣肺、开窍、醒神之麻黄、白果、石菖蒲等，同时注意加用收敛固涩之芡实、桑螵蛸、金樱子等。

（一）下元虚寒症

【症候】 夜间遗尿，多则一夜数次，尿量多，小便清长，面色少华，神疲倦怠，畏寒肢冷，腰膝酸软，舌质淡，苔白滑，脉沉无力。

【治法】 温补肾阳，培元固脬。

膏方一：菟丝子散加减

【来源】 《太平圣惠方》卷五十八。

【组成】 菟丝子200g、肉苁蓉100g（酒制），煅牡蛎60g、炮附子100g、麻黄50g、金樱子100g、芡实100g、桑螵蛸150g、石菖蒲90g、茯苓100g、山茱萸150g、五味子60g、鹿角胶100g、焦山楂60g、炙甘草60g、蜂蜜300g。

【图解】

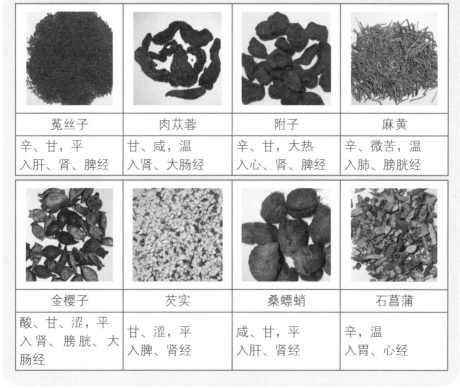

菟丝子	肉苁蓉	附子	麻黄
辛、甘，平 入肝、肾、脾经	甘、咸，温 入肾、大肠经	辛、甘，大热 入心、肾、脾经	辛、微苦，温 入肺、膀胱经
金樱子	芡实	桑螵蛸	石菖蒲
酸、甘、涩，平 入肾、膀胱、大肠经	甘、涩，平 入脾、肾经	咸、甘，平 入肝、肾经	辛，温 入胃、心经

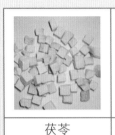			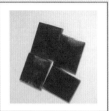
茯苓	山茱萸	五味子	鹿角胶
甘、淡，平 入心、肺、脾、肾经	酸、涩，微温 入肝、肾经	酸、甘，温 入肺、心、肾经	甘、咸，温 入肝、肾经

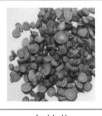	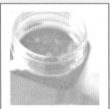		
炙甘草	蜂蜜		
甘，平 入心、肺、脾、胃	甘，平 归肺、脾、大肠经		

【制法】　以上各药除鹿角胶外煎煮3次，去渣过滤，合并滤液，加热浓缩为膏，再将鹿角胶加适量黄酒浸泡后隔水炖烊，冲入清膏和匀。最后加入蜂蜜300g收膏即成。

【功效】　温补肾阳，培元固脬。

【用法】　每次10～15g，每日2次，开水调服。

膏方二：金匮肾气丸加减

【来源】　《金匮要略》。

【组成】　熟地240g、山药120g、山茱萸120g、泽泻90g、茯苓90g、牡丹皮90g、桂枝60g、炮附子60g、煅龙骨100g、煅牡蛎100g、鹿角胶100g、焦山楂60g、陈皮60g、炙甘草60g、蜂蜜300g。

【图解】

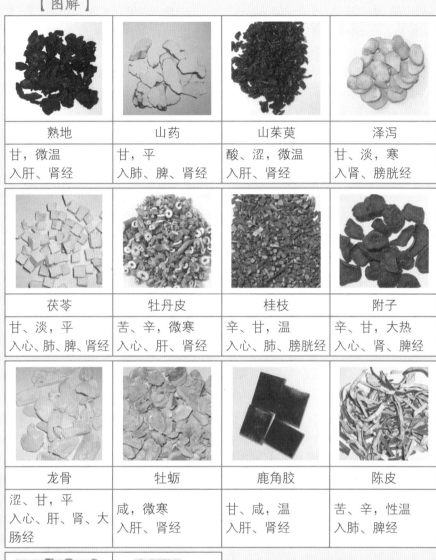

熟地	山药	山茱萸	泽泻
甘，微温 入肝、肾经	甘，平 入肺、脾、肾经	酸、涩，微温 入肝、肾经	甘、淡，寒 入肾、膀胱经
茯苓	牡丹皮	桂枝	附子
甘、淡，平 入心、肺、脾、肾经	苦、辛，微寒 入心、肝、肾经	辛、甘，温 入心、肺、膀胱经	辛、甘，大热 入心、肾、脾经
龙骨	牡蛎	鹿角胶	陈皮
涩、甘，平 入心、肝、肾、大 肠经	咸，微寒 入肝、肾经	甘、咸，温 入肝、肾经	苦、辛，性温 入肺、脾经

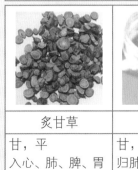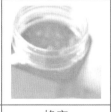

炙甘草	蜂蜜
甘，平 入心、肺、脾、胃	甘，平 归肺、脾、大肠经

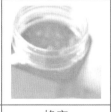

【制法】 以上各药除鹿角胶外煎煮3次,去渣过滤,合并滤液,加热浓缩为膏,再将鹿角胶加适量黄酒浸泡后隔水炖烊,冲入清膏和匀。最后加入蜂蜜300g收膏即成。

【功效】 补肾助阳,化生肾气。

【用法】 每次10～15g,每日2次,开水调服。

膏方三：补肾2号膏

【来源】 湖北省中医院儿科刘晓鹰。由六味地黄丸、二仙汤加减而成,自1998年起运用至今,经过多年的临床实践,证明有效。

【组成】 淫羊藿100g、仙茅80g、益智仁120g、覆盆子120g、补骨脂100g、当归80g、熟地100g、生地100g、山茱萸100g、山药200g、茯苓150g、泽泻60g、薏苡仁300g、肉苁蓉100g、太子参150g、炒白术120g、砂仁50g、蒲公英100g、防风60g、黄芪240g、丹参150g、炙甘草80g、蜂蜜500g。

【图解】

淫羊藿	仙茅	覆盆子	补骨脂
辛、甘、温 归肝、肾经	辛,热,有毒 归肾、肝、脾经	甘、酸,温 归肝、肾、膀胱经	辛、苦,温 归肾、脾经

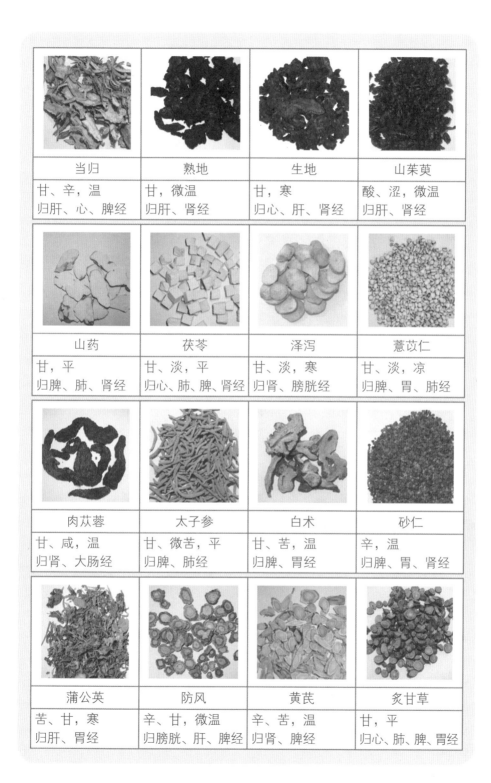

当归	熟地	生地	山茱萸
甘、辛，温 归肝、心、脾经	甘，微温 归肝、肾经	甘，寒 归心、肝、肾经	酸、涩，微温 归肝、肾经

山药	茯苓	泽泻	薏苡仁
甘，平 归脾、肺、肾经	甘、淡，平 归心、肺、脾、肾经	甘、淡，寒 归肾、膀胱经	甘、淡，凉 归脾、胃、肺经

肉苁蓉	太子参	白术	砂仁
甘、咸，温 归肾、大肠经	甘、微苦，平 归脾、肺经	甘、苦，温 归脾、胃经	辛，温 归脾、胃、肾经

蒲公英	防风	黄芪	炙甘草
苦、甘，寒 归肝、胃经	辛、甘，微温 归膀胱、肝、脾经	辛、苦，温 归肾、脾经	甘，平 归心、肺、脾、胃经

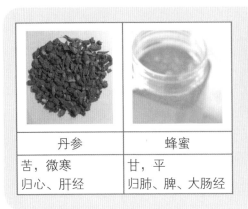

丹参	蜂蜜
苦，微寒 归心、肝经	甘，平 归肺、脾、大肠经

【制法】 以上药材加水煎煮3次，滤汁去渣，将滤汁加热浓缩为膏，最后加入蜂蜜500g收膏即成。

【功效】 温肾健脾，培元固精。

【用法】 每次10～15g，每日2次，用开水调服。

（二）肺脾气虚症

【症候】 夜间遗尿，日间尿频而量多，小便清长，大便溏薄，面色少华或萎黄，神疲乏力，食欲不振，自汗，动则多汗，经常感冒，舌质淡红，苔薄白，脉弱无力。

【治法】 补肺健脾，益气升清。

膏方：补中益气汤合缩泉丸加减

【来源】 补中益气汤来源于《脾胃论》，缩泉丸来源于《魏氏家藏方》。

【组成】 黄芪200g、炙甘草90g、党参120g、当归60g、陈皮60g、升麻30g、柴胡30g、白术100g、乌药100g、益智仁150g、桑螵蛸150g、补骨脂100g、山药100g、麻黄50g。

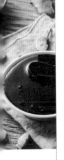

【图解】

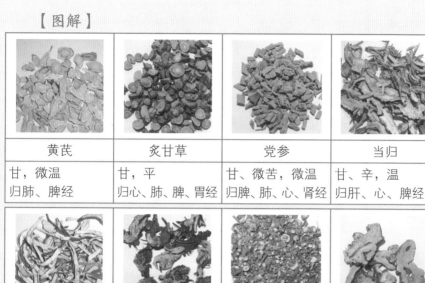

黄芪	炙甘草	党参	当归
甘，微温 归肺、脾经	甘，平 归心、肺、脾、胃经	甘、微苦，微温 归脾、肺、心、肾经	甘、辛，温 归肝、心、脾经

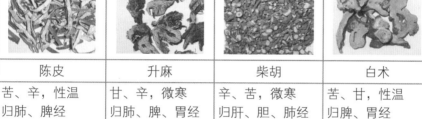

陈皮	升麻	柴胡	白术
苦、辛，性温 归肺、脾经	甘、辛，微寒 归肺、脾、胃经	辛、苦，微寒 归肝、胆、肺经	苦、甘，性温 归脾、胃经

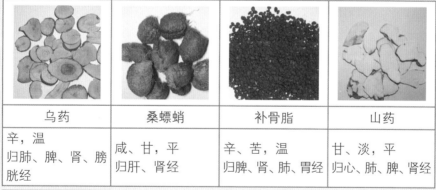

乌药	桑螵蛸	补骨脂	山药
辛，温 归肺、脾、肾、膀胱经	咸、甘，平 归肝、肾经	辛、苦，温 归脾、肾、肺、胃经	甘、淡，平 归心、肺、脾、肾经

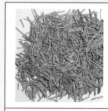

麻黄
辛、微苦，温 归肺、膀胱经

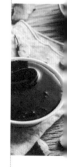

【功效】 补肺健脾,益气升清。

【制法】 以上各药除党参外煎煮 3 次,去渣过滤,党参另煎合并滤液,加热浓缩为膏。最后加入蜂蜜 300g 收膏即成。

【用法】 每次 10～15g,每日 2 次,开水调服。

(三)心肾失交症

【症候】 梦中遗尿,寐不安宁,烦躁叫扰,白天多动少静,难以自制,或五心烦热,形体较瘦,舌质红,舌苔少,脉沉细数。

【治法】 清心滋肾,安神固膎。

膏方:交泰丸合导赤散

【来源】 交泰丸来源于《韩氏医通》卷下,导赤散来源于《小儿药证直诀》。

【组成】 黄连 50g、肉桂 150g、生地 100g、熟地 100g、山药 100g、山茱萸 100g、枸杞 90g、核桃仁 90g、木通 60g、生甘草 60g、焦山楂 60g、蜂蜜 300g。

【图解】

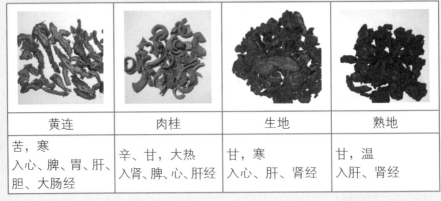

黄连	肉桂	生地	熟地
苦,寒 入心、脾、胃、肝、胆、大肠经	辛、甘,大热 入肾、脾、心、肝经	甘,寒 入心、肝、肾经	甘,温 入肝、肾经

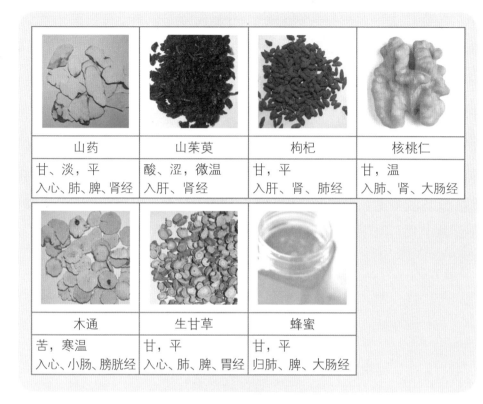

山药	山茱萸	枸杞	核桃仁
甘、淡，平 入心、肺、脾、肾经	酸、涩，微温 入肝、肾经	甘，平 入肝、肾、肺经	甘，温 入肺、肾、大肠经
木通	生甘草	蜂蜜	
苦，寒温 入心、小肠、膀胱经	甘，平 入心、肺、脾、胃经	甘，平 归肺、脾、大肠经	

【功效】　清心滋肾，安神固脬。

【制法】　以上各药煎煮 3 次，去渣过滤，合并滤液，加热浓缩为膏。最后加入蜂蜜 300g 收膏即成。

【用法】　每次 10 ~ 15g，每日 2 次，开水调服。

（四）肝经湿热症

【症候】　梦中遗尿，小便量少色黄，大便干结，性情急躁，夜卧不安或梦中断齿，目睛赤红，舌质红，苔黄腻，脉滑数。

【治法】　清利湿热，泻肝止遗。

膏方：龙胆泻肝汤加减

【来源】　《医方集解》。

【组成】　龙胆草 6g、黄芩 9g、栀子 9g、泽泻 10g、当归 6g、生地黄 9g、柴胡 6g、车前子 9g、生甘草 6g。

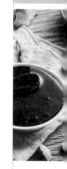

271

【备注】 此症型为实热症，不适合膏方口服，可以给予汤剂治疗，待热去后，再根据脏腑辨证给予膏方调理。

四、注意事项

【注意事项】

①忌辛辣、厚腻的食物。②服药期间若发生急性感染、传染病或危急症状时暂停服用膏方，并咨询就诊。③服药期间若出现食欲不振、胃脘不适、大便稀、腹痛等症状时，应停药并咨询就诊。④按照用法、用量服用，不可过量服用。⑤妥善保存，以免变质。⑥药品性状发生改变时禁止服用。

第五节 "五迟" "五软"

一、五迟

五迟是指立迟、行迟、发迟、齿迟和语迟。患儿筋骨痿弱，发育迟缓，头发稀少，色泽无华，坐起、站立、行走、生齿及语言等明显迟于正常同龄小儿，或伴智力低下，类似于西医学上的脑发育不全、智力低下、脑性瘫痪、佝偻病等。

早在《诸病源候论·小儿杂病诸候》中就记载有"齿不生候""数岁不能行候""头发不生候""四五岁不能语候"。《小儿药证直诀·杂病证》云："长大不行，行则脚细；齿久不生，生则不固；发久不生，生则不黑。"记载了五迟的某些典型症状。至明代《幼科发挥·卷之一·胎疾》更多地描述了"五迟"由胎禀不足而来，"骨软……项软，头倾，手足痿弱，齿生不齐，发生不黑，行走坐立，要人扶掖，

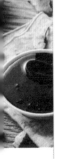

皆胎禀不足也"，秉承前人"小儿多因父母禀来气血虚弱，先天有亏，致令生下筋骨软弱，半步难移，牙齿不生，头发疏薄，身坐不稳，语言多迟"之说，始有五迟之意。至清代张璐所撰《张氏医通·卷十二·五迟五硬五软》将古代分述的各类迟证归纳在一起，冠以"五迟"之称："五迟者，立迟行迟齿迟发迟语迟是也。"

（一）临床表现

（1）症状：正常小儿3个月抬头、6个月能坐、7个月会滚、8个月会爬，到10个月或11个月左右时下肢骨胳的强度才能支撑起他的体重站立，1岁左右可行走，小儿2～3岁还不能站立、行走为立迟、行迟。正常小儿新生儿时期已会哭叫，3～4个月咿呀发音；6月龄时能听懂自己的名字；12月龄时能说简单的单词，例如"再见"等，18月龄时能用15～20个字，指出并说出家庭主要成员的称谓，24月龄时能指出简单的人、物名和图片，而到3岁时能说有2～3个字组成的短句；4岁时能讲述简单的故事情节，而1～2岁还不会说话为语迟。出生后6～8个月，正常小儿乳牙下切牙开始萌出，到两岁至两岁半，20个乳牙就可长齐。牙齿到时未出或出之甚少为齿迟。初生毛发少或无，随年龄增长仍头发稀疏难长为发迟。

（2）体征：头部颅骨软化多见于3～6个月婴儿，以枕骨或顶骨为明显，手指压迫时颅骨凹陷，去掉压力即恢复原状（如乒乓球感觉），6个月后颅骨增长速度减慢，表现为骨膜下骨样组织增生、额骨、顶骨隆起成方颅、严重时尚可呈十字颅、鞍状颅。此外，尚有前囟迟闭、出牙迟、齿质不坚、排列不整齐。脊柱及四肢可向前后或侧向弯曲。四肢长骨干骺端肥大，腕及踝部膨大似"手镯""脚镯"，常见于7～8个月，1岁后小儿开始行走，下肢长骨因负重弯曲呈"O"型或"X"型腿等表现。

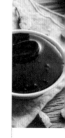

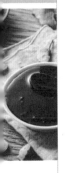

（二）理化检查

1. 尿钙测定。尿钙测定也有助于五迟的诊断，尿中碱性磷酸酶的排泄量增高。

2. 血常规检查。血清骨碱性磷酸酶是目前检查和诊断五软的常用指标，具有灵敏特异简便快速的优点，还有传统的血钙、血磷和维生素 D 三项等检查。

3. 影像学检查。包括 X 线摄片，早期 X 线长骨骺部钙化预备线模糊；极期钙化预备线消失、骨骺端增宽、骺端呈杯状或毛刷状改变，骨质稀疏、骨干弯曲变形或骨折。

二、五软

五软是指头项软、口软、手软、足软、肌肉软，类似于西医学上的脑发育不全、智力低下、脑性瘫痪等。

元代《活幼心书·卷中·五软》始有"五软"之名："戴氏论五软证，名曰胎怯。良由父精不足，母血素衰而得，……爰自降生之后，精髓不充，筋骨痿弱，肌肉虚瘦，神色昏慢，……便致头项手足身软，是名五软。"较为详尽地描述了小儿先天禀赋不足、后天为六淫邪毒所染，病变以脾气伤损为要，日久或甚者常累积肝肾气血，而致小儿发育迟缓，体弱无力。《活幼心书·五软》指出："头项手足身软，是名五软。"并认为："良由父精不足，母血素衰而得。"《保婴撮要·五软》指出："五软者，头项、手、足、肉、口是也。……皆因禀五脏之气虚弱，不能滋养充达。"有关其预后，《活幼心书·五软》明确指出："苟或有生，诸阴地浅土之草，虽有发生而畅茂者少。又如培植树木，动摇其根而成者鲜矣。由是论之，婴孩怯弱不耐寒暑，纵使成人，亦多有疾。"

（一）临床表现

1. 症状。五软表现为患儿头项软则不能抬头，或抬之不高、抬之不久；口软则虚舌出，或啜食咀嚼无力；手软则不能握举，或握之不紧；足软则不能立、不能行，或立之不久、行之不远；肌肉软则全身肌肉或部分肌肉痿弱无力。新生儿时会有喂奶困难、吸吮无力、吞咽困难或易呛奶、吐奶。抱举时足尖朝下，早期症状呈足尖站立姿势，像双足跳芭蕾舞样，有的甚至出现交叉，呈剪刀样。2～3个月还不会笑、抬头，手指紧握，不会张开。4～5个月不会翻身，8个月还不会坐，甚至不会抓握。此外，智力发育也落后于同龄正常儿。

2. 体征。新生儿五软患儿包括肌张力异常及姿势异常，直立位下肢内旋伸直，足下垂，双腿交叉呈剪刀状，从仰卧到坐起，头后倾，下肢伸，足屈，躯干后伸，伸肌张力增高，仰卧位伸肌张力增高，颈向后伸，下肢伸或交叉，双手拿不到前方正中位，呈角弓反张性躯干伸展。

（二）理化检查

1. 脑电图（EEG）。由于五软患儿合并癫痫者较多，故应常规进行脑电图检查以排除该合并症。

2. 遗传代谢和凝血机制检查。遗传代谢和凝血机制检查为较好的证据支持。遗传代谢不作为常规的检查项目。由于不易解释的脑梗死常在五软患儿中发现，因此在进行诊断时，需要检查凝血机制。

3. 头颅影像学检查。MRI 和 CT 为最有力的证据支持。鉴于 MRI 有较高的分辨率，所以在病因学诊断上优于 CT。1/3～1/2 的患儿可有颅脑 CT、MRI 异常（如脑室周围白质软化等），但正常者不能否定本病的诊断。

4. 肌电图。了解肌肉和神经的功能状态。五软患儿合并肌萎缩者尽可能作此检查。肌电图的检查是诊断、治疗以及预后方面提供依据。

5. 诱发电位。怀疑有视、听功能异常的患儿可做视觉及听觉诱发电位，以早期发现异常，及时进行干预。

第五章

肾系病症

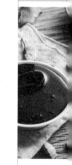

6. 智商测定。很多五软患儿还是存在智力低下的情况，因此我们需要为孩子做一个智力的评定，检测孩子是不是存在智力低下的情况。

三、辨证膏方

治疗该病的关键首先在于辨脏腑，立迟、行迟、齿迟、头项软、手软、足软，主要在肝肾脾不足；语迟、发迟、肌肉软、口软，主要在心脾不足；伴脑性瘫痪、智力低下者，常有痰浊瘀血阻滞脑络。其次在于辨病因，能查出的脑病（包括遗传变性）及原因不明的先天因素、染色体病，可归属于先天不足，病变多在肝肾脑髓；代谢营养因素所致者病变多在脾；不良环境、社会心理损伤、伴发精神病者，病变多在心肝；感染、中毒、损伤、物理因素所致者，多痰浊瘀血为患。在治疗上，由于该病多属于虚证，以补为治疗大法，肝肾亏虚者宜补养肝肾，益精填髓；心脾两虚者，宜健脾养心，补益气血；痰瘀阻滞者，宜涤痰开窍，活血通络。

（一）肝肾亏虚症

【症候】　筋骨萎弱，发育迟缓，坐起、站立、行走、生齿等明显迟于正常同龄小儿，头项萎软，头型方大，目无神采，反应迟钝，囟门宽大，易惊，夜卧不安，舌质淡，舌苔少，脉沉细无力或指纹淡。

【治法】　补肾填髓，养肝强筋。

膏方：加味六味地黄膏

【来源】　《小儿药证直诀》（钱乙）。原文曰："地黄丸，治肾怯失音，囟开不合，神不足，目中白睛多，面㿠白等症。"六味地黄丸方药组成系将东汉张仲景《金匮要略》中的肾气丸减去炮附子、桂枝二味，并以熟地取代干地而成，故《小儿药证直诀笺正》云："仲阳意中，谓小儿阳气甚，因去桂、附而

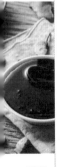

创立此丸，以为幼科补肾专用。"

【组成】 熟地200g、山茱萸120g、淮山药120g、泽泻90g、丹皮90g、茯苓90g、鹿茸60g、五加皮100g、杜仲100g、桑寄生100g、川牛膝100g、菟丝子100g、龙骨200g、丹参90g。

【图解】

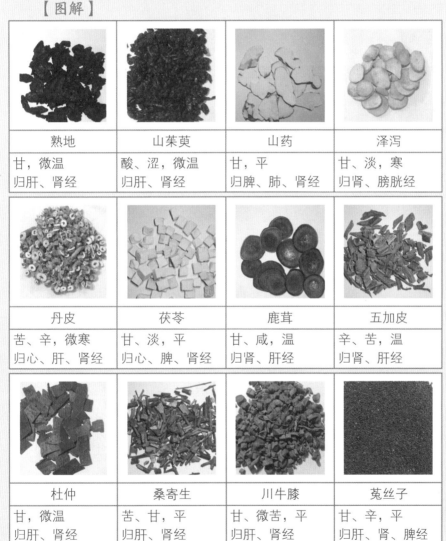

熟地	山茱萸	山药	泽泻
甘，微温 归肝、肾经	酸、涩，微温 归肝、肾经	甘，平 归脾、肺、肾经	甘、淡，寒 归肾、膀胱经
丹皮	茯苓	鹿茸	五加皮
苦、辛，微寒 归心、肝、肾经	甘、淡，平 归心、脾、肾经	甘、咸，温 归肾、肝经	辛、苦，温 归肾、肝经
杜仲	桑寄生	川牛膝	菟丝子
甘，微温 归肝、肾经	苦、甘，平 归肝、肾经	甘、微苦，平 归肝、肾经	甘、辛，平 归肝、肾、脾经

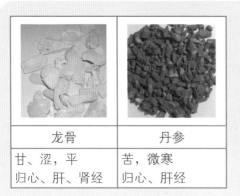

龙骨	丹参
甘、涩，平 归心、肝、肾经	苦，微寒 归心、肝经

【制法】　上述药物加水煎煮 3 次，滤汁去渣，加热浓缩为膏，再取适量阿胶加水烊化后，冲入清膏和匀，最后加蜂蜜或饴糖收膏。

【功效】　滋补肝肾之阴。

【用法】　每次 10 ～ 15g，每日 2 次，饭后半小时用温开水冲服。

【注意事项】　①忌辛辣、厚腻的食物；②不宜在服药期间服感冒药或治疗其他疾病的药物；③服药期间若出现食欲不振、胃脘不适、大便稀、腹痛等症状时，应停药并咨询医生；④按照用法用量服用，不可过量服用；⑤妥善保存，以免变质；⑥药品性状发生改变时禁止服用。

（二）心脾两虚症

【症候】　语言发育迟滞，精神呆滞，智力低下，头发生长迟缓，发稀萎黄，四肢萎软，肌肉松弛，口角流涎，吮吸咀嚼无力，或见弄舌，纳食欠佳，大便秘结，舌淡胖，苔少，脉细缓或指纹色淡。

【治法】　健脾养心，补益气血。

膏方：调元散制膏

【来源】　《活幼心书》（元代医家曾世荣）卷下。主治小儿禀受元气不足，颅囟伺解，肌肉消瘦，腹大如肿，语迟、行迟、齿迟，手足如痫，神色昏慢。原文记载其原方组成有山药（去黑皮）

15克，人参（去芦）、白茯苓（去皮）、茯神（去皮、木、根）、白术、白芍药、熟地（酒洗）、当归（酒洗）、黄芪（蜜水涂炙）各7.5克，川芎、炙甘草各9克，石菖蒲6克，用法为上药哎咀。每服6克，水150毫升，加生姜2片，大枣1枚，煎至100毫升，不拘时温服，如婴孩幼嫩，与乳母同服。

【组成】 干山药150g、人参100g、白茯苓100g、茯神100g、白术100g、白芍药100g、熟干地黄100g、当归100g、黄芪100g、川芎100g、炙甘草90g、石菖蒲60g、郁金100g、桂枝60g、益智仁100g。

【图解】

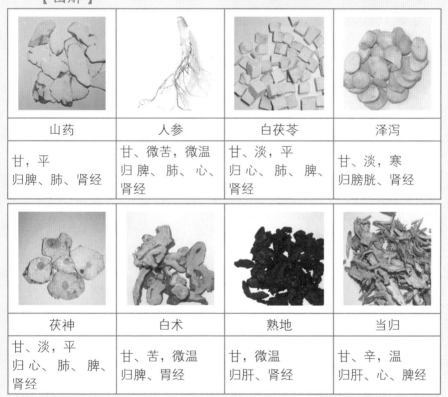

山药	人参	白茯苓	泽泻
甘，平 归脾、肺、肾经	甘、微苦，微温 归脾、肺、心、肾经	甘、淡，平 归心、肺、脾、肾经	甘、淡，寒 归膀胱、肾经
茯神	白术	熟地	当归
甘、淡，平 归心、肺、脾、肾经	甘、苦，微温 归脾、胃经	甘，微温 归肝、肾经	甘、辛，温 归肝、心、脾经

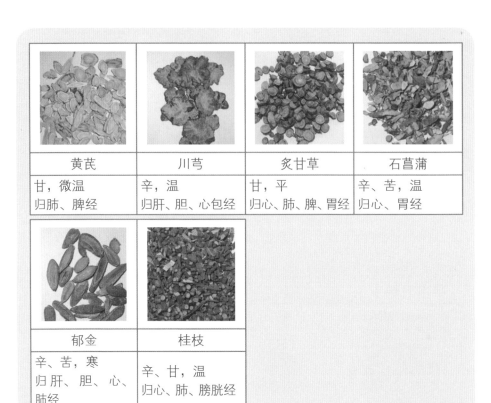

黄芪	川芎	炙甘草	石菖蒲
甘，微温 归肺、脾经	辛，温 归肝、胆、心包经	甘，平 归心、肺、脾、胃经	辛、苦，温 归心、胃经

郁金	桂枝
辛、苦，寒 归肝、胆、心、肺经	辛、甘，温 归心、肺、膀胱经

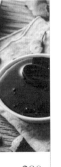

【制法】 上述药物除人参另煎，余药加水煎煮3次，滤汁去渣，将各药液混合均匀加热浓缩为膏，再将阿胶加适量烊化，冲入清膏和匀，最后加蜂蜜或饴糖收膏。

【功效】 补肾健脾、调补元气、理气宁神。

【用法】 每次10~15g，每日2次，饭后半小时用温开水冲服。

【注意事项】 ①忌辛辣、肥厚之品；②若出现发热或其他疾病的情况，咨询医生；③服药期间出现食欲不振、胃脘不适、大便稀、腹痛等症状时，应停药并咨询医生；④按照用法用量服用，不可过量服用；⑤妥善保存，以免变质；⑥药品性状发生改变时禁止服用。

（三）痰瘀阻滞

【症候】 失聪失语，反应迟钝，意识不清，动作不自主，或有吞咽困难，口角流涎，喉间痰鸣，或关节强硬，肌肉软弱，或有癫痫发作，舌体胖有瘀斑瘀点，苔腻，脉沉涩或滑或指纹暗滞。

【治法】　涤痰开窍，活血通络。

膏方：通窍活血汤合二陈汤制膏

【来源】　通窍活血汤记载于清代医家王清任的《医林改错》卷上，原文记载通窍活血汤长于治疗头面四肢周身血瘀之证，如"头发脱落""眼疼白珠红""糟鼻子""耳聋年久""白癜风""紫癜风""紫印脸""青记脸如墨""牙疳""出气臭""妇人干劳""男子劳病""交节病作""小儿疳证"等14种病症。关于其组成及用法原书云："方内黄酒，各处分两不同，宁可多60毫升，不可少，煎至150毫升，酒亦无味，虽不能饮酒之人亦可服。方内麝香最要紧，必买好的方妥，若买当门子更佳。大人一连三晚吃3付，隔一日再吃3付；若七八岁小儿，两晚吃1付，两三岁小儿，三晚吃1付。麝香可煎三次，再换新的。"二陈汤源于宋·陈师文的《太平惠民和剂局方卷四》，原文云："治痰饮为患，或呕吐恶心，或头眩心悸，或中脘不快，或发为寒热，或因食生不和。"组方记载：半夏（汤洗七次）、橘红各四两，白茯苓三两，甘草（炙）一两半，右为咀，每服四钱，用水一盏，生姜七片，乌梅一个同煎六分，去滓分服。不拘时候。另有在清代汪昂《医方集解》中提出了"治痰通用二陈"的原则。《张氏医通》云："此方本《内经》半夏汤及《金匮要略》小半夏汤、小半夏加茯苓汤等方而立，加甘草、陈皮行气，乌梅收津，生姜豁痰，乃理脾胃、治痰湿之专剂也。"

【组成】　赤芍90g、川芎90g、桃仁90g、红花90g、红枣70枚，生姜90g、麝香1.5g、半夏90g、橘红90g、茯苓90g、炙甘草60g、丹参90g、石菖蒲60g、郁金90g、天麻60g。

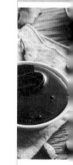

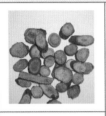	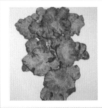	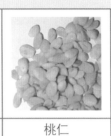	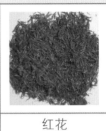
赤芍	川芎	桃仁	红花
苦、微寒 归肝经	辛，温 归肝、胆、心包经	苦、甘，平 归心、肝、大肠经	辛，温 归心、肝经
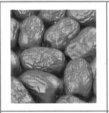	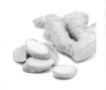	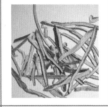	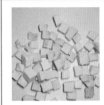
大枣	生姜	橘红	茯苓
甘，温 归脾、胃、心经	辛，微温 归肺、脾、胃经	辛、苦，温 归肺、脾经	甘、淡，平 归心、肺、脾、肾经
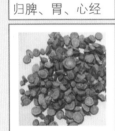	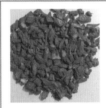	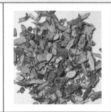	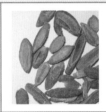
炙甘草	丹参	石菖蒲	郁金
甘，平 归心、肺、脾、胃经	苦，微寒 归心、肝经	辛、苦，温 归心、胃经	辛、苦，寒 归肝、胆、心、肺经
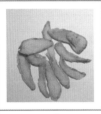			
天麻			
甘，平 归肝经			

中医
小儿病证
调养膏方

【制法】　上述药物除麝香外，余药加水煎煮 3 次，滤汁去渣，加热浓缩为膏，再将阿胶加适量烊化，麝香打粉冲入清膏和匀，最后加蜂蜜或饴糖收膏。

【功效】　活血通窍、燥湿化痰。

【用法】　每次 10 ~ 15g,每日 2 次,饭后半小时用温开水冲服。

【注意事项】　①忌辛辣、肥厚之品；②若出现发热或其他疾病的情况，咨询医生；③服药期间出现食欲不振、胃脘不适、大便稀、腹痛等症状时，应停药并咨询医生；④按照用法用量服用，不可过量服用；⑤妥善保存，以免变质；⑥药品性状发生改变时禁止服用；⑦因本膏方中含有麝香有毒之物，加之膏中运用大量活血药，本膏不宜长期服用，另有本膏药性偏燥，故燥痰者慎用；吐血、消渴、阴虚、血虚者忌用本方。

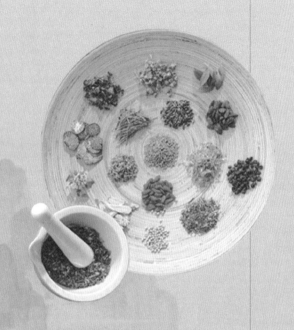

第六章

其他病症

第一节 紫 癜

紫癜是小儿常见的出血性疾病之一，以血液溢于皮肤、黏膜之下，出现瘀点瘀斑，压之不退色为其临床特征，常伴鼻衄、齿衄，甚则呕血、便血、尿血。该病包括西医学的过敏性紫癜和血小板减少性紫癜，类似中医学的"紫斑"或"葡萄疫""肌衄""紫癜风"等病证。

过敏性紫癜是以全身小血管炎为主要病变的血管炎综合征，类似我国医学的"葡萄疫"。中医文献早有类似的记载，如隋《诸病源候论·患斑毒病候》中说："斑毒之病，是热气入胃，而胃主肌肉，其热夹毒蕴积于胃，毒气蒸发于肌肉，状如蚊蚤所啮，炽斑起，乃匝遍体。"

过敏性紫癜临床表现为非血小板减少性紫癜，常伴关节肿痛、关节积液、腹痛、便血及蛋白尿、血尿。多发于学龄前和学龄期儿童，男孩发病率高于女孩。一年四季均有发病，以春、秋二季居多。

血小板减少性紫癜类似祖国医学的"紫斑"，是小儿最常见的出血性疾病。其主要特点是皮肤、黏膜自发性出血，血小板减少，骨髓巨核细胞正常或增多，出血时间延长，血块收缩不良，束臂试验阳性。该病分为急性型与慢性型两种类型。

一、临床表现

（一）过敏性紫癜

过敏性紫癜多急性起病，首发症状以皮肤紫癜为主，部分病例腹痛、关节炎或肾脏症状首先出现。起病前 1 ~ 3 周常有上呼吸道

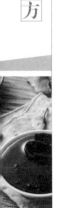

感染史。可伴有低热、纳差、乏力等全身症状。

病程中反复出现皮肤紫癜为该病特征，多见于下肢及臀部，对称分布，关节伸侧较多，分批出现，面部及躯干较少；初起呈紫红色斑丘疹，高出皮面，继而呈棕褐色而消退，可伴有荨麻疹和血管神经性水肿，重症患儿紫癜可融合呈大疱伴出血性坏死。

半数以上患儿出现反复的阵发性腹痛，位于脐周或下腹部，疼痛剧烈，可伴呕吐，但呕血少见；部分患儿有黑便或血便、腹泻或便秘，偶见并发肠套叠、肠梗阻或肠穿孔。

约 1/3 的患者出现膝、踝、肘、腕等大关节肿痛，活动受限，呈单发或多发，关节腔常有积液，关节症状消失较快，亦可持续数月消失，不留后遗症。

临床上依受累部位和程度的不同可分为四型：

（1）皮肤型（又名单纯性紫癜）：患者以儿童为多，通常无全身症状，只有少数患者病前或有怕冷发热、咽喉疼痛等风热外感症状，无内脏改变。

（2）关节型：皮肤除紫癜外，并有膝、踝、肘、腕等多个关节的红肿疼痛，或有积液，以膝关节最为多见，关节疼痛呈游走性，一般在数日至数周内关节症状消失，易复发。

（3）胃肠型：除紫癜外，脐周或下腹部的痉挛性腹痛是该病的重要特征，同时伴有恶心呕吐、腹泻、便血，严重者可发生肠套叠、肠穿孔。

（4）肾型：多见于儿童，皮肤紫癜较严重，伴有明显的蛋白尿、血尿、管型尿，而以血尿最为多见，病情轻重不等，重病可出现肾功能衰竭和高血压。或同时伴有关节、胃肠道症状。

（二）血小板减少性紫癜

1. 急性血小板减少性紫癜。此型较为常见，多见于 1～6 岁小儿，男女发病数无差异。患儿于发病前 1～3 周常有急性病毒感

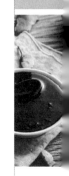

染史，偶亦见于接种疫苗后。起病急骤，常有发热，以自发性皮肤和黏膜出血为突出表现，多为针尖大小的皮内或皮下出血点，或瘀斑和紫癜，分布不均，通常以四肢较多，在易于碰撞的部位更多见，躯干则较少见，常伴有鼻衄或齿龈出血，胃肠道大出血少见，偶见肉眼血尿。少数患者可有结膜下和视网膜出血。颅内出血少见，如一旦发生，则预后不良。

该病呈自限性经过，85%～90%的患儿于发病后1～6个月内能自然痊愈。约有10%的患儿转变为慢性型。病死率约为0.5%，主要致死原因为颅内出血。

2. 慢性血小板减少性紫癜。病程超过6个月者为慢性型，多见于学龄前儿童。男女发病数相等或女略多于男。起病缓慢，出血症状较急性型轻，主要为皮肤和黏膜出血，可为持续性出血或反复发作出血，每次发作可持续数月甚至数年，病程呈发作与间歇缓解交替出现。间歇期的长短不一，可自数周至数年。在间歇期可全无出血或仅有轻度鼻衄，约30%的患儿于发病数年后可自然缓解。

二、理化检查

血尿常规、大便潜血试验、出凝血时间、血小板计数、血管收缩时间、凝血酶原时间、毛细血管脆性试验及骨髓穿刺检查等是紫癜病的常规检查，有助于确定出血原因观察疗效及判断预后。

（一）过敏性紫癜

无特异性诊断试验。

（1）白细胞正常或增加，中性和嗜酸性粒细胞可增高；除非严重出血，一般无贫血；血小板计数正常甚至升高，出血和凝血时间正常，血块退缩试验正常，部分患儿毛细血管脆性试验阳性。

（2）尿常规：可有红细胞、蛋白、管型。

（3）大便隐血试验：有消化道症状者多阳性。

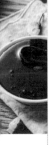

（4）血沉正常或增快；血清 IgA 可升高，IgG、IgM 正常亦可轻度升高；C3、C4 正常或升高；抗核抗体及 RF 阴性；重症血浆黏度增高。

（5）腹部超声波检查有助于早期诊断肠套叠；对有中枢神经系统症状患者可予头颅 MRI 确诊；肾脏症状较重和迁延患者可行肾穿刺以了解病情给予相应治疗。

（二）血小板减少性紫癜

1. 血象。血小板计数降低，急性型一般低于 $20 \times 10^9/L$，慢性型一般在（$30 \sim 80$）$\times 10^9/L$，亦可低于 $20 \times 10^9/L$。失血较多时，可有贫血。白细胞数正常。出血时间延长，凝血时间正常，血块收缩不良。血清凝血酶原消耗不良。

2. 骨髓象。骨髓巨核细胞数急性型正常或增多，慢性型常明显增多；巨核细胞的胞体大小不一，以小型巨核细胞较为多见，幼稚巨核细胞增多，核分叶减少，胞浆少且常有空泡形成、颗粒减少等现象，产生血小板的巨核细胞明显减少。

3. PAIgG 测定。含量明显增高。用荧光标记、酶联免疫或放射免疫法等方法测定，特异性较低（特异性为 19%，敏感性为 70%），不能区分免疫性和非免疫性血小板减少。新开展的蛋白特异分析法，如抗原捕捉法和血小板抗原单克隆抗体固定法，能够测定结合在血小板表面的糖蛋白以及血小板内的抗 GP IIb/IIIa 自身抗体，特异性较高（特异性达 91%，敏感性达 39%），并且能区分免疫性或非免疫性血小板减少。此外，AC 法检测抗 GPIb/IX 自身抗体，特异性达 92%，敏感性达 66%。

4. 其他。束臂试验阳性。

三、辨证膏方

首先，根据起病、病程、紫癜颜色等辨虚实。起病急、病程短、紫癜颜色较鲜明者多属实；起病缓、病情反复、病程缠绵、紫癜颜色较淡者多属虚。伴有发热、恶风、咽红等风热表证者为风热伤络；伴有烦闹口渴，便秘尿赤，甚则鼻衄、齿衄、便血、尿血者为血热妄行；伴有神疲乏力、头晕心悸、食欲不振者为气不摄血；伴有低热盗汗、手足心热、舌红少津者为阴虚火旺。其次，要注意判断病情轻重。以出血量的多少及是否伴有肾脏损害或颅内出血等作为判断轻重的依据。凡出血量较少者为轻证；出血严重伴大量便血、血尿、明显蛋白尿，或头痛、昏迷、抽搐等均为重症。

辨病与辨证相结合，过敏性紫癜早期多为风热伤络，血热妄行，常兼见湿热痹阻或热伤胃络，后期多见阴虚火旺或气不摄血。血小板减少性紫癜急性型多为血热妄行，慢性型多为气不摄血或阴虚火旺。

由于该病以出血为主要临床表现，故以治火、治气和治血为基本原则，实证以清热凉血为主；虚证以益气摄血、滋阴降火为主，即"热清则血安""益气则血宁"。另外，在临床用药过程中应注意运用活血化瘀药物，以达到"止血不留瘀"的功效。临证还须注意证型之间的相互转化或同时并见。治疗时要分清主次，统筹兼顾。

1. 风热伤络症（本证不适宜口服膏滋）

【症候】 起病较急，全身皮肤紫癜散发，尤以下肢及臀部居多，呈对称分布，色泽鲜红，大小不一，或伴痒感，可有发热，咽痛或咳嗽，舌质红，苔薄黄，脉浮数。

【治法】 疏风散邪，凉血安络。

方药一：连翘败毒散加减

【来源】 《伤寒全生集》卷四。

【组成】 连翘、栀子、玄参、薄荷、防风、升麻、当归、黄芩、牛蒡子、赤芍、玄参、桔梗、蝉蜕、紫草。

方药二：牛蒡解肌汤加减

【来源】 《疡科心得集》。

【组成】 牛蒡、桑叶、黄菊、荆芥、防风、蝉衣、白鲜皮、豨莶草、板蓝根、鸭跖草、生甘草。

2. 血热妄行症（本证不适宜口服膏滋）

【症候】 起病较急，症见皮肤瘀斑密集，或融合成片，色泽鲜红或黯红，甚则紫红，或伴鼻衄、齿衄、尿血、便血，或伴发热恶风、头痛、肢节腰腹疼痛，舌红，苔黄，脉数有力。

【治法】 清热解毒，凉血止血。

膏方 犀角地黄汤合化斑汤加减

【来源】 犀角地黄汤来源《备急千金要方》，化斑汤来源《温病条辨》。

【组成】 水牛角、生石膏、生地、玄参、知母、赤芍、牡丹皮、黄芩、连翘、栀子、黄连、藕节炭、大黄、当归、甘草。

3. 瘀血阻络症

【症候】 病程较长，反复发作，斑色紫黯，面晦黯或唇甲青紫，多见关节肿痛，舌暗红或有瘀斑，脉弦或涩。

【治法】 活血化瘀，凉斑止血。

膏方一：桃红四物汤加减

【来源】 《医垒元戎》。

【组成】 桃仁100g、红花100g、当归60g、川芎60g、赤芍100g、紫草120g、防风100g、苍术100g、牡丹皮100g、蝉蜕90g、生地120g、土茯苓150g、桑枝100g、羌活

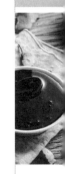

100g、甘草 60g、蜂蜜 300g。

【图解】

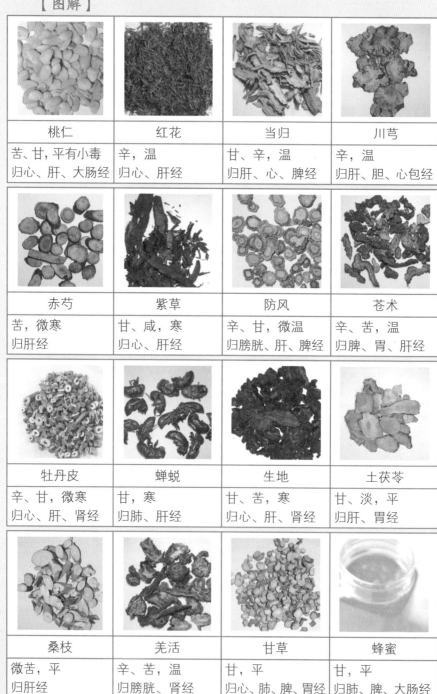

桃仁	红花	当归	川芎
苦、甘，平有小毒 归心、肝、大肠经	辛，温 归心、肝经	甘、辛，温 归肝、心、脾经	辛，温 归肝、胆、心包经
赤芍	紫草	防风	苍术
苦，微寒 归肝经	甘、咸，寒 归心、肝经	辛、甘，微温 归膀胱、肝、脾经	辛、苦，温 归脾、胃、肝经
牡丹皮	蝉蜕	生地	土茯苓
辛、甘，微寒 归心、肝、肾经	甘，寒 归肺、肝经	甘、苦，寒 归心、肝、肾经	甘、淡，平 归肝、胃经
桑枝	羌活	甘草	蜂蜜
微苦，平 归肝经	辛、苦，温 归膀胱、肾经	甘，平 归心、肺、脾、胃经	甘，平 归肺、脾、大肠经

【制法】 以上各药加水煎煮3次，滤汁去渣，合并滤液，加热浓缩加蜂蜜300g收膏。

【用法】 每服20g，每日2次，餐后1小时，开水调服。

【使用注意】 脾胃虚弱者不宜使用。

膏方二：血府逐瘀汤加减

【来源】 《医林改错》。

【组成】 桃仁120g、红花90g、当归90g、生地90g、川芎45g、赤芍60g、牛膝90g、桔梗45g、柴胡30g、枳壳60g、桑枝150g、仙鹤草200g、甘草60g、蜂蜜300g。

【图解】

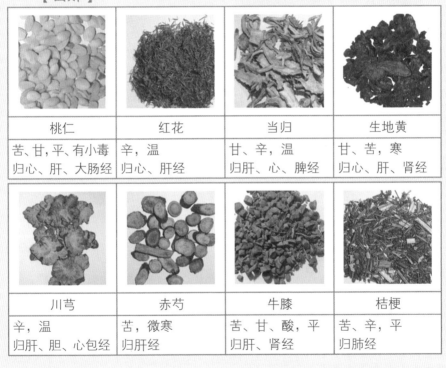

桃仁	红花	当归	生地黄
苦、甘，平，有小毒 归心、肝、大肠经	辛，温 归心、肝经	甘、辛，温 归肝、心、脾经	甘、苦，寒 归心、肝、肾经

川芎	赤芍	牛膝	桔梗
辛，温 归肝、胆、心包经	苦，微寒 归肝经	苦、甘、酸，平 归肝、肾经	苦、辛，平 归肺经

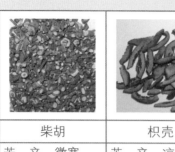	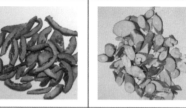	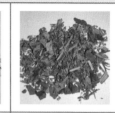	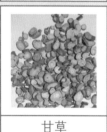
柴胡	枳壳	桑枝	仙鹤草
苦、辛，微寒 归肝、胆经	苦、辛，凉 归肺、脾、大肠经	微苦，平 归肝经	苦、涩，平 归心、肝经

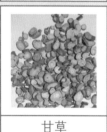	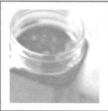
甘草	蜂蜜
甘，平 归心、肺、脾、胃经	甘，平 归肺、脾、大肠经

【制法】 以上各药加水煎煮 3 次，滤汁去渣，合并滤液，加热浓缩加蜂蜜 300g 收膏。

【用法】 每服 20g，每日 2 次，餐后 1 小时，开水调服。

【使用注意】 脾胃虚弱者不宜使用。另外，在治疗该病时应定期检测血小板数量、出凝血时间及凝血酶原活动度，及时调整用药量。

4. 肠胃湿热症（本证不适宜口服膏滋）

【症候】 皮肤紫癜多融合成片，下肢、臀部和关节附近多发，色泽鲜红或暗红，常伴有恶心呕吐，腹痛腹泻，便血，小便短黄，或汗出粘腻，身热不扬，苔黄腻，舌红，脉滑数。

【治法】 燥湿清热和胃。

膏方：平胃散合二妙散加减

【来源】 平胃散源自《简要济众方》，二妙散源自《丹溪心法》。

【组成】 苍术、黄柏、姜半夏、陈皮、厚朴、煨木香、银花炭、生地榆、焦山楂、制大黄、仙鹤草、生甘草。

【使用注意】 阴虚气滞、脾胃虚弱者，不宜使用。

5. 气不摄血症

【症候】 起病缓慢，病程迁延，紫癜反复出现，瘀斑、瘀点色紫黯淡，散在出现，伴面色苍白或萎黄，心悸气短，纳呆腹胀，常有鼻衄、齿衄，舌淡，苔薄白，脉细无力。

【治法】 健脾养心，益气摄血。

膏方：归脾汤加减

【来源】 《济生方》。

【组成】 党参 300g、黄芪 300g、炒白术 150g、炙甘草 60g、生姜 80g、大枣 200g、当归 150g、龙眼肉 200g、茯苓 150g、酸枣仁 100g、远志 80g、木香 50g、蜂蜜 300g。

【图解】

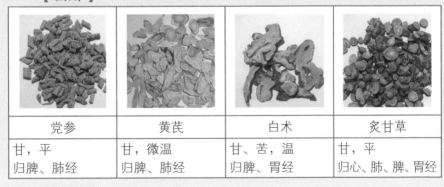

党参	黄芪	白术	炙甘草
甘，平 归脾、肺经	甘，微温 归脾、肺经	甘、苦，温 归脾、胃经	甘，平 归心、肺、脾、胃经

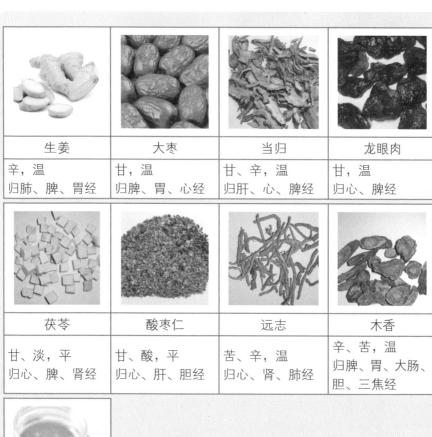

生姜	大枣	当归	龙眼肉
辛，温 归肺、脾、胃经	甘，温 归脾、胃、心经	甘、辛，温 归肝、心、脾经	甘，温 归心、脾经

茯苓	酸枣仁	远志	木香
甘、淡，平 归心、脾、肾经	甘、酸，平 归心、肝、胆经	苦、辛，温 归心、肾、肺经	辛、苦，温 归脾、胃、大肠、 胆、三焦经

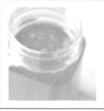

蜂蜜
甘，平 归肺、脾、大肠经

【制法】 以上各药加水煎煮3次，滤汁去渣，合并滤液，加热浓缩加蜂蜜300g收膏。

【用法】 每服20～30g，每日2次，餐前半小时，用开水调服。

【使用注意】 有实邪者忌服。

6. 阴虚火旺症

【症候】 斑色鲜红或紫黯，时发时止，起病较缓慢，伴头晕目眩,五心烦热,腰膝酸软,心烦少寐,口燥咽干,舌红,少苔或无苔,脉细数。

【治法】 滋阴降火,凉血止血。

膏方：茜根散合大补阴丸加减

【来源】 茜根散出自《太平圣惠方》,大补阴丸出自《丹溪心法》。

【组成】 熟地240g、龟板胶200g、黄柏120g、知母120g、猪脊髓50g、丹皮250g、地骨皮150g、墨旱莲200g、茜草200g、黄芩炭100g、蜂蜜300g。

【图解】

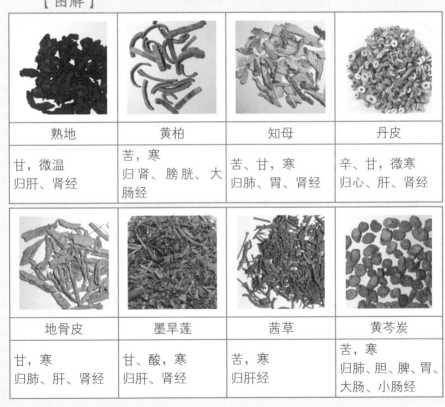

熟地	黄柏	知母	丹皮
甘,微温 归肝、肾经	苦,寒 归肾、膀胱、大肠经	苦、甘,寒 归肺、胃、肾经	辛、甘,微寒 归心、肝、肾经
地骨皮	墨旱莲	茜草	黄芩炭
甘,寒 归肺、肝、肾经	甘、酸,寒 归肝、肾经	苦,寒 归肝经	苦,寒 归肺、胆、脾、胃、大肠、小肠经

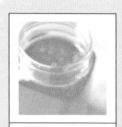

蜂蜜

甘，平
归肺、脾、大肠经

【制法】　以上各药除龟板胶、猪脊髓外，其余药加水煎煮3次，滤汁去渣，合并滤液，加热浓缩。再将猪脊髓置沸水中略煮，除去外皮，龟板胶加适量黄酒烊化，冲入清膏中和匀，加蜂蜜300g收膏。

【用法】　每服20 ~ 30g，每日2次，餐后1小时开水调服。

【使用注意】　脾胃虚弱、食少便溏者以及火热属实证者不宜使用。

（七）脾肾两虚症

【症候】　反复发作，病程较长，皮疹淡紫，触之欠温，头晕耳鸣，腰膝酸软，身寒肢冷，纳少便溏，苔薄，舌淡，脉沉迟。

【治法】　健脾益肾，养血止血。

膏方一：归脾汤合肾气丸加减

【来源】　归脾汤源自《济生方》，肾气丸源自《金匮要略》。

【组成】　炙黄芪300g、党参300g、白术120g、熟地240g、山药120g、山萸肉120g、茯苓90g、牡丹皮90g、泽泻90g、桂枝30g、附子30g、大蓟200g、小蓟200g、知母120g、蒲黄100g、地榆150g、阿胶100g、白茅根200g。

【图解】

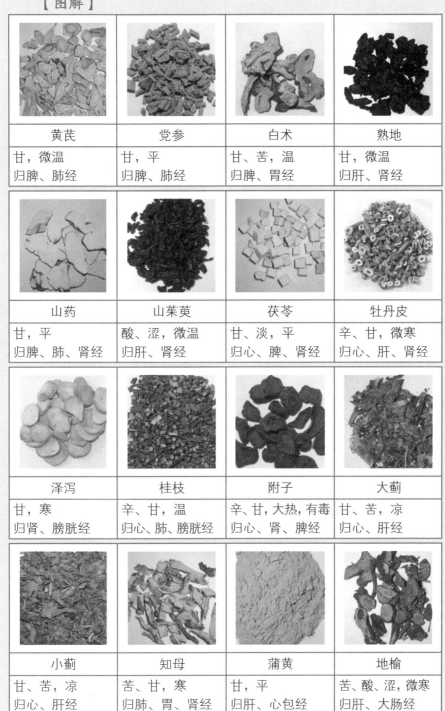

黄芪 甘，微温 归脾、肺经	党参 甘，平 归脾、肺经	白术 甘、苦，温 归脾、胃经	熟地 甘，微温 归肝、肾经
山药 甘，平 归脾、肺、肾经	山茱萸 酸、涩，微温 归肝、肾经	茯苓 甘、淡，平 归心、脾、肾经	牡丹皮 辛、甘，微寒 归心、肝、肾经
泽泻 甘，寒 归肾、膀胱经	桂枝 辛、甘，温 归心、肺、膀胱经	附子 辛、甘，大热，有毒 归心、肾、脾经	大蓟 甘、苦，凉 归心、肝经
小蓟 甘、苦，凉 归心、肝经	知母 苦、甘，寒 归肺、胃、肾经	蒲黄 甘，平 归肝、心包经	地榆 苦、酸、涩，微寒 归肝、大肠经

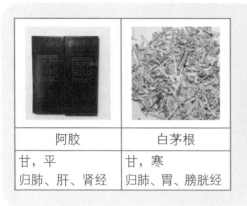

阿胶	白茅根
甘，平 归肺、肝、肾经	甘，寒 归肺、胃、膀胱经

【制法】 附子先煎1小时，合并其余各药（蒲黄、阿胶除外），加水煎煮3次，滤汁去渣，合并滤液，加热浓缩成清膏。再将龟板胶加适量黄酒烊化，冲入清膏中和匀，加蜂蜜300g收膏。

【用法】 每服30g，每日2次，用开水调服。

【使用注意】 如有咽干、口燥、潮热盗汗、舌红苔少等肾阴不足、虚火上炎症状者不宜服用。此外，肾阳虚而小便正常者，为纯虚无邪，不宜使用。

膏方二：桂附地黄丸合龟鹿二仙胶

【来源】 桂附地黄丸源自《简明医彀》，龟鹿二仙胶源自《医便》。

【组成】 肉桂30g、附子30g、熟地200，山茱萸200g、牡丹皮60g、山药150g、茯苓100g、泽泻60g、鹿角胶120g、龟板胶120g、党参150g、枸杞150g、蜂蜜300g。

中医
小儿病证
调养膏方

【图解】

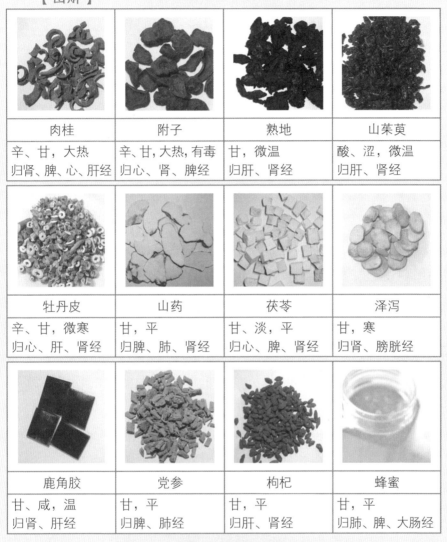

肉桂	附子	熟地	山茱萸
辛、甘，大热 归肾、脾、心、肝经	辛、甘，大热，有毒 归心、肾、脾经	甘，微温 归肝、肾经	酸、涩，微温 归肝、肾经
牡丹皮	山药	茯苓	泽泻
辛、甘，微寒 归心、肝、肾经	甘，平 归脾、肺、肾经	甘、淡，平 归心、脾、肾经	甘，寒 归肾、膀胱经
鹿角胶	党参	枸杞	蜂蜜
甘、咸，温 归肾、肝经	甘，平 归脾、肺经	甘，平 归肝、肾经	甘，平 归肺、脾、大肠经

　　【制法】　附子先煎1小时，合并其余各药（鹿角胶、龟板胶除外），加水煎煮3次，滤汁去渣，合并滤液，加热浓缩成清膏。再将鹿角胶、龟板胶加适量黄酒烊化，冲入清膏中和匀，加蜂蜜300g收膏。

　　【用法】　每服30g，每日2次，开水调服。

　　【使用注意】　如有咽干、口燥、潮热盗汗、舌红苔少等肾阴不足、虚火上炎症状者不宜服用。脾胃虚弱而食少便溏者不宜服用。

第二节　佝　偻　病

　　佝偻病以多汗、夜啼、烦躁、枕秃、肌肉松弛、囟门迟闭，甚至鸡胸肋翻、下肢弯曲为主要临床表现，属于中医的"五迟""五软""鸡胸""龟胸""龟背""夜惊""疳症"等疾病范畴。中医认为多因先天禀赋不足，后天养护失宜，致使脾肾亏虚，故可见筋骨不坚，囟门迟闭，骨骼畸形，发育迟缓。其中维生素 D 缺乏性佝偻病最为常见，即儿童体内维生素 D 不足，导致钙磷代谢失常的一种慢性营养性疾病，临床以正在生长的骨骺端软骨板不能正常钙化，造成骨骼改变为主要特征。维生素 D 的缺乏直接影响免疫细胞发挥作用，故容易使婴幼儿免疫力低下，出现反复的呼吸道感染。该病常发于冬春季，主要见于婴幼儿，尤以 6 ～ 12 月婴儿发病率较高。北方发病率高于南方地区，工业城市高于农村，人工喂养的婴儿发病率高于母乳喂养的婴儿。维生素 D 缺乏的高危因素：①缺乏阳光照射；②未预防性补充维生素 D；③胎儿期的贮存不足——母孕期缺乏维生素 D，早产或双胎儿；④患腹泻、肝胆肾疾病，服用某些药物。本章着重探讨维生素 D 缺乏性佝偻病的相关膏方治疗。

一、临床表现

　　根据病情的发展，在临床上可分为初期、激期、恢复期和后遗症期。

　　1. 初期。主要表现是神经精神症状，多汗、夜惊、夜啼、易激惹；多汗与气候无关。由于汗液刺激，患儿经常摩擦枕部，形成枕秃。

此期骨骼表现不明显。

2. 激期。在神经精神症状的基础上，出现骨骼的变化，往往发生在生长速度较快的部位；因患儿年龄、维生素 D 缺乏的程度不同，骨骼变化亦不同。

（1）头部。①颅骨软化，多见于 3～6 个月的婴儿，颞枕部呈现乒乓球样软化，用手指按压枕、顶骨中央，有弹性感；②骨膜下骨样组织增生，致颞、顶骨对称性隆起，形成"方颅""蝶鞍颅"或"十字颅"；③前囟门大，闭合延迟，严重者可迟至 2～3 岁；④出牙迟，可至 1 岁以后出牙，严重者牙齿排列不齐，釉质发育不良。

（2）胸部。①肋骨串珠，由于肋骨干骺端增生膨大，使得肋骨与肋软骨交界处钝圆隆起，外观似串珠，多发生于 7～10 肋；②郝氏沟，因肋骨软化使得膈肌附着处的肋骨受膈肌牵拉而内陷，形成沿胸骨下缘水平的凹沟，多发生于 1 岁以内的小儿；③鸡胸或漏斗胸，肋骨骺部位内陷而胸骨前突，形成鸡胸；胸骨剑突部位内陷，则形成漏斗胸。胸部的这些改变均会引起胸腔体积减小，严重时压迫心、肺组织，引起心、肺功能障碍。

（3）四肢和脊柱。①长骨干骺端增生肥大，引起手腕、足踝部位呈钝圆形隆起，形似手镯或脚镯，多见于 6 个月以上的婴幼儿；②骨质软化和肌肉关节松弛使得婴儿站立行走后因负重而发生骨骼变形，膝外翻者为"O"型腿，膝内翻者为"X"型腿。检查时，让小儿直立，两腿靠拢、膝关节相距 3cm 以内者为轻度"O"型腿，3～6cm 者为中度，6cm 以上者为重度；检查"X"形腿时，测量两腿靠拢时两踝间的距离，判断标准与"O"型腿相同；③严重时可出现脊柱侧弯或后突，以及骨盆畸形（髋外翻），导致女性患儿成年后因骨盆异常而难产。

（4）其他表现。重症佝偻病儿常伴营养不良及贫血，并可有肝、脾肿大，还可有智力发育迟缓。可能因合并多种营养素缺乏，也可能因维生素 D 可影响造血功能，肝、脾肿大可能因骨髓外造血。有

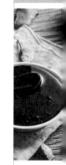

报告维生素 D 缺乏的贫血用铁剂等治疗无效，只用维生素 D 即可能治愈。先天性喉鸣又名喉软骨软化病，也可能与维生素 D 缺乏有关。重症佝偻病并有韧带松弛、肌肉软弱无力，可出现坐、立、走等运动发育落后，腹部膨大如"蛙腹"；年龄较大儿童可诉腿痛。因免疫功能降低，易患各种呼吸道、消化道感染，并使感染加重，死亡率提高。

3. 恢复期。初期或激期患儿经日光照射或维生素 D 治疗后，症状消失，体征逐渐减轻或消失。

4. 后遗症期。多见于 3 岁以后的儿童，因婴幼儿期严重佝偻病而遗留不同程度的骨骼畸形。一般无临床症状。

二、理化检测

初期：血生化改变轻微，血钙、血磷正常或稍低，碱性磷酸酶正常或稍高，血清 25-（OH）-D 降低。骨 X 线片显示长骨干骺端无异常或临时钙化带模糊变薄，干骺端稍增宽。

激期：血钙、血磷均降低，碱性磷酸酶增高，血清 25-（OH）-D 和 $1, 25-（OH）_2-D$ 水平显著降低。X 线片见长骨干骺端增宽，临时钙化带消失，呈毛刷状或杯口状改变，骨骺软骨盘加厚（大于 2mm）。骨皮质变薄、骨质疏松、骨密度降低。

恢复期：血钙、血磷、碱性磷酸酶、25-（OH）-D 和 $1, 25-（OH）_2-D$ 水平逐渐恢复正常。骨 X 线片长骨干骺端临时钙化带重现、增宽、密度增加，骨骺软骨盘变薄（小于 2mm）。

后遗症期：多见于 3 岁以后小儿，血生化和 X 线检查均正常。

有条件可检测骨碱性磷酸酶（BALP），> 250U/L 为升高，比 ALP 更有特异性。此外佝偻病患儿破骨细胞分子标志物 TRACP5b 和 CTX 水平较正常儿童明显升高，可作为维生素 D 缺乏性佝偻病的评价指标。有研究提出 X 线检查早期缺乏特异性，且存在潜在的放射损伤，而超声骨密度测定更适于进行早期诊断、病情监测和预后评价。

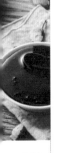

目前，很多医院已开展骨密度检测，其中胫骨骨密度检测可作为预示早期佝偻病的指标。

三、辨证膏方

首先，要辨轻证或重证。多汗、夜寐欠安、囟门闭合较晚、出牙延迟、行走不稳而无骨骼畸形、运动功能障碍者为轻证。若不分寐寤汗出较多、头发细黄稀少、筋骨痿弱不能站立、身体瘦弱、精神萎靡不振，则为重证。其次，辨证要注意脏腑虚损的偏颇。该病病机关键是脾肾亏虚，筋骨、肌肉失养。脾气不足者，除佝偻病的一般症状外，尚有面色㿠白、语言低微、便溏、易感冒、纳呆等症。肾精不足者，以骨骼系统改变为主，如乒乓头、方颅、肋外翻、出牙延迟、囟门晚闭等，并可伴有肝血不足之夜惊烦躁等。在辨证中需抓住多汗、夜惊、乒乓头、出牙延迟、囟门晚闭、肋外翻及骨骼畸形等主要症状和体征，辨明轻重及脾肾亏损之偏。

《幼幼集成》认为由于脾胃不足，导致手臂懒于抬举，足软不愿走步，治疗上建议"补中益气，升举脾气"。《儿科萃精·龟背》提到"龟背……实因先天不足，督脉为病所致"，治疗重在补肾填精。因此调补脾肾为本病治疗基本大法。根据脾肾亏损的轻重，采用不同的治法。初期，多为脾虚气弱，可健脾益气，兼以补肾。激期，多见肾精亏损，当补肾填精，佐以健脾。恢复期、后遗症期以肾虚为主，当补肾填精，佐以健脾。但无论是健脾还是补肾，用药不可过于滋腻，以免脾胃功能呆滞。

1. 肺脾气虚症

【症候】 初期多以非特异性神经精神症状为主，多汗夜惊，烦躁不安，发稀枕秃，囟门开大，伴有轻度骨骼改变，或形体虚胖，肌肉松软，大便不实，食欲不振，反复感冒，舌质淡，苔薄白，脉软无力。

【治法】 健脾益气，补肺固表。

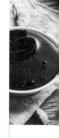

膏方：玉屏风散合人参五味子汤加减

【来源】 玉屏风散出自《丹溪心法》卷三，人参五味子汤出自《幼幼集成》卷三。

【组成】 黄芪150g、白术100g、防风30g、人参120g、茯苓150g、五味子50g、麦冬150g、炙甘草30g、蜂蜜300g。

【图解】

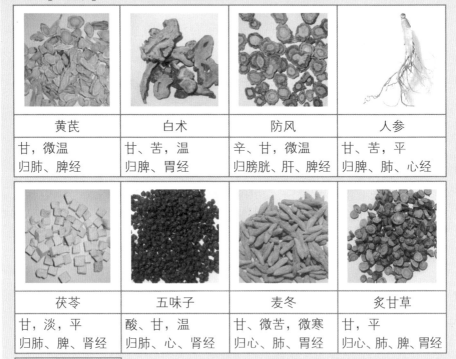

黄芪	白术	防风	人参
甘，微温 归肺、脾经	甘、苦，温 归脾、胃经	辛、甘，微温 归膀胱、肝、脾经	甘、苦，平 归脾、肺、心经
茯苓	五味子	麦冬	炙甘草
甘、淡，平 归肺、脾、肾经	酸、甘，温 归肺、心、肾经	甘、微苦，微寒 归心、肺、胃经	甘，平 归心、肺、脾、胃经

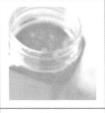

蜂蜜
甘，平 归肺、脾、大肠经

【制法】 以上各药加水煎煮3次，滤汁去渣，合并滤液，加

热浓缩加蜂蜜 300g 收膏。

【用法】 每服 20g，每日 2 次，餐后 1 小时，用开水调服。

【注意事项】 外感或邪实者忌服。

2. 脾虚肝旺症

【症候】 头部多汗，发稀枕秃，囟门迟闭，出牙延迟，坐立行走无力，夜啼不宁，易惊多惕，甚则抽搐，纳呆食少，舌淡苔薄，脉细弦。

【治法】 健脾助运，平肝熄风。

膏方：益脾镇惊散加减

【来源】 《医宗金鉴》卷五十二。

【组成】 人参 120g、白术 120g、茯苓 150g、钩藤 100g、灯心草 30g、煅龙骨 300g、煅牡蛎 300g、甘草 30g、蜂蜜 300g。（考虑儿童用药安全，将原方中的朱砂改为煅龙骨、煅牡蛎）

【图解】

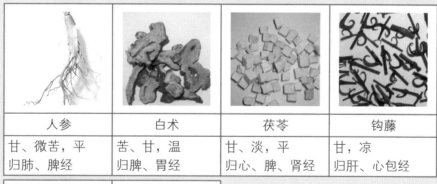

人参	白术	茯苓	钩藤
甘、微苦，平 归肺、脾经	苦、甘，温 归脾、胃经	甘、淡，平 归心、脾、肾经	甘，凉 归肝、心包经

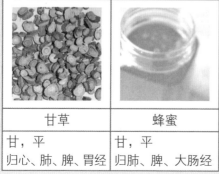

甘草	蜂蜜
甘，平 归心、肺、脾、胃经	甘，平 归肺、脾、大肠经

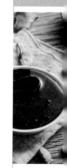

【制法】　以上各药加水煎煮 3 次，滤汁去渣，合并滤液，加热浓缩加蜂蜜 300g 收膏。

【功效】　健脾助运，平肝熄风。

【用法】　每服 20g，每日 2 次，餐后 1 小时，用开水调服。

【注意事项】　外感或火热属实证者忌服。

3. 肾精亏损症

【症候】　有明显的骨骼改变症状，如头颅方大，肋软骨沟，肋串珠，手镯、足镯，鸡胸，漏斗胸等，"O"型或"X"型腿，出牙、坐立、行走迟缓，并有面白虚烦，多汗肢软，舌淡苔少，脉细无力。

【治法】　补肾填精，佐以健脾。

膏方一：六味地黄丸加减

【来源】　《小儿药证直诀》。

【组成】　熟地 240g、山萸肉 120g、山药 120g、泽泻 90g、牡丹皮 90g、茯苓 90g、蜂蜜 300g。

【图解】

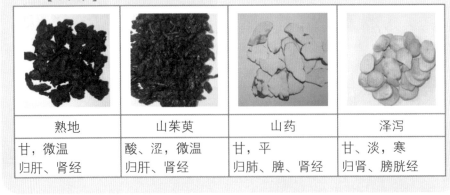

熟地	山萸萸	山药	泽泻
甘，微温 归肝、肾经	酸、涩，微温 归肝、肾经	甘，平 归肺、脾、肾经	甘、淡，寒 归肾、膀胱经

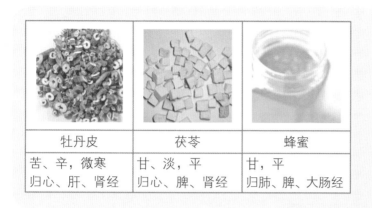

牡丹皮	茯苓	蜂蜜
苦、辛，微寒 归心、肝、肾经	甘、淡，平 归心、脾、肾经	甘，平 归肺、脾、大肠经

【制法】 以上各药加水煎煮 3 次，滤汁去渣，合并滤液，加热浓缩加蜂蜜 300g 收膏。

【功效】 补肾填精，佐以健脾。

【用法】 每服 20g，每日 2 次，餐后 1 小时，用开水调服。

【注意事项】 ①服用期间忌同时服感冒药。②服用期间如出现胃脘不适、食少便溏应暂停服用。③忌食辛辣食物。

膏方二：龟鹿二仙胶加减

【来源】 《医便》卷一。

【组成】 鹿角胶 120g、龟板胶 120g、人参 300g、枸杞 200g、蜂蜜 300g。

【图解】

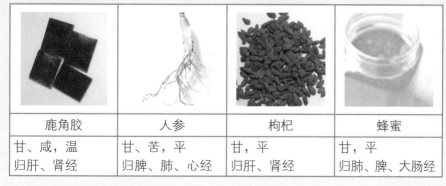

鹿角胶	人参	枸杞	蜂蜜
甘、咸，温 归肝、肾经	甘、苦，平 归脾、肺、心经	甘，平 归肝、肾经	甘，平 归肺、脾、大肠经

【制法】 以上各药加水煎煮 3 次，滤汁去渣，合并滤液，加热浓缩成清膏，再将鹿角胶、龟板胶加适量黄酒烊化，冲入清膏中和匀，加蜂蜜 300g 收膏。

【功效】 滋阴填精，益气壮阳。

【用法】 每服 20g，每日 2 次，餐后 1 小时，用开水调服。

【注意事项】 ①外感或腹泻者忌服。②服用期间忌食肥甘、厚腻之物。

膏方三：补天大造丸加减

【来源】 《医学心悟》卷三。

【组成】 人参 100g、白术 150g、当归 75g、酸枣仁 75g、炙黄芪 150g、远志 75g、白芍 75g、山药 75g、茯苓 75g、枸杞 200g、紫河车 1 具、龟甲（熬膏）400g、鹿角胶（熬膏）500g、熟地 200g。

【图解】

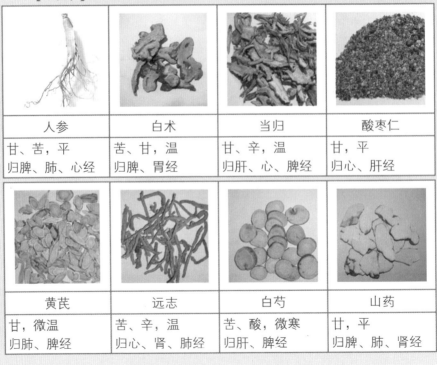

人参	白术	当归	酸枣仁
甘、苦，平 归脾、肺、心经	苦、甘，温 归脾、胃经	甘、辛，温 归肝、心、脾经	甘，平 归心、肝经
黄芪	远志	白芍	山药
甘，微温 归肺、脾经	苦、辛，温 归心、肾、肺经	苦、酸，微寒 归肝、脾经	甘，平 归脾、肺、肾经

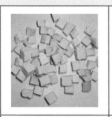	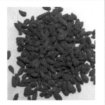	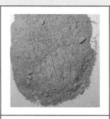	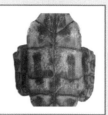
茯苓	枸杞	紫河车	龟甲
甘、淡，平 归心、脾、肾经	甘，平 归肝、肾经	甘、咸，温 归心、肺、肾经	咸、甘，凉 归肝、肾、心经

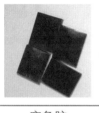	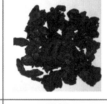		
鹿角胶	熟地		
甘、咸，温 归肝、肾经	甘，微温 归肝、肾经		

【制法】 以上各药加水煎煮 3 次，滤汁去渣，合并滤液，加热浓缩加蜂蜜 300g 收膏。

【功效】 补肾填精，佐以健脾。

【用法】 每服 20g，每日 2 次，餐后 1 小时，开水调服。

【注意事项】 外感或邪实者忌服。

4. 肾虚骨弱症

【症候】 激期症状都已消失，仅遗留不同程度的骨骼畸形。

【治法】 内服中药可予补肾壮骨之剂，多取成药缓调，同时加强锻炼，矫正畸形。

膏方一：左归丸加减

【来源】 《景岳全书》卷五十一。

【组成】 熟地 240g、炒山药 120g、枸杞 120g、山茱萸

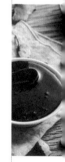

311

120g、川牛膝 90g、菟丝子 120g、鹿角胶 120g、龟板胶 120g。

【图解】

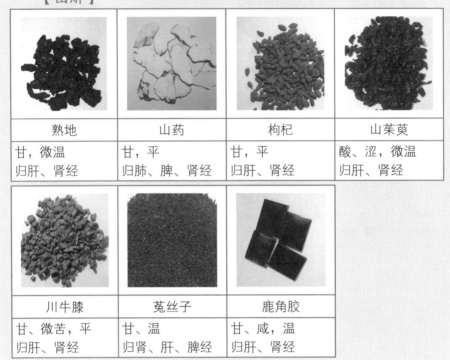

熟地	山药	枸杞	山茱萸
甘，微温 归肝、肾经	甘，平 归肺、脾、肾经	甘，平 归肝、肾经	酸、涩，微温 归肝、肾经

川牛膝	菟丝子	鹿角胶
甘、微苦，平 归肝、肾经	甘、温 归肾、肝、脾经	甘、咸，温 归肝、肾经

【制法】　以上各药（鹿角胶及龟板胶除外）加水煎煮 3 次，滤汁去渣，合并滤液，加热浓缩成清膏，再将鹿角胶、龟板胶加适量黄酒烊化，冲入清膏中和匀，加蜂蜜 300g 收膏。

【功效】　补肾填精。

【用法】　每服 20g，每日 2 次，餐后 1 小时，用开水调服。

【注意事项】　①服用期间忌同时服感冒药。②服用期间如出现胃脘不适、食少便溏应暂停服用。③忌辛辣食物。

膏方二：金匮肾气丸加减

【来源】　《金匮要略》。

【组成】　干地黄 240g、山茱萸 120g、山药 120g、泽泻

90g、牡丹皮 90g、茯苓 90g、桂枝 30g、附子 30g。

【图解】

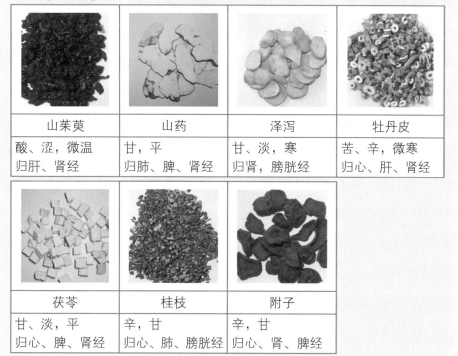

山茱萸	山药	泽泻	牡丹皮
酸、涩，微温 归肝、肾经	甘，平 归肺、脾、肾经	甘、淡，寒 归肾，膀胱经	苦、辛，微寒 归心、肝、肾经

茯苓	桂枝	附子
甘、淡，平 归心、脾、肾经	辛，甘 归心、肺、膀胱经	辛，甘 归心、肾、脾经

【制法】　附子先煎 1 小时，合并其余各药加水煎煮 3 次，滤汁去渣，合并滤液，加热浓缩加蜂蜜 300g 收膏。

【功效】　补肾助阳。

【用法】　每服 20g，每日 2 次，餐后 1 小时，开水调服。

【注意事项】　外感或邪实者忌服。